Kinder und Jugendliche in pandemischer Gesellschaft

Nikolaus Dimmel · Gottfried Schweiger
(Hrsg.)

Kinder und Jugendliche in pandemischer Gesellschaft

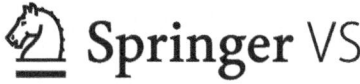 Springer VS

Hrsg.
Nikolaus Dimmel
Soziologie und Sozialgeographie
Universität Salzburg
Salzburg, Österreich

Gottfried Schweiger
Zentrum für Ethik und Armutsforschung
Universität Salzburg
Salzburg, Österreich

ISBN 978-3-658-39303-8   ISBN 978-3-658-39304-5   (eBook)
https://doi.org/10.1007/978-3-658-39304-5

Die Deutsche Nationalbibliothek verzeichnet diese Publikation in der Deutschen Nationalbiblio-
grafie; detaillierte bibliografische Daten sind im Internet über http://dnb.d-nb.de abrufbar.

Planung/Lektorat: Stefanie Laux
Springer VS ist ein Imprint der eingetragenen Gesellschaft Springer Fachmedien Wiesbaden
GmbH und ist ein Teil von Springer Nature.
Die Anschrift der Gesellschaft ist: Abraham-Lincoln-Str. 46, 65189 Wiesbaden, Germany

Inhaltsverzeichnis

Herausgeber- und Autorenverzeichnis

Über die Herausgeber

Nikolaus Dimmel ist Professor am Fachbereich Soziologie und Sozialgeographie der Universität Salzburg. Er ist Autor und Herausgeber zahlreicher Publikationen zu Armut und sozialer Ausgrenzung und der Kinder- und Jugendhilfe, u. a. der Bücher „Selbstverwaltung. Die demokratische Organisation der sozialen Daseinsvorsorge" (ÖGB Verlag 2019), „Soziale Dienste in Österreich" (Studienverlag 2013) und „Handbuch Armut in Österreich" (Studienverlag 2014). Weitere Informationen zu seiner Person und Arbeit: https://www.nikolausdimmel.at/

Gottfried Schweiger ist Senior Scientist am Zentrum für Ethik und Armutsforschung der Universität Salzburg. Er ist u. a. Ko-Herausgeber des Handbuchs Philosophie der Kindheit (J.B. Metzler 2019), des Bandes „Bildung und Erziehung im Ausnahmezustand. Philosophische Reflexionsangebote zur COVID-19 Pandemie" (Wissenschaftliche Buchgesellschaft 2020) und Autor des Buchs „#Kinderarmut" (Büchner 2022). Bei Springer VS sind von ihm erschienen die Bücher „Fairness und Fairplay. Interdisziplinäre Perspektiven" (2015), „Erbschaftssteuer im Kontext" (2013), „Identität und Inklusion im europäischen Sozialraum" (2010) und „Der Kampf um Arbeit" (2010). Weitere Informationen zu seiner Person und Arbeit: https://www.gottfried-schweiger.org/

Autorenverzeichnis

Florian Arlt Steirischer Dachverband der Offenen Jugendarbeit, Offene Jugendarbeit in der Pandemie, Graz, Österreich

Johann Bacher Johannes Kepler Universität Linz, Linz, Österreich

Birgit Bütow Universität Salzburg, Salzburg, Österreich

Caroline Culen Österreichische Liga für Kinder- und Jugendgesundheit, Wien, Österreich

Evelyn Dawid Wien, Österreich

Nikolaus Dimmel Soziologie und Sozialgeographie, Universität Salzburg, Salzburg, Österreich

Elizabeth J. Erling Universität Wien, Wien, Österreich

Karina Fernandez Pädagogische Hochschule Steiermark, Graz, Österreich

Cornelia S. Große Johannes Kepler Universität Linz, Linz, Austria

Christoph Helm Johannes Kepler Universität Linz, Linz, Austria

Andrea Holz-Dahrenstaedt Kinder- und Jugendanwaltschaft Salzburg, Salzburg, Österreich

Melanie Holztrattner Universität Salzburg, Salzburg, Österreich

Stephan Gerhard Huber Pädagogische Hochschule Zug, Zug, Switzerland

Maria Amancay Jenny Universität Salzburg, Salzburg, Österreich

Eva Kickingereder Netzwerk elementare Bildung Österreich, Wien, Österreich

Hanna Lichtenberger Volkshilfe Österreich, Wien, Österreich

Anna-Maria Penetsdorfer Universität Salzburg, Salzburg, Österreich

Alexandra Postlbauer Johannes Kepler Universität Linz, Linz, Austria

Judith Ranftler Volkshilfe Österreich, Wien, Österreich

Katharina Resch Universität Wien, Wien, Österreich

Gottfried Schweiger Zentrum für Ethik und Armutsforschung, Universität Salzburg, Salzburg, Österreich

Dennis Tamesberger Arbeiterkammer Oberösterreich, Linz, Österreich

Monika Ude Netzwerk elementare Bildung Österreich, Wien, Österreich

Nicole Walzl-Seidl Steirischer Dachverband der Offenen Jugendarbeit, Offene Jugendarbeit in der Pandemie, Graz, Österreich

Elisabeth Zehetner Pädagogische Hochschule Steiermark, Graz, Österreich

Kinderrechte in der Krise. Die Pandemie und ihre Kollateralschäden

Andrea Holz-Dahrenstaedt

Seit einem Jahrzehnt beschäftigen wir uns mit den Auswirkungen diverser Krisen. Ob Klima-, Euro- oder Finanzkrise, Kriege, Flucht und Vertreibung, sie alle stellten und stellen uns gesamtgesellschaftlich vor große Herausforderungen. Aktuell noch nicht ausgestanden ist die Coronakrise, die uns weitere gesellschaftliche Krisen bescherte. Eine davon erfährt wenig Beachtung: die Kinderrechtekrise. Sie vollzieht sich für viele unsichtbar, dennoch sind ihre Folgen unübersehbar.

Obwohl Kinder, Jugendliche und junge Erwachsene am stärksten unter den Folgen der Coronakrise litten und leiden, fanden ihre Bedürfnisse, ihre psychische und physische Gesundheit viel zu wenig Berücksichtigung. Ihre Rechte wurden zunehmend beschnitten, gleichsam höheren Zielen geopfert. Streckenweise ausgesetzt war das Recht auf Freizeit und Spiel, streckenweise beschnitten das Recht auf Bildung und Chancengleichheit. Wem zu Hause aus Ermangelung an Zeit, technischem Equipment oder Kompetenz die schulische Begleitung der Eltern nicht zuteilwurde, blieb zurück. Das hat in Österreich, in dem Bildung und somit Lebenschancen in hohem Maße vererbt werden, Tradition. Besonders betroffen von den Schulschließungen waren somit wieder einmal jene Kinder und Jugendlichen, die ohnehin benachteiligt sind. Dies widerspricht Artikel 2 der UN-Kinderrechtskonvention, der besagt: Alle Kinder sind gleich, kein Kind darf benachteiligt werden!

A. Holz-Dahrenstaedt (✉)
Kinder- und Jugendanwaltschaft Salzburg, Salzburg, Österreich
E-Mail: andrea.holz-dahrenstaedt@salzburg.gv.at

N. Dimmel und G. Schweiger (Hrsg.), *Kinder und Jugendliche in pandemischer Gesellschaft*, https://doi.org/10.1007/978-3-658-39304-5_1

Doch nicht nur der Gleichheitsgrundsatz litt unter der Pandemie. Phasenweise ausgesetzt war auch das verfassungsgesetzlich gewährleistete Recht auf Kontakt zu beiden Eltern bei Trennungskindern. Diese Situation wurde bei jenen getrennt- lebenden Eltern verschärft, zwischen deren Wohnorten eine Landesgrenze ver- lief. Die Leidtragenden waren nicht nur, aber vor allem auch die Kinder, für die Artikel 9 der Kinderrechtskonvention – trotz Verfassungsrang – Theorie blieb.

Die Kinder mussten während der Pandemie viele Rechte „abtreten", auch das Recht, sich mit anderen Kindern und Jugendlichen zu treffen (Kinderrechtskon- vention, Artikel 15). Es galt die älteren und vulnerablen Gruppen zu schützen und das Gesundheitssystem vor einem Kollaps zu bewahren. Kinder und Jugendliche mutierten dabei im Corona-Narrativ nicht selten zur Bedrohung – als kindliche Virenschleudern und potenziell partywütigen Superspreader, welche die Gesund- heit der Großeltern gefährden. Die Gegenstrategie? Schließen, Isolieren, Weg- sperren.

Für die Kinder bedeutete das Homeschooling, geschlossene Sportvereine, abgesagte Veranstaltungen, eingeschränkter Musik und Turnunterricht, verordnete Isolation. Kinder und Jugendliche mussten somit in hohem Ausmaß ihren Bei- trag zur Pandemiebekämpfung leisten – um uns Erwachsene zu schützen. Die Kollateralschäden sind angerichtet.

Was geschieht mit Kindern, die in einer Gesellschaft aufwachsen, die Nähe als Gefahr einstuft? Was mit pubertierenden Jugendlichen, die sich aufgrund der Kontaktverbote und Einschränkungen nicht vom Elternhaus weg ent- wickeln können? Die die erste Liebe nicht ausleben können? Was mit fremd- untergebrachten Jugendlichen, die ihre Eltern nicht besuchen dürfen? Was mit Kindern, die in der Schule als „Verdachtsfälle" stundenlang von ihren Mit- schüler*innen abgesondert werden? Was mit den geflüchteten Kindern an den europäischen Außengrenzen, deren Wohlergehen in den letzten Jahren in den Hintergrund geraten ist? Die beispielsweise keinen Schutz vor Gewalt erfahren?

Was bedeutet all das für die psychische Gesundheit und die Entwicklung einer jungen Generation? Das ließ sich spätestens in dem Moment erahnen, als die Psychiatrien Alarm schlugen. Die vielzitierte und vielbeschworene Triage schlug ausgerechnet dort voll auf. Psychische Gesundheit ist die Grundvoraus- setzung für ein selbstbestimmtes und erfülltes Leben. Beunruhigenderweise stiegen die psychischen Belastungen bei Kindern und Jugendlichen enorm, zahl- reiche Studien zeichnen ein alarmierendes Bild zur psychischen Gesundheit dieser Altersgruppen. Gleichzeitig ist die psychosoziale Versorgung in Österreich seit langem unzureichend, es besteht ein grobes Missverhältnis zwischen dem gestiegenen Bedarf und dem verfügbaren Angebot. Laut Schätzungen des Österreichischen Bundesverbandes für Psychotherapie und der Liga für Kinder- und Jugendgesundheit fehlten schon vor der Pandemie rund 60.000 Kassenplätze für Minderjährige, die eine Psychotherapie bräuchten. So viel zum Recht der Sicherstellung bestmöglicher Gesundheit (Kinderrechtskonvention, Artikel 24).

Eines der wichtigsten Kinderrechte, das in der Pandemie zunehmend verletzt wurde, ist das ebenfalls in der Verfassung verbriefte Recht auf Schutz vor Gewalt (Kinderrechtskonvention, Artikel 19). Der gestiegene Druck in den Familien entlud sich vermehrt an den Kindern. Mit der Rückkehr in ihre natürlichen Schutzräume wie Kindergärten oder Schulen und damit zu ihren Vertrauenspersonen stieg die Anzahl der Gefährdungsmeldungen signifikant an.

Die Coronakrise ist noch nicht vorbei. Positiv betrachtet bleibt uns Zeit, um zu lernen. Es ist klar, dass eine Pandemie eine gesamtgesellschaftliche Krise und enorme Herausforderung für alle ist. Zukünftige Maßnahmen der Pandemiebekämpfung müssen dennoch vor allem eines sein: verhältnismäßig im Blick auf die Kinder und Jugendlichen und ihre verbrieften Rechte. Nachteilige Auswirkungen müssen geprüft werden, wie es auch Artikel 1 des Bundesverfassungsgesetzes über die Rechte von Kindern fordert: „Bei allen Kinder betreffenden Maßnahmen öffentlicher und privater Einrichtungen muss das Wohl des Kindes eine vorrangige Erwägung sein."

Die Berücksichtigung psychischer und sozialer Folgeschäden kann dann am effektivsten gewährleistet werden, wenn Kinderrechtsexpert*innen in die Corona-Krisenstäbe und Gesundheitshotlines für kinderspezifische Fragen integriert werden. Mobile therapeutische Krisenteams könnten in den Schulen zur Stressbewältigung sowohl Kinder unterstützen als auch Pädagog*innen, die am Limit arbeiten, das psychosoziale Netz für Kinder, Jugendliche und Eltern muss ausgebaut werden. Schulschließungen dürfen aus kinderrechtlicher Sicht nur als allerletzte Maßnahme erfolgen, wenn diese wissenschaftlich begründbar sind und die Pandemiesituation dies zwingend erfordert. Und last but not least: Kinder und Jugendliche fühlten sich bei den Corona Maßnahmen von der Politik weitgehend im Stich gelassen. Eine aktive Beteiligung junger Menschen ist auch hier unbedingt erforderlich, auch das ist ein verfassungsgesetzlich gewährleistetes Recht! Zudem haben sie in den vergangenen zwei Jahren unglaublich viel geleistet, auf ihren Erfahrungsschatz zu verzichten und zur „alten Normalität" zurückzukehren, wäre kurzsichtig.

Es muss alles getan werden, um besonders benachteilige Gruppen aufzufangen und den Kindern und Jugendlichen ihre Rechte und damit ein Stück unbeschwerte Kindheit und Entwicklung zurückzugeben. Dieser Band will genau dazu Impulse bieten.

Andrea Holz-Dahrenstaedt ist Kinder- und Jugendanwältin des Landes Salzburg.

Vorspann: Soziale Benachteiligung von Kindern und Jugendlichen in der Pandemie

Nikolaus Dimmel und Gottfried Schweiger

1 Pandemische Polarisierung

An Verdichtungspunkten der Geschichte verknäulen sich Krisenphänomene. Sie werden in einer Gleichzeitigkeit des Ungleichzeitigen, von der *Ernst Bloch* in „Erbschaft dieser Zeit" (1973, 104) gesprochen hat, zu einem unentwirrbaren Verhängnis. Material überlagerten sich 2022 die langfristigen Folgen der Weltwirtschaftskrise nach 2008 mit der Atypisierung und Prekarisierung von Beschäftigungsverhältnissen im Gefolge des Umbruchs der Arbeitswelt unter dem Signet der „Arbeit 4.0", begleitet von Maßnahmen zur Deregulierung und Privatisierung staatlicher Aufgabenerfüllung. Verschärft werden die daraus resultierenden Verteilungskonflikte durch die vor unseren Augen ablaufende Klimakatastrophe samt der ihr entspringenden Migrationsbewegungen. Zur SARS-CoV-2 – Pandemie 2020, einer Zoonose ad infinitum, trat jüngst der Stellvertreterkrieg zwischen NATO/USA und einem neozaristischen russischen Regime auf dem europäischen Boden der Ukraine.

Bader et al. (2011) haben für dieses Tableau den Begriff der „Vielfachkrise" geprägt. Gerade die Corona-Krise, Ausdruck einer Durchkapitalisierung der Natur, Quell der fortschreitenden Klimakatastrophe und eines metabolischen Natur-Gesellschaft-Verhältnisses, lässt sich abgelöst von dieser Vielfachkrise

N. Dimmel (✉)
Soziologie und Sozialgeographie, Universität Salzburg, Salzburg, Österreich
E-Mail: Nikolaus.dimmel@plus.ac.at

G. Schweiger
Zentrum für Ethik und Armutsforschung, Universität Salzburg, Salzburg, Österreich
E-Mail: Gottfried.schweiger@plus.ac.at

© Der/die Autor(en), exklusiv lizenziert an Springer Fachmedien Wiesbaden GmbH, ein Teil von Springer Nature 2023
N. Dimmel und G. Schweiger (Hrsg.), *Kinder und Jugendliche in pandemischer Gesellschaft*, https://doi.org/10.1007/978-3-658-39304-5_2

nicht verstehen. Peter Turrini hat einmal gesagt, die FPÖ sei die Übertreibung der SPÖ mit anderen Mitteln. In Anlehnung daran kann man mit Fug behaupten, dass die Corona-Pandemie die Übertreibung der bisherig fortgesetzten ursprünglichen Akkumulation durch Praktiken kapitalistischer Landnahme darstelle.

Es ist die Durchkapitalisierung der Natur und deren schrankenlose Verwertung durch Extraktion und Agrobusiness, welche die Büchse der Pandora geöffnet und das Kapitalozän in eine Ära der Zoonosen verwandelt hat (*Wallace* 2020). Die Pandemie hat nach zwei Jahrzehnten erratisch beschwiegener ‚near misses' von zoonotischen Pandemien (SARS, MERS, West-Nil-Fever, Ebola, Dengue, H5N1) den Anbruch einer zoonotischen Ära des Kapitalismus markiert. Zugleich hat die Pandemie die Verheerungen des Neoliberalismus (abgehängtes Prekariat, Niedriglöhner und ‚Working Poor', beengte und unleistbar gewordene Wohnverhältnisse auf Immobilienspekulationsmärkten, Armut und Ausgrenzung, Zunahme gesundheitlicher Ungleichheiten, Drogierung der Lohnabhängigen, Inkompetenz politischer Eliten, kaputtgesparte Gesundheitssysteme usf.) schonungslos offengelegt. SARS-CoV-2 traf auf eine von entfesselten sozialen Konflikten um Vermögensbildung, Einkommensverteilung und Ungleichheiten gebeutelte Gesellschaft. Eine Fahrt mit der U1 in Wien verbindet Lebensverhältnisse, deren durchschnittliche Lebenserwartung um 15 Jahre, deren Erwartung gesunder Lebensjahre überhaupt um 25 Jahre divergiert. Dies macht deutlich, wie sehr die Maßverhältnis der Ungleichheit von Ressourcen, Chancen und Lebensverhältnissen seit der neoliberalen Gegenreformation zugenommen haben. Diese Polarisierung der Lebensverhältnisse zwischen Reichen und Armen, Gewinner:innen und Verlierer:innen, Staatsbürger:innen und Immigrant:innen, Eliten und dröger Masse, Jungen und Alten ist in so gut wie allen Sozialdatensätzen abbildbar. Das Virus erwies sich zudem nicht bloß als unmittelbare Folge ebenso vulgärer wie gewalttätiger Profitmacherei, sondern auch als sensationelle Gelegenheit der Pharmaindustrie und in ihr veranlagten institutionellen Investoren, die Maßverhältnisse der sozialen Ungleichheit, Refeudalisierung und Deprivation neu zu bestimmen.

Indes hat die Pandemie die darin zum Ausdruck kommenden gesellschaftlichen Widersprüche und Konflikte, in denen die Chrematistik die habitable Biosphäre vernichtet und eine refeudalisierte, von politischen Dienstklassen im Auftrag der Share Holder durchkapitalisierte Marktgesellschaft entstanden ist, nunmehr an eine Bruchstelle getrieben. Sie ist zur Zerreißprobe gesellschaftlichen Zusammenhalts geworden. Zugleich wurde deutlich, dass sich die Pandemie auf kategoriale Weise nicht bekämpfen lässt, wenn dies nicht als globale Herausforderung verstanden wird, welchei mittels solidarischer Praktiken zu bewältigen ist. Global waren im Juni 2022 62,4 % der Weltbevölkerung vollständig geimpft, aber nur knapp 10 % auf dem afrikanischen Kontinent. Freilich sind die kapitalistische Mega-Maschine (*Scheidler* 2015) und ihre Charaktermasken aus eigenem nicht in der Lage, den eingeschlagenen Pfad einer fortgesetzten Umwandlung von Natur in Kapital zu verlassen. Allseits wird deutlich, dass das Virus die gleichen Triebfedern aufweist wie die ablaufende Klimakatastrophe, die Refeudalisierung der kapitalistischen Gesellschaften, die Zerstörung demokratischer Institutionen und Verfahren sowie die Umwandlung natürlicher Ressourcen in Müll und Gift. Durchaus folgerichtig geht es in den Phantasmagorien der Reichen auf der Flucht vom „uninhabitable planet", jenem unbewohnbaren Paneten, von dem *Wallace-Wells* (2019) trocken gesprochen hat, daher nunmehr um die Eroberung des Weltraums, während es für die Armen bloß noch um das nackte Leben geht. Es ist, wie der Papst gesagt hat: „Diese Wirtschaft tötet".

Während die Reichen die Pandemie als Bonanza nutzten und die oberen Mittelschichten gut durch die Pandemie gekommen sind, fanden sich untere Mittel- und Unterschichten der österreichischen Gesellschaft in schwierigen, überfordernden Umständen wieder. Familien mit Kindern saßen beengt in Zweizimmerwohnungen ohne Balkon, während das politische Personal in einem „Kulturkampf von oben" Parks, Rekreationsflächen und öffentliche Räume schließen ließ. Kinder unterer sozialer Strata sahen sich ohne Internetanschluss, Lernraum und befähigte Eltern einem Home-Schooling-Regime ausgeliefert. Ihre Eltern, Einpersonenunternehmer:innen, Beschäftigte in Gastronomie, Reinigungsgewerbe, Zustelldiensten und Tourismus, Wissenschafter:innen, Künstler:innen, Kultur-Schaffende oder Personaldienstleister waren aufgrund spärlicher Hilfen mit enormen Knappheitslagen konfrontiert. Unausweichlich rutschten Kinder und Jugendliche mit ihren Eltern in prekäre Lebenssituationen. Zwar kamen Kurzarbeiter:innen mit 80–90 % Einkommensersatz davon, Arbeitslose und Prekarier indes mussten mit erheblichen materiellen Einbußen zu recht kommen. Zugleich waren auch die sozialen (Einsamkeit), psychischen (Depression) und physischen (körperliche Immobilität) Folgen der Pandemie belastend. Die neue familiäre Enge entlud sich in einer Welle der häuslichen Gewalt, von der Kinder entweder als Opfer oder Zeugen betroffen waren.

Auf vulgäre Weise ereignete sich in den oberen Strata gänzlich anderes. Denn während der Pandemie 2020/2021 haben 2755 Milliardär:innen ihr Vermögen in historisch beispielloser Manier vermehrt. In absoluten Zahlen stieg in Vermögen von 8600 auf 13.800 Mrd US-$. Die 10 reichsten von ihnen konnten ihr Vermögen auf 1,5 Billionen US-$ verdoppeln. Bereits vor der Pandemie, 2020, besaßen 2153 Personen so viel wie die ärmsten 60 % der Weltbevölkerung, also rund 4,6 Mrd Menschen. Vereinfacht dargestellt: 1 % besaß damit die Hälfte von allem, während die untere Hälfte auf 1 % des Vermögens kommt. 2021 stieg das Gesamtvermögen aus Finanzvermögen und Sachwerten noch einmal um 10,3 % auf 473 Billionen US-$ („Global Wealth 2022"-Report der Boston Consulting Group). Dieser Zuwachs entfiel beinahe ausschließlich auf das oberste 1 %, während die Zahl der Hungernden auf 345 Mio stieg und die Zahl der Mangelernährten eine Milliarde überstieg.

Diese Polarisierung ungleicher Lebenschancen bildet den bisherigen Höhepunkt einer fortlaufenden Akkumulation durch Enteignung und Ausbeutung seit dem Auftakt der „neoliberalen Gegenreformation", von der *Stefan Schulmeister* (2018) gesprochen hat. An deren dickem Ende finden wir nun einen ökonomisch durch Politiken der Privatisierung entmachteten, aufgrund der Sozialisierung von Spekulationsverlusten verschuldeten Staat. Längst hat dieser Staat begonnen, sich aus Segmenten der Daseinsvorsorge zurückzuziehen. Sein politisches Personal verweist, worum es auch immer geht (Wohnen, Gesundheit, Bildung) auf Eigenverantwortung und Eigenvorsorge. Da ist ein Bundeskanzler, der meint, man sollte sich halt eine Wohnung kaufen, wenn die Miete zu hoch wird. Da ist ein Wissenschaftsminister, der Bildung als Ausbildung und Bildungseinrichtungen als Drittmittel-McDonalds versteht. Da ist ein Gesundheitsminister, der gesundheitliche Risiken offensiv privatisiert. In der Pandemie erwies sich dieses habitualisierte Primat der Kapitalverwertungsinteressen über soziale Interessen als fatal (und letal). Denn gelitten und gestorben wurde vor allem in den unteren Strata, die sich zudem auch noch als „systemrelevante Arbeitskräfte" exponieren mussten, während sich die Reichen „insulierten". Die untere Hälfte der Gesellschaft ist auf fatale Weise vulnerabel geworden. Es wäre schlampig, an dieser Stelle nicht darauf zu verweisen, dass sich diese Abkopplung der vermögenslosen unteren Hälfte substantiell auch in der durch den Ukraine-Krieg ausgelösten Teuerungs- und Versorgungskrise fortgesetzt hat. Während Besserverdiener:innen nachhaltig steuerlich entlastet wurden mussten sich Transferleistungsempfänger in Familienhaushalten 2022 überwiegend mit Einmalleistungen begnügen. Festzuhalten ist freilich, dass an 2023 Familienbeihilfe, Kinderbetreuungsgeld und Kinderabsetzbetrag valorisiert werden.

2   Kinder und Jugendliche

Die ökonomischen, sozialen und psychischen Belastungen welche mit der Pandemie einhergingen trafen Kinder und Jugendliche in allgemeiner Weise, da diese allesamt vulnerabel jedenfalls in dem Sinne sind, dass sie für ein gelingendes Aufwachsen auf die Unterstützung und Fürsorge von Erwachsenen angewiesen sind. In der Tat aber führte die Pandemie zu sozialen Verwerfungen vor allem in den Lebenswelten von Kindern und Jugendlichen der Unter- und unteren Mittelschicht. Hier hat COVID-19 seit Dezennien bestehende Unterversorgungslagen zugespitzt. Schul- und Ausbildungsabbrüche (NEET), Armut und Unterversorgung, Adipositas und frühzeitig chronifizierte Morbidität, Depressionen und narzisstische Störungen, problematischer Alkohol- und Drogenkonsum an den marginalisierten Rändern der Gesellschaft, Gewalt und Autoaggression, Vernachlässigung und sexueller Missbrauch verkörpern dabei nur die (medial inszenierte) Spitze des Eisbergs. Was wir vor uns haben ist ein langfristiger Prozess der „sozialen Entkopplung" (*Robert Castel* 2011), ausgedrückt vor allem in einer Prekarisierung der Kindheit. Früh entwickelt sich in den allermeisten benachteiligten Kinder und Jugendlichen ein „Geschmack der Notwendigkeit" (*Bourdieu* 1982). Dieser lehrt, dass Chancen auf sozialen Aufstieg durch Fleiß und harte Arbeit gering sind und angesichts der Gleichzeitigkeit von Vermögenskonzentration und Teilhabearmut leeres Versprechen oder Illusion bleiben. Aufwachsen in Armut bedeutet einen korrosiven Nachteil, der sich nachhaltig in die Biographie einprägt. Zugleich dringt eine verunsichernde Prekarisierung in die unteren Mittelschichten vor, wie die *OECD* in „Under Pressure" (2019) gezeigt hat. Daher breitet sich auch in den leistungs- und wettbewerbsfixierten mittleren und oberen Mittelschichten ein massives „Unbehagen an der Gesellschaft", eine Statuspanik aus. *Bernhard Heinzlmaier* hat in „Generation Corona" (2021) die Abstiegsängste der Jugendlichen in den mittleren Mittelschichten, die Erfahrung des Abrutschens in den unteren Mittelschichten sowie die Agonie in den Unterschichten lapidar beschrieben. Was untere und mittlere Segmente der Mittelschicht eint ist ein kontrafaktisches, meritokratisches und apolitisches Appeasement, getragen von Anpassung statt Auflehnung sowie der Hoffnung, dass, gleichwohl dem gesellschaftlichen Zusammenhalt keine Zukunft mehr zugedacht wird, man selbst durch Leistung und Referenz auf die Kleinfamilie den sozialen Aufstieg, eine abgeschottete Wohlstandsinsel, schaffen wird.

Darin wird auf verquere Weise deutlich, dass Kinder und Jugendliche hierzulande nicht erst in der zoonotischen Risikogesellschaft und daran unmittelbar anschließend in Zeiten einer auf Dauer gestellten Austerität, bestimmt durch Kriegswirtschaft und Klimakatastrophe, in einer zunehmend kinderfeindlichen Umgebung aufwachsen. Beurteilen wir die soziale Institution und Lebensphase von Kindheit und Adoleszenz normativ anhand *Philippe Ariés'* Figur der „geschützten Lebenswelt" (1975), so sehen wir, dass dieser Schutz weitgehend klassen-, schicht- und milieuspezifisch erodiert ist. Sukzessive haben Weltwirtschaftskrise, Klimakatastrophe, COVID-19 und soeben auch der Paradigmenwechsel hin zu einer Militarisierung der EU die ökonomischen, ökologischen und sozialen Zukunftsperspektiven von Kindern und Jugendlichen in unteren sozialen Strata verengt und verschlechtert. Folgerichtig prägen Zukunftsängste, eine ubiquitäre Unsicherheit und die Frage nach der künftigen Bewohnbarkeit des Planeten zunehmend ihre Weltsicht. Dem steht kontrastierend entgegen, dass Kinder auf der anderen Seite überbehütet und als Projekte ihrer Eltern von diesen verdinglicht werden.

Knapp eineinhalb Jahre nach Ausbruch der COVID-19 Pandemie mehren sich die Befunde, dass jene Kinder und Jugendliche, die bereits vorher unter Bedingungen einer chronifizierten Vielfachkrise (Niedrigeinkommen, Arbeitslosigkeit, Armut, Bildungsferne, chronische Erkrankung ihrer Eltern) gelitten haben, am stärksten betroffen waren. Ihre Interessen wurden weitgehend ignoriert, während ihre Eltern von der Privatisierung und Überwälzung der pandemischen Herausforderungen an die Familien überfordert waren. Pointierterweise war jener Bereich der kindlichen und jugendlichen Lebenswelt, welchem die höchste öffentliche Aufmerksamkeit zuteil wurde, die Schule. Jedoch nicht im Verständnis von Schule als sozialem Raum, sondern als einem Ort der Ausbildung. Und genau dies wurde zur Sollbruchstelle. Erst spät nämlich nahmen die Vertreter:innen eines traditionellen Familienbildes zur Kenntnis, dass nicht jeder Elternhaushalt Internetanschluss, Laptop, Lernräume und Lernbegleitung für Kinder bereitstellen kann, dass Erwerbsarbeit in Home Office und gleichzeitiges Home Schooling auf Dauer nicht machbar sind. Kinder galten offensichtlich nicht als ‚systemrelevant', sind mit ihren Anliegen ihren Eltern überantwortet worden. Darein fügt sich, dass die mediale Berichterstattung den voreilig gezimmerten politischen Erklärungsschablonen, Kinder und Jugendliche seien „Superspreader" oder rücksichtslose Partygänger, die sich den Ausgangsbeschränkungen nicht beugen wollen, unverhältnismäßig viel Raum bot. Dass in derlei Projektionen die Grenze zwischen allgemeiner „Kinderfeindlichkeit" (Kaufmann 1980) und gruppenbezogener Menschenfeindlichkeit zu verschwimmen begann, fiel auch nicht weiter ins Gewicht. Dass im Nachhinein festzustellen war, dass Kinder und Jugendliche nicht als Gefährder ihrer Großeltern zu etikettieren waren, geriet zur Fußnote. Der Mühe einer lebensweltlichen Betrachtung, in welcher deutlich geworden wäre, dass Kinder und Jugendliche ihre lockdown-bedingte Isolation in Kleinwohnungen ohne Zugang zu soziokultureller Infrastruktur einfach nicht mehr aushalten konnten, weil auch Whatsapp, TikTok oder Instagramm kein adäquater Ersatz für soziale Beziehungen sind, unterzog sich kaum jemand aus dem ‚Kommentariat'.

Im Ergebnis blieben Kinder und Jugendlich in der Spielanordnung der Pandemie passiviert, sind gleichsam in ihren Elternhaushalten aus dem Blickfeld der Öffentlichkeit verschwunden. Die Pandemie machte wie unter dem

Brennglas deutlich, welches die Folgen der institutionalisierten Rechtlosigkeit von Kinder und Jugendlichen vor allem der unteren Hälfte der Gesellschaft sind. Kinder treten ungeachtet aller familistischen (auch: neonatalistischen) Rhetorik nicht nur im Sozialrecht eben nicht als Rechtssubjekte in Erscheinung. Sie genießen liberale, aber keine sozialen Kinder(grund)rechte. Die hehre Zielsetzung ihrer Teilhabe am gesellschaftlichen Reichtum ebenso wie das Paradigma der vorrangigen Wahrung des Kindeswohls bleibt bloße Staatszielbestimmung und Sonntagsrede. Kinder haben keinen eigenständigen Rechtsanspruch auf ein armutsbefreites Aufwachsen, auf soziale und materielle Teilhabe, auf eine lebenswerte, ökologisch intakte Umwelt, auf kostenfreie Bildung oder auf Sozialdienstleistungen der Kinder- und Jugendhilfe. Sie haben kein politisches ,Voicing'. Ihre Stimmen werde nicht gehört. Sie hängen vielmehr im hegemonialen konservativ-klerikalen Familienbild ökonomisch, rechtlich und sozial an ihren Eltern. Und damit auch an den Benachteiligungslagen, Armuts- und Ausgrenzungsrisiken ihrer Elternhaushalte. Kinder entscheiden nicht. Über sie wird entschieden von der Religionszugehörigkeit über die Wohnort bis zum Bildungspfad. Hilfesysteme wie die Kinder- und Jugendhilfe sind defizitär ausgestattet und überfordert. Selbstredend existieren Ansätze zur Überwindung dieses „Außenseiterstatus" (Kaufmann 1980) der Kinder. Doch halten diese mit der Wucht der sozialen Verwerfungen in der finanzmarktgetriebenen kapitalistischen Gesellschaft nicht Schritt. Wie dargetan hat sich seit der Weltwirtschaftskrise die Kluft zwischen armen und reichen, desintegrierten und integrierten, inkludierten und exkludierten Kindern und Jugendlichen erweitert. Längst kann man nicht mehr von ,den' Kindern und Jugendlichen sprechen. Klassenverhältnisse, Ungleichheiten und Abkopplungsdynamiken haben sich tief in die Kindheit und Jugend eingegraben. Den Erb:innen von Milliarden- und Multimillionen-Vermögen stehen die Kinder der ,Have-Nots' unverwandt und abgekoppelt gegenüber. Diese Polarisierung zwischen unverdientem Vermögen und Vermögenslosen, zwischen Gewinnern und Verlierern war zuletzt in der ,Gilded Age' der ,Robber Barons' Ende des 19. Jhdts derart weit gespannt.

3   Dynamiken der Verarmung

Werfen wir abschließend noch einen Blick auf den dahinter liegenden Prozess der Polarisierung und Entkopplung. Seit 2008 ging jede Phase der oben umrissenen Vielfachkrise von Austeritätsmaßnahmen bis Sanktionsregimen zu Lasten der ,kleinen Leute', will sagen: jener, die ihre Lohnarbeitskraft auf der schmelzenden Eisscholle eines regularisierten Arbeitsmarktes verkaufen und von

Existenzängsten umgetrieben werden. Dies galt auch für die Jahre der Pandemie, insbesondere die Perioden des Lockdown. Während die Kinder der Begüterten mehr oder weniger lässig in privates Ambiente ausweichen konnten, galt für untere Strata *Martin Schenk's* Diktum: „Poor Services for Poor People" (2004). Noch ist die Zeche der Pandemie nicht beglichen. Und schon wird die nächste Rechnung fällig. Jüngst haben die unmittelbaren Folgen des Stellvertreterkriegs in der Ukraine und die autodestruktive Non-Policy der EU eine Teuerungs-krise entfesselt, welche die Maßverhältnisse gesellschaftlicher Ungleichheit radikalisiert hat. Diese Krise hat die negativen Folgen der Pandemie noch einmal vertieft.

So hat der Fiskalrat im Juni 2022 (*Bachleitner und Maidorn* 2022) festgestellt, dass die alltäglich notwendigen Konsumausgaben für Nahrung, Miete, Energie, Bekleidung, Mobilität etc. (ohne Anschaffung langlebiger Konsumgüter) das ver-fügbare Einkommen selbst in Erwerbstätigen-Haushalten deutlich übersteigen. Bedingt durch die Preissteigerungen 2022 konnten die einkommensschwächsten 35 % der Haushalte ihre durchschnittlichen Konsumausgaben nicht mehr durch ihr verfügbares monatliches Einkommen finanzieren. Zugleich aber gelten die untersten 50 % als vermögenslos (auf sie entfallen 2,5 % des Gesamtvermögens), während die untersten 20 % im Wesentlichen verschuldungsbedingt ein Negativ-vermögen aufweisen. Etwa 360.000 Haushalte gelten als überschuldet, können als mit dem laufenden Einkommen nicht einmal mehr den laufenden Zinsendienst bedienen. Diese Haushalte verfügen über keinerlei Vermögen, mit welchem sie die den wachsenden Einkommen-Ausgaben-Gap bzw. die Inflationsfolgen einer durch systematische Non-Diplomatie ausgelösten Weltordnungskrieges bewältigen könnten. Ohnehin konnten am Vorabend des Krieges knapp 100.000 Haushalte ihre Mietaufwändungen nicht mehr bestreiten.

Die Dynamik ist beeindruckend. 2019/2020 überstiegen die Konsumaus-gaben das verfügbare Einkommen von insgesamt 25 % aller Haushalte. Zwei Jahre später hatten Corona- und Inflationsanstieg zu einem Anstieg dieser Gruppe um 10 % der Haushalte geführt. Von diesen 35 % aller Haushalte bezogen mehr als 50 % ein Erwerbseinkommen, das zugleich auch Haupteinnahmequelle des Haushaltes war. Pointierterweise war der relative Anteil der durch ihre Konsum-ausgaben überlasteten Haushalte in jener Gruppe, die ihren Lebensunterhalt überwiegend aus Erwerbseinkommen (41 %) bestritt, größer als in der Gruppe, welche überwiegend Transfereinkommen (16 %) beziehen, indes kleiner als in jener Gruppe, für die Pensionen die Haupteinkommensquelle darstellen.

Die einkommensschwächsten 35 % der Haushalte sind dem Fiskalrat zufolge durch den Preisanstieg mit einer Konsumausgabenerhöhung von 660 € jähr-lich pro Person (inklusive Kinder) konfrontiert. In den ersten vier Monaten 2022 stieg der VPI um 6,2 %, die Inflation im Bereich der Basisversorgung allerdings um das Dreifache. Die hohe Inflation macht sich vor allem bei Nahrungsmittel-, Energie- und Mietpreisen bemerkbar. Heiz- und Stromkosten stiegen im Vorjahresvergleich um durchschnittlich 25,1 % an, die Kosten für Benzin und Diesel um 39,2 %, Nahrungsmittelpreise um 5,9 %.

Was für die Weltwirtschaftskrise und die Pandemie galt, gilt nun auch für den Stellvertreterkrieg in der Ukraine. Das politische System hat im Dreischritt von Post-Demokratie, Post-Politik und Anti-Politik den Gedanken an eine sozialinklusive Gestaltbarkeit kapitalistischer Produktions- und Marktverhältnisse aufgegeben. Politik ist nun kaum mehr als die Anpassung gesellschaftlicher Verhältnisse an die Imperative von Markt und (Standort)Wettbewerb inklusive Weltordnungskrieg zur Markterschließung. Wo der Staat interveniert, tut er dies wie in Pandemie und Inflationskrise weder nachhaltig noch sozial-inklusiv. Stattdessen setzt er auf bedarfsgeprüfte Aushilfen ohne Rechtsanspruch. Diese treiben ihrerseits die Staatsverschuldung in die Höhe und schränken den Handlungsspielraum der öffentlichen Hand nachhaltig ein. Einnahmenseitig werden indes (jedenfalls bislang) weitgehend entsteuerte Vermögen nicht zur solidarischen Beitragsleistung herangezogen. Eben jene Systeme, die entscheidend für die lebensweltliche Teilhabe von Kindern und Jugendlichen sind, also Lohnregime, Arbeitslosengeld/Notstandshilfe, Mindestsicherung/Sozialhilfe, Wohnbauförderung sowie Familienbeihilfen, sind von systematischer Unterdeckung geprägt. Im Teuerungspaket 2022 wurden zwar Leistungen (etwa: Familienbeihilfe) indexiert, nicht aber Sozialhilfe, Mindestpension, Arbeitslosengeld und Notstandshilfe. Und schon bisher lagen Leistungen der Arbeitslosenversicherung (überwiegend) sowie der Sozialhilfe (durchgängig) unterhalb der Armutsgefährdungsschwelle.

4   Ausblick auf diesen Band

Vor diesem Hintergrund beschäftigten sich die Beiträge des vorliegenden Bandes mit Facetten und Aspekten der Auswirkungen der COVID-19-Pandemie sowie der Maßnahmen zu ihrer Bekämpfung auf Kinder und Jugendliche in Österreich. Der Band dokumentiert eine Vortragsreihe samt abschließendem Workshop, die im Laufe der Jahre 2021/2022 an der Universität Salzburg durchgeführt wurden. Ergänzt werden diese Beiträge durch eingeladene Texte, die weitere Aspekte der pandemischen Auswirkungen auf sozial benachteiligte Kinder und Jugendliche sowie die Reaktion von Institutionen (Schule, Kinder- und Jugendhilfe, psychosoziale Unterstützungssysteme) darstellen und kritisch diskutieren. Die Debatte während der Vortragsreihe und Tagung ebenso wie die nun hier versammelten Texte erhellen nicht nur unsere Wissensbestände, sondern zeigen zugleich, was noch im Dunklen liegt, etwa das exakte Ausmaß der häuslichen Gewalt bzw. Gewalt gegen Kinder während der Pandemie, die Folgen der Arbeitsmarktkontraktion für ‚Working Poor' und Niedriglöhner oder die schicht- und milieuspezifisch ungleich verteilten Bildungsbeteiligungsverluste, bedingt durch ‚Lockdown' und ‚Homeschooling'. Dessen ungeachtet sind wir der Ansicht, dass die Expert:innen, welche Wissen und Zeit zur Verfügung gestellt haben, die zentralen Fragen rund um die Folgen der Pandemie für Kinder und Jugendliche identifiziert haben. Es bleibt die Hoffnung, dass das hier und andernorts reichlich zusammengetragene Wissen nicht verpufft oder im selbstreferenziellen System der „Wissenschaft" hängen bleibt. Wissen nicht nur über, sondern auch für Gesellschaft und Politik zu produzieren, welches dann die Praxis anleiten kann, ist und bleibt gerade in krisenhaften Zeiten eine zentrale Aufgabe aller öffentlich finanzierten Forschungs- und Lehrinstitutionen. Damit dies auch gelingen kann, braucht es engagierte Wissenschaft und engagierte Wissenschaftler:innen. Darüber, ob dieses Wissen im Weiteren irgendeine Wirkung entfalten kann, entscheidet sich entlang der gesellschaftlichen Machtverhältnisse, aber auch in medialer Öffentlichkeit, Zivilgesellschaft und (Sozial)Rechtspolitik.

Literatur

Ariés, P. (1975): Geschichte der Kindheit, München.
Bader, P. et al. (2011): Die multiple Krise – Krisendynamiken im neoliberalen Kapitalismus; in: A. Demirovic et al. (Hg): VielfachKrise im finanzmarktdominierten Kapitalismus, Hamburg, S. 11 ff.
Bloch, E. (1973): Erbschaft dieser Zeit, Frankfurt.
Bourdieu, P. (1982): Die feinen Unterschiede, Frankfurt.
Bachleitner, A. / S. Maidorn (2022): Effekt der Inflation 2022: Konsumausgaben übersteigen zunehmend das verfügbare Einkommen – auch bei Erwerbstätigen-Haushalten. Kurzanalyse, Wien.
Castel, R. (2011): Die Krise der Arbeit, Hamburg.
Heinzlmaier, B. (2021): Generation Corona, Wien.
Kaufmann, F.-X. (1980): Kinder als Außenseiter der Gesellschaft; in: Merkur, S. 761 ff.
OECD (2019): Under Pressure. The Squeezed Middle Class, Paris.
Scheidler, S. (2015): Das Ende der Megamaschine. Geschichte einer scheiternden Zivilisation, Wien.
Schenk, M. (2004): Armut kann ihre Gesundheit gefährden; URL: https://www.armutskonferenz.at/media/schenk_armut_kann_gesundheit_gefaehrden-2004.pdf.
Schulmeister, S. (2018): Der Weg zur Prosperität, Wien.

Wallace, R. (2020): Was COVID-19 mit der ökologischen Krise, mit dem Raubbau an der Natur und dem Agrobusiness zu tun hat, Köln.

Wallace-Wells, D. (2019): The Uninhabitable Earth, New York.

Nikolaus Dimmel ist Professor am Fachbereich Soziologie und Sozialgeographie der Universität Salzburg. Er ist Autor und Herausgeber zahlreicher Publikationen zu Armut und sozialer Ausgrenzung und der Kinder- und Jugendhilfe, u. a. der Bücher „Selbstverwaltung. Die demokratische Organisation der sozialen Daseinsvorsorge" (ÖGB Verlag 2019), „Soziale Dienste in Österreich" (Studienverlag 2013) und „Handbuch Armut in Österreich" (Studienverlag 2014). Weitere Informationen zu seiner Person und Arbeit: https://www.nikolausdimmel.at/

Gottfried Schweiger ist Senior Scientist am Zentrum für Ethik und Armutsforschung der Universität Salzburg. Er ist u. a. Ko-Herausgeber des Handbuchs Philosophie der Kindheit (J.B. Metzler 2019), des Bandes „Bildung und Erziehung im Ausnahmezustand. Philosophische Reflexionsangebote zur COVID-19 Pandemie" (Wissenschaftliche Buchgesellschaft 2020) und Autor des Buchs „#Kinderarmut" (Büchner 2022). Bei Springer VS sind von ihm erschienen die Bücher „Fairness und Fairplay. Interdisziplinäre Perspektiven" (2015), „Erbschaftssteuer im Kontext" (2013), „Identität und Inklusion im europäischen Sozialraum" (2010) und „Der Kampf um Arbeit" (2010). Weitere Informationen zu seiner Person und Arbeit: https://www.gottfried-schweiger.org/

Kinderarmut in pandemischer Gesellschaft

Nikolaus Dimmel

1 Benachteiligte Kindheit

Die COVID-19-Pandemie wirkte wie ein Durchlauferhitzer hinsichtlich jener sozialen Probleme, mit denen Kinder[1] aus benachteiligten (diskriminierten), armuts- und ausgrenzungsgefährdeten Haushalten konfrontiert sind (*Dimmel und Schmee* 2021). Dabei sind soziale Probleme durch Lebensbedingungen, Ungleichheiten in der Ressourcenverteilung und Verhaltensweisen indiziert (Delinquenz, Armut, Sucht, Aggression, kognitive Leistungsschwächen), die als störend, schädlich, belastend, abweichend oder ungerecht wahrgenommen werden. Armuts- und ausgrenzungsgefährdete Kinder finden sich beinahe ausschließlich in der Unter- und unteren Mittelschicht (*Spannagel* 2015), also der unteren Hälfte der Gesellschaft, die *Stratenschulte* (2014) in 4 % sozial Verachtete, 17 % Unterschicht und 29 % untere Mittelschicht gliedert. Die minderjährige Armutspopulation ist also heterogen, setzt sich im Konzept der SINUS-Milieus aus Prekariern, sozial Deklassierten traditioneller Milieus, dem unteren Teil der bürgerlichen Mitte sowie einem Fragment hedonistisch-materialistischer Milieus zusammen (*Frech und*

---

[1]Im Folgenden meint der Begriff immer Kinder und Jugendliche, also unmündige und mündige Minderjährige in gleicher Weise.

N. Dimmel (✉)
Universität Salzburg, Salzburg, Österreich
E-Mail: Nikolaus.dimmel@plus.ac.at

© Der/die Autor(en), exklusiv lizenziert an Springer Fachmedien Wiesbaden GmbH, ein Teil von Springer Nature 2023
N. Dimmel und G. Schweiger (Hrsg.), *Kinder und Jugendliche in pandemischer Gesellschaft*, https://doi.org/10.1007/978-3-658-39304-5_3

Groh-Samberg 2014). 2017 galten 18 % der Kinder in der EU als armutsgefährdet (324.000); 2020 waren es 22 % (350.000) und 2021 23 % (368.000).[2] 2021 waren 17,3 % der Bevölkerung in Österreich armuts- oder ausgrenzungsgefährdet (davon: 14,7 % armutsgefährdet; 7,4 % in niedriger Erwerbsintensität: 1,8 % erheblich materiell depriviert und 4 % mehrfach ausgrenzungsgefährdet). Das waren 23 % aller Armutsgefährdeten[3] und 22,6 % aller Minderjährigen. Kurz: ein Fünftel aller Minderjährigen stellt gegenwärtig ein Viertel aller Armen. Der Großteil der Kinder und Jugendlichen lebt in der Unterschicht (*Bujard und Sulak* 2021), nämlich jenen 50 % der Haushalte, die zusammen gerade einmal 2,5 % des Vermögens eignen, während 1 % über 40 % des Gesamtvermögens verfügt (*AK* 2020).

Eben diese vermögenslosen Haushalte sind es auch, in denen sich Niedrigeinkommen und Schulden konzentrieren (*Meyer* 2017). Eine Festlegung der Unterschicht auf die Gruppe mit einem Nettoäquivalenzeinkommen unterhalb der Armutsgefährdungsschwelle verfehlt den entscheidenden Punkt der Verteilungsfrage (*Hermann* 2010), weil längst nicht mehr das laufende Einkommen, sondern das Vermögen den Status und damit die soziale Lage bestimmt, zumal akkumulierte Vermögen langfristig wachsen und bereinigte Nettolöhne seit einem knappen halben Jahrhundert sinken (*Piketty* 2013). Im Hinblick auf die laufenden Einkommen haben Haushalte des untersten Drittels bei der Primäreinkommensverteilung vor der Pandemie nur noch 12 % aller Primäreinkommen erzielt; 41 % zahlten aufgrund niedriger Löhne keine Lohnsteuer. Durch staatliche Umverteilung verdoppelt sich der Einkommensanteil des unteren Drittels 12 % beim Primäreinkommen auf 22 % beim Sekundäreinkommen, während sich jener des oberen Drittels von 59 % auf 48 % verringerte (*Rocha-Akis* 2016; *AK* 2020). Die Wohlfahrt der Kinder des untersten Drittels ist als essentiell von staatlichen Transferleistungen abhängig (*Atkinson* 2017).

Die höchsten Armutsgefährdungsraten finden sich in Alleinerziehenden- (47 %) und Mehrkindfamilien[4] (30 %) sowie Haushalten mit Migrationshintergrund. Mütter in Mehrkindfamilien weisen zu etwa einem Viertel maximal Pflichtschulabschluss auf während umgekehrt Kinderlosigkeit mit einem teritären

---

[2] https://www.euronews.com/next/2022/03/23/the-scandal-of-child-poverty-in-europe-are-governments-doing-enough

[3] 17,0 % der öster. Bevölkerung (1.519.000 Menschen) waren 2021 armuts- oder ausgrenzungsgefährdet, d. h. das Einkommen lag unter der Armutsschwelle oder die Personen waren erheblich materiell depriviert oder lebten in Haushalten mit keiner/sehr geringer Erwerbsintensität.

[4] 3 und mehr Kinder.

Bildungsabschluss korreliert (*Beaujouan und Berghammer* 2019). Personen mit Berufsabschlüssen und Matura finden sich vor allem in Familien mit 2 Kindern. 2021 galten 1,3 Mio. Personen bzw. 14,7 % als armutsgefährdet; ohne Sozialleistungen wären 26,3 % der Bevölkerung armutsgefährdet gewesen; der Reduktionseffekt betrug somit 44 % (2020: 41 %).[5] Setzt man die Trennlinie zwischen Unter- und Mittelschicht (*Ravallion* 2010) bei 75 % des Haushalts-Nettoäquivalenzeinkommens[6] an, so befanden sich 2021 knapp 30 % der Haushalte in der Unterschicht und knapp 20 % in der unteren Mittelschicht.

Bei Haushalten mit Kindern überstieg das Jahresäquivalenzeinkommen 2021 26.300 € nicht; bei den Alleinerziehendenhaushalten waren es 19.350 €. Von *Vogel* (2011) über *Therborn* (2020) bis *Bertelsmann* (2021) lautet zugleich der Befund, dass die Mittelschicht schrumpft und die Unterschicht wächst, weil die untere Mittelschicht ökonomisch abrutscht. Kinder sind in diese Abstiegsprozesse gleichsam hineingezwängt.

Armuts- und Ausgrenzungsgefährdung

Obig skizzierte Gefährdungslage entstand nicht erst mit COVID-19. Denn bereits vor der Pandemie erreichte von der hehren Selbstverpflichtung des politischen Personals in Österreich, das Kindeswohl allseitig vorrangig zu berücksichtigen, kaum etwas die Niederungen regulativer Politik. Das bemühte Bild, die Pandemie habe Risiken sozialer Ausgrenzung von Kindern und Jugendlichen erzeugt, ist also schief. Im Jahr des Einsetzens der Pandemie (2019) waren Kinder mit 22 % stärker armuts- und ausgrenzungsgefährdet als der Durchschnitt der Gesamtbevölkerung (17,5 %). Davon entfielen 18 % auf das Belastungssyndrom der Armuts- und 4 % auf jenes der Ausgrenzungsgefährdung (materielle Deprivation). Kinder und Jugendliche unter 18 Jahren stellten 2020 mit 350.000 Personen knapp ein Viertel (23 %) aller Armutsgefährdeten, aber nur 19,3 % der Gesamtbevölkerung. Für 2021 wies EU-SILC knapp 370.000 armuts- und ausgrenzungsgefährdete Kinder und Jugendliche auf.

Kinderarmut lässt sich drastische Form einer gesellschaftlichen Desinvestition verstehen, da sich die Auswirkungen von Benachteiligung und Mangel kumulativ auf den restlichen Lebensverlauf auswirken, vor allem was Gesundheit und (Aus)

---

[5] https://www.statistik.gv.at/fileadmin/announcement/2022/05/20220428EUSILC2021HJ1.pdf

[6] Das entsprach 20.571 € im Jahr 2021.

Bildung betrifft. Insgesamt waren 2021 145.000 Kinder und Jugendliche unter 18 Jahren materiell depriviert. Das bedeutet(e), dass ihre Eltern drei von neun in EU-SILC rubrizierten basalen Versorgungsindikatoren nicht bereitstellen konnten. Das betraf etwa die Fähigkeit zur regelmäßigen Zahlung von Miete und Betriebskosten der Wohnung, die Bestreitung unerwarteter Ausgaben bis zu 1240 €, die Beheizung der Wohnung, die Kosten eines Urlaubs, die Anschaffung einer Waschmaschine, eines TV-Geräts oder eines Mobiltelefons. Materielle Deprivation bedeutet(e), dass Betroffene keinen Zugang zu kindgerechten Büchern hatten, nicht täglich Obst oder Gemüse zu sich nehmen konnten, über keinen eigenen Platz in der elterlichen Wohnung mit ausreichend Licht und Ruhe zum Lernen verfügten. 25 % der Betroffenen hatten keine Möglichkeit Freunde einzuladen; mehr als 50 % konnten nicht an Schulskikurs u. ä. Veranstaltungen teilnehmen. 10 % der Kinder unter 16 Jahren konnten sich kostenpflichtige Freizeitaktivitäten nicht leisten; 43 % übten überhaupt keine regelmäßigen Freizeitaktivitäten aus. Dies betraf vor allem Haushalte mit keiner oder sehr niedriger Erwerbsintensität der Eltern. Hier waren 40 % der Kinder in ihren Freizeitaktivitäten materiell bedingt eingeschränkt. 41 % der Kinder aus armutsgefährdeten Haushalten konnten mit ihren Eltern nicht auf Urlaub fahren.

Auch in der Wohnungsfrage tritt die Dimension der Kinderarmut unverstellt zu Tage. 2020 lebten 225.000 Kinder in überlegten, 164.000 Kinder in feuchten, 214.000 in lauten Wohnverhältnissen. Dabei lebten 36 % aller armutsgefährdeten, aber nur 9 % aller nicht-armutsgefährdeten Kinder in überbelegten Wohnungen.[7] Überhaupt waren Kinder in Ein-Eltern-Haushalten in ihrer Teilhabe massiv beeinträchtigt, da 31 % dieser Haushalte als armutsgefährdet und 18 % als materiell depriviert galten. Indes war schon bisher die Wirkung von Sozialleistungen unbestritten: ohne Sozialleistungen hätten 2020 nicht 290.000 (18 %), sondern 548.000 (35 %) Kinder als armutsgefährdet gegolten. Bei den Ein-Eltern-Haushalten wären es 54 % statt 31 % gewesen (*Allinger und Lichtenberger* 2021).

Ausbildungsabbruch und NEET

Die Pandemie traf auf eine Gesellschaft der Ausbildungssegregation. 8,1 % der Jugendlichen brachen 2020 als „Early Schools Leavers"[8] Schule oder Ausbildung

---

[7] Insgesamt fanden sich in den 558.000 überbelegten Haushalten 475.000 Kinder.

[8] Anzahl der 18- bis 24-Jährigen, die keinen Abschluss der Sekundarstufe II (Matura) oder Lehrabschluss (duale Ausbildung) haben.

ab. Registerdaten im Rahmen des BibEr (Bildungsbezogenes Erwerbskarrieren-monitoring) aus 2017 zufolge lag der Anteil früher Abbrecher:innen bei 12,3 %.[9] Ursächlich waren vor allem die Bildungsbeteiligung und der Aspirationshorizont des Elternhaushaltes sowie die ökonomische, soziale und kulturelle Kapitalarmut des Haushalts. Hinzu kommen benachteiligende Wohn-, Umfeld- und Infrastruktur-bedingungen sowie gesundheitlich beeinträchtigende Lebensbedingungen. Darüber hinaus beeinträchtigen Mechanismen der Schulselektion sowie milieuspezifisch hinderliche Umfeldbedingungen den Kompetenzerwerb. Betroffen waren vor allem Jugendliche/junge Männer mit Migrationshintergrund in zumeist ländlichen Bezirken. In diesen reichte die Abbrecherquote bis zu 60 % (*Steiner und Lassnig* 2019). Als gesicherte Erkenntnis gilt, dass ein Abbruch lebenslang Berufs- und Einkommenschancen vermindert. Zugleich erhöht er Risiken der Gesundheits-gefährdung, Arbeitslosigkeit und sozialen Ausgrenzung (*Steiner et al.* 2019).

9,7 %[10] wurden 2020 der NEET[11]-Population zugerechnet und waren ent-sprechend stigmatisiert (*Gracey und Kelly* 2010). Für 2021 wurden 76.000 NEET zwischen 15 und 24 Jahren registriert.[12] Es handelt sich überwiegend um frühe Schulabgänger mit Migrationshintergrund. Dabei dominieren bei den Unter-20-Jährigen Männer (bedingt durch komplexe Beeinträchtigungen, Krankheit oder Behinderung), bei den Über-20-Jährigen Frauen (bedingt durch frühe Mutter-schaft) (*Litschel* 2019). NEET stammen häufig aus Familien mit geringer Bildung und subalterner beruflicher Position (Bacher 2013, 2016). Von den 64.000 NEET-Jugendlichen 2018 waren 46,3 % aktiv, suchten also eine Arbeitsstelle; inaktiv hin-gegen waren 53,7 % (*Bacher* 2020). Ursächlich hierfür waren sowohl psychische Beeinträchtigungen sowie eine milieuspezifisch habitualisierte Bildungsferne. 20,5 % der Inaktiven berichteten von dauerhaften psychischen Beeinträchtigungen, während dies bei nur 8,7 % der Aktiven der Fall war (*Bacher* et al. 2016, 42). Der NEET-Status beeinträchtigt Teilhabe- und Lebenschancen langfristig (*Coles* et al. 2002).

Bildungsarmut

Gleichartiges gilt für die Bildungsbeteiligung. 31 % der österreichischen Schüler:innen hatten 2018 in mindestens einem PISA-Testgebiet gravierende

---

[9] Quelle: IHS.

[10] EU-Durchschnitt: 16,9 %.

[11] „Not in Education, Employment or Training".

[12] https://de.statista.com/statistik/daten/studie/1244440/umfrage/nichterwerbstaetige-jugendliche-neet-in-oesterreich/

Mängel. 24 % galten als Risikoschüler:innen im Bereich Lesekompetenz (Fähigkeiten im „sinnverstehenden Lesen" sind unzureichend), im Bereich der Mathematik waren es 21 %. Im Bereich der Naturwissenschaften galten 22 % als Risikoschüler:innen. 56 % der Abgänger der NMS erreichten den Lehrplanstandard in Mathematik nicht; in Wien waren es etwa 2/3 (*Tichy* 2021). In Österreich erklärt(e) der sozioökonomische Status den Großteil der Leistungsunterschiede zwischen den Jugendlichen in allen drei Domänen. In der Tat hängt der Schulerfolg/Kompetenzerwerb Jugendlicher deutlich mit dem formalen Bildungsniveau ihrer Eltern zusammen. So erreichte der Bildungsabstand in der PISA-Skalierung zwischen Jugendlichen aus einem Elternhaus mit tertiärem Bildungsabschluss und Jugendlichen aus einem Elternhaus mit niedriger Formalqualifikation durchschnittlich etwa 90 Punkte.[13]

Auch hier waren Risikopopulationen der Armutsgefährdung überdurchschnittlich stark betroffen. Der Mittelwertunterschied zwischen Einheimischen und Jugendlichen erreichte auch in der zweiten Generation 54 Punkte; in der ersten Generation waren es 79 Punkte (*Suchan et al.* 2019). Dem korrespondiert, dass geschätzte 300.000 Personen in Österreich überhaupt nicht lesen und schreiben können, also Primäranalphabeten sind. Schätzungen zufolge haben 0,9 Mio.[14] Österreicher Schwierigkeiten beim Lesen und Schreiben (15 % der Bevölkerung über 15 Jahre),[15] gelten also als funktionale Analphabeten. 7 % der Personen mit maximal Pflichtschulabschluss erreichen Kompetenzstufe 1 nicht, können also nicht einmal kurze Texte in unterschiedlichen Formaten sinnerfassend bzw. verstehend lesen. Weitere 24 % können dies bei längeren, komplizierteren Texten nicht (*OECD* 2013).

Prekäre Gesundheit

Es ist hinlänglich erörtert, dass der sozioökonomische Status auf das Gesundheitsverhalten sowie den Gesundheitszustand durchschlägt (*Lampert und Richter* 2009). In der Tat waren nur 58 % der Kinder und Jugendlichen (11, 13 und

---

[13] Die durchschnittliche Kompetenz im Lesen erreichte 484 Punkte, in Mathematik 49 und in den Naturwissenschaften 490 Punkte; die Streubreite liegt also bei etwa 10 %.

[14] Schätzungen zufolge haben 600.000 bis 1,2 Mio. Österreicher Schwierigkeiten beim Lesen und Schreiben, das entspricht zehn bis 20 % der Bevölkerung über 15 Jahre.

[15] https://www.bmeia.gv.at/oesterreich-bibliotheken/kaffeehaus-feuilleton/detail/article/funktionaler-analphabetismus-in-oesterreich/

15 Jahre) 2015 beschwerdefrei (*Gesundheit Österreich* 2016). Bei 42 % traten vor allem Einschlafschwierigkeiten, Kopfschmerzen, Gereiztheit, Nervosität, Rückenschmerzen sowie Niedergeschlagenheit auf. Diese psychosomatisch überlagerten Morbiditätsphänomene stehen in enger Verbindung mit erlebter Armutsgefährdung. 16 % der Kinder und Jugendlichen (11-, 13- und 15-Jährige) litten unter einer chronischen Erkrankung.

Überhaupt wiesen Kinder und Jugendliche 2015 aus einem ökonomisch benachteiligten Umfeld damit einen deutlich unterdurchschnittlichen Gesundheitszustand aus (*Gesundheit Österreich* 2015). Sie litten häufiger unter physischen und psychischen Problemen als ihre Gleichaltrige aus einkommensstarken Familien. Sie ernährten sich ungesünder, bewegten sich weniger, waren häufiger übergewichtig und in ihrer körperlichen Leistung eingeschränkt (*Wimmer-Puchinger* 2012). Sie neigten zudem überdurchschnittlich stark zum Konsum von Suchtmitteln (Alkohol, Nikotin) bzw. psychoaktiven Substanzen, wodurch die körperliche Leistungsfähigkeit weiter reduziert wird (Bachmayer et al. 2021). Folgerichtig litten sie auch häufiger unter motorischen Beeinträchtigungen, Entwicklungsverzögerungen, Verletzungen, Karies oder chronischen Erkrankungen. *Richter und Hurrelmann* (2009) zeigten, dass Geschlecht, Wohlstand (Armutsrisiko), Migrationshintergrund und Bildungsbeteiligung 40–70 % der beobachteten Gesundheitsunterschiede erklären. Kinder und Jugendliche aus finanziell schlechter gestellten Familien sind demnach häufiger von Übergewicht und Schulstress betroffen. Sie empfinden sich häufiger als zu dick, sind seltener körperlich aktiv, konsumieren weniger gesundheitsförderliche Lebensmittel und verbringen mehr Zeit sitzend. Sie erfahren häufiger eine (eher) geringe Selbstwirksamkeit, greifen häufiger (und früher) zu Tabak, Alkohol und Drogen, sind als Opfer, Opfer und Täter häufiger an Bullying-Attacken beteiligt, sind häufiger inkompetent im Umgang mit Kontrazeptiva.

Dies spiegelt sich auch in der Beurteilung der eigenen gesundheitlichen Situation/Befindlichkeit. Danach verfügen rund 40 % der Kinder und Jugendlichen (11, 13 und 15 Jahre) nach eigenem Bekunden über eine ausgezeichnete Gesundheit und 43 % über hohe Lebenszufriedenheit, während 13 % ihre Gesundheit als schlecht und ihre Lebenszufriedenheit als gering einschätzen. Die gesellschaftliche soziale Polarisierung schlägt also auch auf die Eigenwahrnehmung der Kinder und Jugendlichen durch.

Ernährung, Essstörungen, Adipositas

Jedes dritte Kind im Alter von 9–10 Jahren in Österreich ist übergewichtig. Übergewicht- und Adipositashäufigkeit sind in den letzten fünf Jahren vor der Pandemie um 25 % angestiegen. Bei etwa 17 % der Burschen und 12 % der Mädchen lautet die Diagnose nicht einfach nur ‚Übergewicht‘, sondern ‚Adipositas‘, weil der Body-Mass-Index einen Wert von 30 überschreitet. In Wien waren 2012 22,9 % der Mädchen und 22,2 % der Knaben nicht nur übergewichtig sondern adipös. HauptschülerInnen sowie Kinder und Jugendliche mit Migrationshintergrund wiesen eine höhere Prävalenz auf (*Wimmer-Puchinger* 2012, 16). 80 % der übergewichtigen Kinder werden im weiteren Lebensverlauf zu übergewichtigen Erwachsenen. Auch wenn man genetische und neurohormonale Faktoren in Rechnung stellt erweisen sich schicht- und milieuspezifische Verhaltensformen und soziale Rahmenbedingungen als zentrale Prädiktoren der Adipositas. Ursächlich für Adipositas/Übergewicht sind riskante Ernährungsgewohnheiten abhängig von Schichtzugehörigkeit und Bildungsniveau (*Zwick* 2011).

Essstörungen treten acht mal häufiger bei Mädchen als bei Burschen auf. In den meisten Fällen handelte es sich dabei um eine „Anorexia nervosa" (*Herpetz-Dahlmann* 2022). Ursachen von Essstörungen werden in unreflektierten Schönheits- und Schlankheitsidealen, familiären Konflikten, unterschichtspezifischen Idolatrien des Körpers (als Kapital) sowie geringem Selbstwertgefühl aufgrund fehlender sozialer Akzeptanz verortet.

Die Gründe hierfür liegen auf der Hand. Denn die Ernährungspraktiken sozialökonomisch benachteiligter Haushalte weisen überdurchschnittlich hohe Werte an zucker- und fetthaltiger Ernährung auf (*Rothe* 2009). Entsprechend ist auch die Zahngesundheit ungleich verteilt. Nach dem WHO-Ziel 2020 sollten 80 % der Kinder und Jugendlichen kariesfrei sein. Tatsächlich waren in Österreich es 2018 nur 52 % der Sechsjährigen, während bei den 12–18-Jährigen die WHO-Ziele noch ‚grosso modo‘ erreicht wurden.

Alkohol- und Drogenabusus

Der Zeitverlauf der Alkoholkonsumindikatoren 1993–2020 zum Substanzgebrauch bei Jugendlichen bzw. jungen Erwachsene (16 bis 20 Jahre) zeigt einen langfristigen Rückgang von 8,1 auf 4,4 L Alkohol pro Jahr, wobei der Alkoholkonsum von Mädchen/Frauen nur leicht, jener der Burschen/Männer von 12,7 auf 5,4 zurückgegangen ist (*Gesundheit Österreich* 2020, 2022). Zugleich hat sich auch der problematische Alkoholkonsum der Burschen/Männer von 13 %

auf 6 % der Population halbiert, während allerdings jener der Frauen um 50 % zugenommen hat. Überhaupt hat der problematische Alkoholkonsum von 8 % auf 6 % unter Jugendlichen/jungen Erwachsenen abgenommen (*Gesundheit Österreich* 2022, 76). Der Einstieg ins Alkoholtrinken erfolgt heute etwa zwischen dem 13. und 15. Lebensjahr. 3 % der 13-jährigen Schüler konsumieren zumindest einmal pro Woche Bier, 5 % alkoholische Mischgetränke. Bei den 15-Jährigen sind es 18 %, die zumindest einmal wöchentlich Bier konsumieren und 29 %, die alkoholische Mischgetränke trinken. 20 % der 15-Jährigen Burschen haben bereits vier (voll)Räusche hinter sich. Bei den Mädchen sind dies 16 %. 1990–2007 ist die Zahl der alkoholbedingten Spitalsaufnahmen etwa in Graz (*Anton Proksch Institut* 2012) zufolge um das 27-fache des Ausgangwertes angestiegen.

Dabei zeichnet sich eine Polarisierung zwischen einer Mehrzahl von Jugendlichen die früher zu trinken beginnt – aber maßvoll trinkt – und einer kleinen Gruppe von Komatrinkern (Binge-Drinking) ab. Dieser problematische Alkoholkonsum ist eng mit sozialen Benachteiligungslagen assoziiert (*Zink und Permien* 1998). *Gesundheit Österreich* (2022, S. 177 ff.) zeigen, dass 10 % aller Kinder/Jugendlichen unter 18 mit der Alkoholabhängigkeit ihrer Eltern, 50 % mit Alkoholabhängigkeit im erweiterten Familienkreis konfrontiert sind. Dabei lernen Kinder/Jugendliche im Rahmen der Primärsozialisation am familiär praktizierten Rollenverhalten, wobei Alter, Geschlecht und Komorbidität entscheidende Faktoren verkörpern. Der Alkoholkonsum von Kindern/Jugendlichen spiegelt damit das Komposit der sozialen Probleme der Eltern, etwa vermittelt über häusliche Gewalt, Instabilität, Inkonsequenz und Vernachlässigung. Als Treiber der Alkoholabhängigkeit gelten Überlastungsphänomene, Ängste, sozialer Abstieg, Arbeitslosigkeit, Armut und soziale Ausgrenzung oder aber auch die Ausdünnung des sozialen Netzes. Im Ergebnis bilden Kinder alkoholkranker Eltern der Unter- und unteren Mittelschicht die Hauptrisikogruppe problematischen Alkoholkonsums. Sie weisen Probleme im emotionalen Bereich sowie affektive Störungsbilder auf, da das Zusammenleben mit einem alkoholkranken Elternteil einen chronischen Stresszustand auslöst.

Psychische Erkrankungen

Armut ist ein gewichtiger Risikofaktor für die Entstehung psychischer Erkrankungen, vor allem von Depressionen.[16] Der Dt. KIGGS-Studie (*RKI* 2014)

---

[16] https://www.universimed.com/de/news/ärztekammer-armut-kinder-94872

zufolge sind 31,3 % der Kinder in sozial benachteiligten Verhältnissen psychisch auffällig, was etwa 150 % des Durchschnittswertes der Gleichaltrigen entspricht. 18,2 % der 10–19-jährigen leiden in Österreich unter psychischen Problemen. Das waren 2021 knapp 160.000 Jugendliche. 24 % der Kinder und Jugendlichen zeigen vor Erreichen der Volljährigkeit zumindest einmal Symptome einer psychischen Erkrankung.[17] *Kienbacher* (2017) zufolge litten 37,9 % der Buben und 34,4 % der Mädchen in ihrem bisherigen Lebensverlauf zumindest einmal bereits an einer psychischen Problematik. Überhaupt sind männliche Kinder und Jugendliche häufiger von psychischen bzw. verhaltensbedingten Störungen betroffen als weibliche. Buben litten zu 15,4 % an Entwicklungsstörungen, zu 9,5 % an Angsterkrankungen und zu 7,4 % an Störungen des Sozialverhaltens. Mädchen litten vor allem an Angsterkrankungen (19,5 %) und depressiven Erkrankungen (5,8 %).

Bei einem Viertel der gestellten Diagnosen handelt es sich um „neurotische Belastungs- und somatoforme Störungen", bei einem Fünftel um „Psychische und Verhaltensstörungen durch psychotrope Substanzen", bei einem Sechstel um Verhaltens- und emotionale Störungen. Zwischen 2009 und 2012 stieg die Zahl der Jugendlichen, die Antidepressiva erhalten, 36.300 auf 41.000. Bei der Gruppe der Null- bis Vierjährigen kletterte die Zahl von 1600 auf 2200.

Indes erhält nur jedes 5. Kind, welches Psychotherapie braucht, in Österreich auch einen (leistbaren) Therapieplatz. Zwischen 40.000 und 70.000 Kinder und Jugendliche bräuchten in Österreich Psychotherapie; tatsächlich erhalten derzeit aber nur knapp 10.000 eine solche. Knapp 3 % der Kinder und Jugendlichen (10–18) waren 2018 von einer depressiven Erkrankung betroffen (*BMASGK* 2019). Betroffene Kinder leiden an Schlafstörungen, Appetitlosigkeit, körperlichen Beschwerden, kognitiven Beeinträchtigungen, Gefühlen von Wertlosigkeit, Schuld und Hoffnungslosigkeit. Depressive Episoden und Symptomatiken im Kindes- und Jugendalter dauern meistens länger an als im Erwachsenenalter. Depressive Störungen in der Adoleszenz bergen indes ein hohes Risiko, in langfristige Verläufe überzugehen und damit schwere psychosoziale Einbußen hervorzurufen.

Kind und Klasse

Die Lebenswelt eines Viertels der Kinder und Jugendlichen ließ sich also bereits vor der Pandemie nicht mit *Philippe Aries'* (1998; Orig: 1960) Bild der

---

[17] https://unicef.at/news/einzelansicht/die-psychische-gesundheit-von-kindern-und-jugendlichen-steht-auf-dem-spiel/

Kindheit als geschützter Lebenswelt beschreiben. Vielmehr war Armuts- und Ausgrenzungserleben für ein knappes Viertel aller Kinder und Jugendlichen alltägliche Belastung (*Dimmel und Fenninger* 2022). Der Überblick macht deutlich, dass Kinder als homogene soziale Gruppe nicht existieren. Ebenso wenig wie ein von Klassenantagonismen befreiter Generationenkonflikt zwischen ‚jung' und ‚alt' besteht lassen sich Kinder als demographisch abgrenzbare Bevölkerungsgruppe mit genuinen Interessen verstehen. Vielmehr sind Kinder, sieht man einmal von stationär-fremduntergebrachten ab, Teil ihrer Elternhaushalte und damit eingebettet in das Gefüge sozialer Ungleichheiten und Konflikte. Kinder aus ausgegrenzten, armutsbetroffenen oder diskriminierten Elternhaushalten, eingefügt in Milieus und Lebenswelten, sind selbst jeweils ausgegrenzt, armutsbetroffen oder diskriminiert. Die „Ordnung der Familie" (*Donzelot* 1980) weist Kindern einen je von ihren Eltern abgeleiteten sozialen Status zu. Sie werden daher sozialrechtlich nicht als eigenständige Subjekte verstanden, zumal auch die Kinderrechtskonvention bloß völkerrechtliche Verpflichtungen statuiert hat, welche als Staatszielbestimmungen was die materielle Teilhabe und soziale Absicherung anbelangt weithin unzureichend umgesetzt wurden (*Kittel* 2020). Indes schließt Kinderarmut abweichend vom verallgemeinerten Armutsbegriff eine Reihe von kind-spezifischen Deprivationslagen ein (*Neuberger und Kübenthal* 2020). Aufgrund ihrer langfristigen Wirkungen muss sie nicht nur als gesellschaftliche Desinvestition (*Butterwegge und Butterwegge* 2021), sondern auch als erhebliche Belastung der öffentlichen Daseinsvorsorge verstanden werden. Eine Politik der Bekämpfung der Armuts- und Ausgrenzungsgefährdung von Kindern und Jugendlichen hat daher an strukturellen Rahmenbedingungen (Anhebung Einkommensersatzrate in der Arbeitslosenversicherung, individualisierte Kindergrundsicherung, leistbares Wohnen, steuerliche Abbildung der realen Kinderkosten, kostenfreie Bildungsbeteiligung, Mobilität und Partizipation an Kunst-, Kultur- und Sporteinrichtungen) und nicht an der bedarfsgeprüften punktuellen Überbrückung von Notlagen anzusetzen.

2 Pandemie und sozialer Abstieg

Ungleichheiten, Armutslagen und soziale Entkopplungsprozesse haben sich während der Pandemie pointierteweise nicht generell, sondern zu Lasten der Kinder und Jugendlichen intensiviert. *Rennefanz* (2022) hat die sozialen Konsequenzen der Pandemie trefflich mit der Pointe „Frauen und Kinder zuletzt" eingefasst. Dessen ungeachtet führte COVID-19 substantiell zu einer langfristig wirksamen Neubestimmung der Klassenverhältnisse (*Dimmel und Schmee* 2021):

Während die Reichen binnen kurzem reicher denn je wurden, gerieten die Mittelschichten weiter unter Druck, während Kostenzuschüsse und Einmalmaßnahmen vorübergehend den Großteil der Unterschichten entlasteten. Die Pandemie führte also zum ökonomischen und sozialen Abrutschen unterer Mittelschichten, während die mittlere Mittelschicht Wohlstandsverluste hinzunehmen hatte, die obere Mittelschicht ihre Position halten konnte und Vermögende sowie institutionelle Anleger als Gewinner aus der Pandemie hervorgingen. So sahen etwa 34 US-Milliardäre ihr Vermögen bereits im ersten Quartal 2020 um hunderte Millionen USD anschwellen. 8 von ihnen haben im ersten Quartal 2020 ihr Vermögen um mehr als eine Milliarde gesteigert. 2020/2021 stieg die Zahl der Milliardäre weltweit von 2095 auf 2755. Sie konnten 2020/2021 ihr Vermögen um 60 % steigern[18], während das Welt-BIP um 3,3 % einbrach.

Im globalen Gegenbild stieg die Zahl der Hungernden hingegen weltweit auf 850 Mio., die Zahl der absolut Armen (weniger als 1,90 US-$ pro Tag zur Verfügung) nahm 2020/2021 um 100 Mio. auf 730 Mio. zu[19]. Auch die relative Armut nahm auf globaler Skala drastisch zu. Bereits 2019 lebten bei einem globalen Schwellwert relativer Armut von 7,40 US-$ 4,2 Mrd. Menschen unterhalb der Armutsgrenze; deutlich mehr als 1980. 2021 hatte sich der Wert beinahe verdoppelt. Die Einkommensungleichheit wurde vertieft. 1980 gingen 16 % des weltweiten Einkommens an das oberste Prozent und 8 % an die unteren 50 %. 2016 erhielt das oberste Prozent 22 % des weltweiten Einkommens; die unteren 50 % erhielten 10 %. 2021 flossen bereits 26 % des weltweiten Einkommens an das oberste Prozent. Die reichsten 10 % der Weltbevölkerung bezogen 52 % des weltweiten Einkommens, während auf die ärmste Hälfte der Bevölkerung 8,5 % entfielen (*Cancel* et al. 2021).

Neckel (2010), *Tanner* (2015) oder *Kotkin* (2020) haben begründet von einer heraufziehenden Refeudalisierung gesellschaftlicher Strukturen gesprochen, in denen soziale Lagen einschließlich gesundheitlicher Rahmenbedingungen zunehmend ungleich positioniert wurden. Bereits im mittelfristigen Rückblick ist der ökonomische und soziologische Befund zur Erosion der Mittelschichten nach 2008 erdrückend (*Temin* 2018; *Roediger* 2020; *Rubin* 2020). *Faux* (2012) hat eindrücklich gezeigt, wie sich Prekarisierung und die Deterioration der Lebens-

---

[18] https://www.zeit.de/wirtschaft/2021-05/vermoegenskonzentration-corona-pandemie-ungleichheit-milliardaere-zunahme-reichtum-aktienmarkt?utm_referrer=https%3A%2F%2Fwww.google.at%2F

[19] https://www.kindernothilfe.at/blog/corona-pandemie-weitere-100-millionen-menschen-in-der-armut/

bedingungen aus der Unterschicht, also dem Lokus der traditionellen ‚dangerous classes', in die unteren Mittelschichten gleichsam ‚hinauffressen'.

Mittelfristig haben sinkende oder stagnierende nachfragefähige Erwerbseinkommen, die Zunahme prekärer Beschäftigungsverhältnisse, Niedriglöhne und Working-Poor-Verhältnisse, ein hohes Maß an persistenter Arbeitslosigkeit sowie chronifizierte, intergenerational transmittierte Armut und Ausgrenzung zur sozialen Abwärtsmobilität der Unter- sowie eines Teils der Mittelschichten beigetragen. Folgerichtig mündete die zunehmende Vermögens- und Eigentumslosigkeit der untersten 5 Dezile in einer Epidemie sozialer Verwundbarkeit (*Nuss* 2021). In dieser Krisendynamik verschiebt sich das Terrain sozialer Auseinandersetzungen stärker als je zuvor auf den Zugang zu Erwerbsarbeit mit existenzsichernden Einkommen, zu leistbarem Wohnraum, niedrigschwelligen Sozial- und Gesundheitsdienstleistungen, auf bedarfsdeckende Transferleistungen, die Verfügbarkeit von Leistungen der öffentlichen Daseinsvorsorge und die soziale Infrastruktur.

Vor diesem Hintergrund vertiefte COVID-19 in den entwickelten Industriegesellschaften die Ungleichheitsverhältnisse auf differentielle Weise. In den USA etwa konnten 2019 40 % aller Haushalte keine außergewöhnlichen Kosten in Höhe von 400 US$ bestreiten; in der EU waren dies 33 % (*Prashad* 2020). Ein Drittel der KMU wies bereits vor der Pandemie in Ländern wie F, D oder Ö ein geringes, nicht-vorhandenes oder negatives Eigenkapital auf und war von Lockdown-Maßnahmen existentiell bedroht. Eine wachsende Zahl von Haushalten war 2020/2021 nicht mehr in der Lage, Mieten und Kreditraten zu bedienen.[20] In Italien stieg die Zahl der Kinder und Jugendlichen in absoluter Armut bedingt durch die Pandemie von 1,2 auf 1,4 Mio. (*Save the Children* 2020, 6).

COVID-19 hat also auch Industriegesellschaften beschleunigt individualisiert, zersplittert, fragmentiert und polarisiert (*Geier* 2020). Davillas und *Jones* (2020) kamen zum Befund, dass das Coronavirus nicht nur Ungleichheiten und Unsicherheiten vertieft, sondern auch die Maßverhältnisse sozialer Ungerechtigkeiten ausgeweitet hat. Dies betraf nicht nur die obszöne Gleichzeitigkeit von absoluter Armut und Reichtumsexplosion in der EU. Es betraf auch den Umgang mit Risiken zwischen den Zwängen der Kapitalverwertung und den Risiken einer Erkrankung. Dies wurde insbesondere an der Exposition von Arbeitskräften in systemrelevanten Branchen (*Schaarschmidt* 2021) deutlich, wo nicht nur Beschäftigte sondern auch deren Familien erhöhten Infektionsrisiken ausgesetzt wurden. Im ‚Wiederhochfahren' der

---

[20] https://wien.orf.at/stories/3056524/; https://www.ots.at/presseaussendung/OTS_20200706_OTS0024/ak-gestundete-mieten-hilfsfonds-noetig

Wirtschaft haben sich ungeachtet dieser Infektionsrisiken letztlich Rentabilitäts- und Effizienzgesichtspunkte durchgesetzt (*Baureithel* 2020).

OECD

In der OECD hat sich sowohl die Zahl der Arbeitslosen und Armen als auch die Armutslücke vergrößert.[21] UNICEF zufolge stieg die Kinderarmut in reichen Ländern 2020 dramatisch an. Aufgrund der nicht abgefederten COVID-19-Folgen 2020/2021 verloren Kinder in entwickelten Ländern 3 bis 5 % ihres Lebenseinkommens, obwohl 10,8 Bill. USD für COVID-19-Maßnahmen ausgegeben wurden, 90 % davon für Konjunkturpakete. Pointierterweise blieben Haushalte mit den niedrigsten Haushaltseinkommen in mehreren OECD-Ländern von diesen Paketen substantiell ausgeschlossen. Ein Drittel der OECD- und EU-Länder hat zudem im Laufe der Jahre 2020/2021 keine speziellen Maßnahmen umgesetzt, um Kinder vor den Folgen der Pandemie zu schützen. Länder, sofern sie überhaupt zusätzlich in soziale Sicherungen (Kinderbetreuung, Schulspeisung und Familienbeihilfen) für Kinder und Familien investiert hatten, begrenzten diese Hilfen auf durchschnittlich drei Monate (*Save the Children* 2021).

Jene Ungleichheiten, welche zuvor in OECD-Studien[22] über die Ausfaltung der Widersprüche und Ungleichheiten einer sich refeudalisierenden Gesellschaft

---

[21] https://www.dw.com/de/oecd-corona-erholung-wird-dauern/a-55782783

[22] Growing Unequal 2008; A Broken Social Elevator 2018; Under Pressure: The Squeeze of the MIddle Class 2019: Bereits „Growing Unequal" (*OECD* 2008) diskutierte die seit der Kernschmelze des Finanzmarktes zunehmende Einkommens- und Vermögensverteilung, die wachsende Ungleichheit von Ernährungsverhalten und Konsummustern, der Inanspruchnahme öffentlicher Sach- und Dienstleistungen. „*A Broken Social Elevator*" (*OECD* 2018) diskutierte die Bestimmungsmomente des drastischen Rückgangs sozialer Aufwärtsmobilität im Kontext wachsender Vermögens- und Einkommensungleichheiten. Dies betraf die intergenerationale Mobilität ebenso wie die Mobilität über den Lebenslauf hinweg. Während die Oberschicht in ökonomisch und sozial unerreichbare Statuspositionen nach oben hin über die letzten drei Dezennien hinweg entschwand, verdichtete sich ein abgehängtes Prekariat in den untersten Dezilen. Die *OECD* sprach hierzu trefflich von „*sticky floors preventing upward mobility for many and sticky ceilings associated with opportunity hoarding at the top.*" Herausgehoben wurden detrimentale soziale, politische und ökonomische Konsequenzen zunehmender sozialer Ungleichheit. In „*Under Pressure: The Squeezed Middle Class*" (*OECD* 2019) wurde der Nachweis geführt, dass es zu einer Erosion der Mittelschichten, ihrer Einkommen- und Vermögenschancen sowie ihrer meritokratischen sozialen Aufstiegschancen gekommen ist. Die untere Hälfte der Mittelschicht zerbröselt (*Temin* 2018) den Krisen in erster Hälfte der 1990er Jahre. Aufstiegsblockaden, Abstiegsängste und reale Abstiegsprozesse prägen seither das Bild (*Müller* 2013).

dokumentiert worden waren, haben 2020/2021 unmittelbar auf die Risikoverteilung von COVID-19 durchgeschlagen (*Blank und Seikel* 2020). Arbeitnehmer:innen liefen branchenspezifisch und qualifikationsspezifisch unterschiedlich hohe Risiken, ihren Arbeitsplatz zu verlieren oder in Kurzarbeit geschickt zu werden. Arbeitnehmer:innen mit höheren Vermögen und Einkommen konnten nicht nur finanzielle Einbußen besser verkraften, sie verfügten auch über geräumigere Wohnungen und konnten Einschränkungen des alltäglichen Lebens besser bewältigen. Der Bildungserfolg von Kindern und Jugendlichen wurde schichtspezifisch unterschiedlich von den Schulschließungen beeinträchtigt. Frauen, die größere Einkommenseinbußen als Männer verzeichneten, kümmerten sich vermehrt um die Kinderbetreuung. Die Pandemie war also auch ein ‚Backlash' in der familiären Rollenverteilung.

Europäische Union

Die Weltbank (2021) ging für die EU von einem Anstieg der Armutspopulation um 3–4 % für das Jahr 2020 aus, während sie substantiell detrimentale Folgen (Überschuldung, Wohnungsverluste, Bildbeteiligungsverluste, Langzeitarbeitslosigkeit, Long-Covid-Belastungen, soziale Abstiegsdynamiken und die Verfestigung einer depravierten Unterschicht) in die Jahre 22/23 projizierte[23]. Bezogen auf die Einkommensarmutsgefährdung (ohne Berücksichtigung der Ausgrenzungsgefährdung sowie der Risikolage ‚Arbeitsmarktferne') bedeutete dies 2019/2021 einen Anstieg von 14,7 % auf 18,7 %. Zusätzlich rutschten 10,9–14,6 Mio. Menschen in der EU 2020 in die Armutsgefährdungszone. Dies war vor allem in Ländern mit einem hohen Anteil der Tourismuswirtschaft, der informellen Ökonomie und schwachen wohlfahrtsstaatlichen Strukturen mit Leistungen unterhalb des EU-SILC-Niveaus der Fall, ergänzt durch ein im EU-Vergleich unterdurchschnittliches BIP/Kopf. *Palomino* et al. (2020) schätzten für 29 europäische Länder eine Verdopplung der Niedriglohnbezüge unterhalb der EU-SILC-Armutsgefährdungsschwelle und einen Einkommensverlust je nach Dezil zwischen 10 % and 16,2 %. Der Haushaltseinkommens-GINI-Koeffizient stieg zwischen 3,5 % und 7,3 %.[24]

---

[23] Dies selbstredend nicht unter Berücksichtigung der Folgen des Stellvertreterkriegs in der Ukraine 2022.

[24] https://www.ox.ac.uk/news/2020-10-29-poverty-and-inequality-surge-across-europe-wake-covid-19

Vieles deutet darauf, dass COVID-19 bereits 2020 in der EU eine neue Armutspopulation produziert hat, die nicht nur Unterschichten sondern auch bisherige untere Mittelschichten mit einschloss, die 2021 an Volumen zunimmt. Kurzarbeit und Arbeitslosigkeit verbunden mit unzureichenden öffentlichen Transfers ließen 2020/2021 untere Segmente der Mittelschicht sozial abstürzen: ungesicherte Wohnverhältnisse, unzureichende Einkommen, fällig gestellte Kredite, Ver- und Überschuldung, Fehlernährung und Nahrungsmittelknappheit, Bildungsausstiege und Bildungsabbrüche waren die Folge; all das wurde nur notdürftig kompensiert durch Tafeln und öffentliche Ausspeisungen.[25] 2019 waren 21,1 % der Population der EU, 92,4 Mio. Menschen, armuts- oder ausgrenzungsgefährdet (2018: 21,6 %);[26] 2021 waren es 24 %.

Das europäische Parlament hat in seiner Entschließung vom 8.10.2020[27] zur Beschäftigungs- und Sozialpolitik des Euro-Währungsgebiets 2020 von *„verheerenden sozialen Auswirkungen der COVID-19-Krise"* gesprochen. Es verwies darauf, dass COVID-19 die soziale Lage von (2020) 109 Mio. Armuts- und Ausgrenzungsgefährdeten noch weiter verschlechtert. Es argumentierte, dass der Zugang zu grundlegenden Dienstleistungen wie Gesundheit, Bildung und Wohnraum nicht mehr gewährleistet ist. Es kam zum Befund, dass der Beschäftigungsrückgang von 4 %, von Kurzarbeit und Arbeitslosigkeit 2020 eine substanzielle Verschlechterung der Einkommen auch in den Folgejahren nach sich ziehen wird. Es stellte fest, dass das geschlechtsspezifische Lohn- und Rentengefälle durch die COVID-19-‚Krise' steiler wird. Bestehende Ungleichheiten würden verschärft, neue geschaffen, vertieft und verstetigt, erreichte Sozial- und Beschäftigungsstandards gefährdet.

Damit steht die soziale Kohärenz der europäischen Gesellschaften auf dem Spiel. *Mierzwa* (2020) attestierte ökonomische, politische und psychosoziale Verwerfungen, welche die europäischen Gesellschaften strukturell verändern, sie noch weiter spalten und polarisieren würden; ein Befund, der sich auch bei *Seeßlen* (2020), *Wengraf* (2020) oder *Kreilinger et al.* (2021) wiederfindet. Eine Studie des IMF[28] zeigte anschaulich, dass die sozialen Folgen von COVID-19 die Armen, Ausgegrenzten und Benachteiligten in der EU weitaus heftiger getroffen haben als dies bei relativ integrierten Mittelschichten der Fall war (*Dizioli und*

---

[25] https://www.euronews.com/2020/12/11/new-poverty-hits-europe

[26] https://ec.europa.eu/eurostat/web/products-eurostat-news/-/EDN-20201016-2

[27] https://www.europarl.europa.eu/doceo/document/A-9-2020-0183_DE.html#title1

[28] International Monetary Fund.

Pinheiro 2020). *Oppolzer* (1986) hat bereits kurz nach Beginn der neoliberalen Gegenreformation festgehalten, dass, wer arm sei, auch früher sterben müsse. Die Pandemie hat eindrücklich vor Augen geführt, dass dieser Befund nach wie vor Geltung beansprucht (*Bambra* et al. 2021). In jenen Regionen, in denen ein Fünftel der Einwohner:innen unter der Armutsschwelle lebt, gab es doppelt so viele Todesfälle auf 100.000 EW gab wie in Regionen wo nur 5 % der Bevölkerung als extrem arm gelten. In Frankreich war die Rate der Todesfälle in den ärmsten Städten doppelt so hoch war wie in den übrigen Landesteilen. Auch hier waren beengte Wohnverhältnisse, fehlende materielle Ressourcen, prekäre Beschäftigung, Vorerkrankungen sowie die Unmöglichkeit des Social Distancing ursächlich.[29] Im Austeritäts-Desaster des UK fielen vor allem Ältere, Arme und ethnische Minderheiten (*Whitehead et al.* 2021) sowie Einkommensschwache in prekären Wohnbedingungen (*Daras* et al. 2021) dem Virus zum Opfer. *Neuber* (2021) machte deutlich, dass Erkrankungsrisiken eng mit sozialökonomischen Benachteiligungslagen (Alleinerziehende; EPU's) korrelierten. *Wernicke* (2021) zeigte resümierend, dass COVID-19 zwar eine Massenkrankheit ist, sich aber in sozial deprivierten Vierteln mit niedrigen Mieten, hoher Arbeitslosigkeits- und Armutsbelastung konzentriert (hat).

Österreich

Die Situation in Österreich vermittelt(e) ein etwas anders gelagertes Bild. Zwar bildeten sich innerhalb der atypisch-prekär Beschäftigten mit niedrigen Einkommen und unsicheren Beschäftigungsperspektiven sowie der Solo-Selbständigen neue Segmente von Verlierer:innen heraus. Vor allem Selbständige ohne Anspruch auf Leistungen aus der Arbeitslosenversicherung oder Kurzarbeit verloren Umsätze, verbrauchten Rücklagen/Ersparnisse, mussten Schulden aufnehmen ohne dass ihre Einkommen aus Härtefallfonds oder Fürsorgeleistungen ersetzt worden wären.

Indes nahmen bei den abhängig Beschäftigten mit steigendem Quintil die Einkommenseinbußen absolut und relativ zu. Denn höhere Einkommen waren mit geringeren Nettoersatzraten in der Kurzarbeit konfrontiert. Gleichgerichtet verringerte sich die effektive Nettoersatzrate des Arbeitslosengeldes für Personen mit Einkommensanteilen über der Höchstbemessungsgrundlage. Damit waren zwar

---

[29] https://www.lafinancepourtous.com/2020/12/02/avant-le-covid-19-la-france-etait-deja-confrontee-a-la-pauvrete/

in allen Quintilen Ausfälle bei Unselbständigeneinkommen zu verzeichnen (*Fink et al.* 2020); diese benachteiligten aber die untersten sozialen Strata weniger stark als die unteren Mittelschichten. Mittlere und obere Mittelschichten wiederum wiesen zwar stärkere Einkommenseinbußen auf, waren dadurch aber nicht armutsgefährdet, sondern mussten Wohlstandsverluste hinnehmen.

An den Rändern von Gesellschaft im untersten Quintil waren Obdachlose, Arme, Erwerbsferne und Arbeitslose dort weniger stark von krisenbedingten Einkommensverlusten betroffen, wo Kinderbonus, Arbeitslosenbonus und die temporäre Anhebung der Notstandshilfe leicht positive Effekte auf das verfügbare Einkommen hatten. Zudem sah das Bundesgesetz zur Bekämpfung pandemiebedingter Armutsfolgen (COVID 19-Gesetz-Armut)[30] 20 Mio. € für Unterstützungsleistungen an Haushalte mit Sozialhilfe- oder Mindestsicherungsbezug zur Finanzierung von Zuwendungen für Kinder Gewährung von Energiekostenzuschüssen vor. Als Zuwendung wurden einmalig und nicht-rückzahlbar für den Zeitraum der Pandemie 100 € pro Kind gewährt, ergänzt durch bedarfsgeprüfte Leistungen aus dem Familienhärteausgleich. Im Dezember 2021 flossen 52.773 € zur Unterstützung von Familien in Corona-bedingten Nöten in Form einmaliger Zuwendungen.[31]

Verschärfung der Kinderarmut

Vor der Corona-Pandemie lebten 48 % aller Kinder weltweit in mehrdimensionaler Armut; 2021 waren es bereits 52 % der minderjährigen Weltbevölkerung.[32] *Holz/Richter-Kornweitz* (2022) attestierten für Deutschland nach 2 Jahren Pandemie eine Überforderung und Erschöpfung familiärer Ressourcen, ausgreifende finanzielle Unsicherheit und das unmittelbare Durchschlagen beruflicher Existenzängste auf die Versorgung von Kindern, die Reduktion entwicklungsfördernder und -schaffender Freundschaftskontakte, Möglichkeitsräume und Erfahrungsgelegenheiten, Teilschließungen von Kindertagesbetreuungseinrichtungen und Infrastrukturen.

---

[30] BGBl. 135/2020.

[31] Für die COVID-19-Informationskampagne der Bundesregierung wurden im Dezember 2021 3.772.795 € aufgewendet, davon flossen 523.345 € als Agenturhonorar; https://www.parlament.gv.at/PAKT/PR/JAHR_2022/PK0096/index.shtml

[32] https://de.statista.com/statistik/daten/studie/1202327/umfrage/covid-19-und-kinderarmut/#professional

Wie auch in Österreich wurden staatliche Finanzhilfen (Kurzarbeitergeld, Kinder-
zuschlag) nur einmalig gewährt, um das Abrutschen in materielle Deprivation zu
vermeiden, aber nicht, um Belastungen für sozial benachteiligte Haushalte nachhaltig aufzufangen. *Andresen* et al. (2021, 2022) zeichneten ein Schrumpfen
sozialer und materieller Teilhabe als Resultat von Einkommensverluste, Arbeitslosigkeit und Kurzarbeit nach. *Klundt und Müller* (2020) zufolge wurde seitens der
politischen Dienstklasse in Maßnahmen zur Resilienzförderung, nicht aber in eine
Verbesserung der materiellen Lebensbedingungen von Kindern und Jugendlichen
investiert. Kinderrechte wurden faktisch außer Kraft gesetzt (*Richter-Kornweitz
und Holz* 2022; Klundt 2022); Bildungsungleichheiten vertieft (*Bujard* et al. 2021).
Ängste, Sorgen und Ohnmachtsgefühle von Kindern und Jugendlichen wurden
durch die verordnete Kontaktarmut intensiviert (*Ravens-Sieberer und Kaman* 2021).
Komplementär zu fehlenden Bewegungs- und Spielmöglichkeiten nahm der digitale
Medienkonsum zu (*Schmidt* et al. 2021).

In Österreich stellten Kinder und Jugendliche unter 18 Jahren 2021 wie dargetan etwa ein Viertel aller Armutsgefährdeten. Die Anzahl der einkommens-
armen Kinder und Jugendlichen unter 18 stieg 2020/2022 um 30.000 (+2 %);
weitere 125.000 waren materiell depriviert (*Lichtenberger und Ranftler* 2022).
Die Volkshilfe befragte 2020/2021 armutsbetroffene Familien (*Lichtenberger und
Ranftler* 2020) und dokumentierte eine eklatante Verschlechterung der Lebensqualität: 51 % befundeten eine deutliche ökonomisch Verschlechterung; knapp
50 % der Befragten beurteilten ihre aktuelle Lebensqualität mit der negativen
Schulnote 4 bis 5; vor Corona hatte keine dieser Familien ihre Lebenssituation
mit einem ‚nicht-genügend' bewertet und nur 7 % mit einem ‚genügend'.
Jede/r fünfte Mutter oder Vater (21 %) beurteilte 2021 die Lage ihrer Kinder
mit einem ‚nicht genügend'. 55 % sahen einen guten Schulerfolg der Kinder
gefährdet. In 74 % der Haushalte waren die Kinder trauriger, in 61 % einsamer,
in 53 % aggressiver als vor der Pandemie. 58 % der Befragten berichteten von
fehlenden Laptops, Internetzugängen und einer Überforderung bedingt durch die
Anforderungen des ‚Home Schooling'. Alleinerziehende, also jene Gruppe mit
der langjährig höchsten Armutsgefährdungsbelastung, waren die prominentesten

Verliererinnen der Pandemie (*Weinmann-Sandig* 2020; Bujard et al. 2021, 46 ff.):
ihre Armutsgefährdung stieg um 5 % an.

Dies zeigt, dass die Pandemie die Dynamik einer Ökonomisierung der
Kindheit (*Kachelrieß* 2010, 38 f.) vertieft hat. Sie hat die Logik einer markt-
fundamentalistischen, auf akzidentiellen Not- und Überbrückungshilfen auf-
lagernden Sozialpolitik verstärkt (*Green* 2021). Bereits vor der Pandemie
war nicht nur das soziale Feld der Kindheit im Klassenkonflikt ökonomisiert,
sondern vielmehr noch ein ökonomisches Kalkül der Ein- und Ausschließung
von Kindern durchgesetztgesetzt worden (*Dimmel* 2012, 2014). Armuts- und
Ausgrenzungsrisiken von Kindern und Jugendlichen werden seit den 1990er
Jahren ökonomisiert, vermarktlicht und individualisiert (*Qvortrup* 2003; *Witsch*
2008). Mit der Durchsetzung atypisch-prekarisierter, flexibler Arbeitsverhältnisse
mit Niedriglöhnen und Working-Poor-Karrieren wurden nicht nur Ressourcen
des elterlichen Unterhalts ausgedünnt, sondern auch Ressourcen elterlicher
Sorgearbeit aufgezehrt (*Butterwegge* 2008, 2016). Betroffene Lohnabhängige
samt ihren Kindern wurden zu Verlierer:innen einer Entwicklung, in welcher
sich das Familienleben nicht mehr mit Marktanforderungen der Entgrenzung,
Flexibilität und Kurzfristigkeit in Einklang bringen lässt (*Huetter* 2009). Im
Gefüge einer Sozialpolitik der aktivierenden Responsibilisierung, also der pro-
aktiven Reprivatisierung sozialer Probleme, werden Aufwändungen für Kinder
zudem im Dispositiv einer „social investment policy" unter Kosten-Nutzen-
Aspekten beurteilt (*Bühler-Niederberger und Tremp* 2001). Der Wohlfahrtsstaat
bemisst Investitionen in Kinder darin anhand des „return on investment" in ihre
Humankapitalqualifikation (*Engelbert und Kaufmann* 2003; Ostner 2007). Der
Staat interveniert ‚cum grano salis' folglich nur noch dort, wo sich die Investition
in künftige Produktivkräfte rechnet (*Olk* 2006, 4). Ökonomisch nicht (mehr)
Nützliche werden im Ergebnis marginalisiert, ausgesondert, gezielt unterversorgt.
Investitionen in Kinder rechtfertigen sich grundsätzlich (nur noch) instrumentell
über ihren zukünftigen Wert für den Wirtschaftsstandort als Produzent:innen
oder Konsumentinnen (*Beisenherz* 2002, 288 ff., 2003; *Klinkhammer* 2010).
Gerade die prekäre Positionierung von Kindern und Jugendlichen in den
Systemen bedarfsgeprüfter Leistungen macht dies unmissverständlich deutlich. Zugleich werden Kinder nicht mehr als öffentliche Verantwortung, sondern
prioritär in Sphären elterlicher Verantwortung zurückgeschoben. Im Ergebnis
hat die Pandemie den tiefen Einriss im Gewebe gesellschaftlichen Zusammenhalts noch erweitert. Fraglich ist, ob die politische Dienstklasse weiterhin

redundant die Halbierung der Kinderarmutsbelastung bloß ankündigt[33] und ihren Konfuzianischen „sanbiki no saru"-Habitus[34] beibehält oder die Pandemie zum Anlass nehmen kann, sich der Herausforderung einer Bekämpfung der sozialen Exklusion von Kindern und Jugendlichen zu zu stellen.

Literatur

Allinger, L. / H. Lichtenberger (2021): Armut in Österreich; URL: https://www.volkshilfe.at/fileadmin/user_upload/Media_Library/Bilder/Bilder_nach_Themen/Kinderarmut/Volkshilfe_Analyse_EU_SILC_Fact-Sheet.pdf.

AK (2020): Vermögensverteilung. Für die Vielen, nicht die Wenigen, Wien.

Andresen, S. et al. (2021): Das Leben von jungen Menschen in der Corona- Pandemie – Erfahrungen, Sorgen, Bedarfe. Gütersloh.

Andresen, S. et al. (2022): Verspasst? Verschoben? Verunsichert? Junge Menschen gestalten ihre Jugend in der Pandemie, Hildesheim.

Anton Proksch Institut (2012): Junge greifen früher zu Alkohol; URL: https://wien.orf.at/v2/news/stories/2526947/.

Aries, P. (1998): Geschichte der Kindheit, München.

Atkinson, A. (2017): Ungleichheit. Was wir dagegen tun können, Stuttgart.

Bacher, J. (2013): NEET-Jugendliche in Österreich. Vortrag am Bad Ischler Dialog 2013, Linz.

Bacher, J. (2020): NEET-Jugendliche in Österreich: Problemausmaß, volkswirtschaftliche Kosten und Handlungsempfehlungen; in: Momentum Quarterly, Nr. 1, S. 1 ff.

Bacher, J. et al. (2016): *Psychische und physische Gesundheitsbeeinträchtigungen im Jugendalter,* Wien; URL: https://www.ibe.co.at/de/forschung/forschungs-projekt/forschungsprojekt.neet-studie-psychische-und-physische-gesundheitsbelastungen-im-jugendalter.html?xtxsearchselecthit=1.

Bachmayer, S. / J. Strizek/A. Uhl (2021): Handbuch Alkohol – Bd 1: Statistiken und Berechnungsgrundlagen 2021, Wien.

Bambra, C. et al. (2021): The Unequal Pandemic. COVID-19 and Health Inequalities, London.

Baureithel, U. (2020): Triage: Leben oder Sterben; in: Blätter für Deutsche und Internationale Politik, Nr. 5, S. 37 ff.

---

[33] https://www.ots.at/presseaussendung/OTS_20210429_OTS0079/mueckstein-zur-armutsbekaempfung-regierungsziel-armut-zu-halbieren-kann-nur-mit-umfassenden-massnahmen-in-allen-ressorts-gelingen

[34] Die drei Affen stehen im Japanischen für „nichts sehen, nichts hören, nichts sagen", also mizaru, kikazaru, iwazaru. Die Paraphrase geht auf Konfuzius' Analekten zurück. In der Europäischen Rezeption stehen sie für „alles Schlechte nicht wahrhaben wollen", mangelnde Zivilcourage und Verantwortungslosigkeit (*Mieder* 2005).

Beaujouan, E. / C. Berghammer (2019): The Gap Between Lifetime Fertility Intentions and Completed Fertility in Europe and the United States: A Cohort Approach. Population Research and Policy Review, No. 38, S. 507 ff.

Beisenherz, G. (2002): Kinderarmut in der Wohlfahrtsgesellschaft, Opladen.

Beisenherz, G. (2003): Kinderarmut als Einstieg in eine Exklusionskarriere, Zur lebensgeschichtlichen Bedeutung von Kinderarmut; in: Bundesamt für Sozialversicherungen (Hg.): Wege und Handlungs- strategien gegen Armut und soziale Ausgrenzung von Kindern und Jugendlichen; erschienen als: Beiträge zur Sozialen Sicherheit, Nr. 21, S. 17 ff.

Bertelsmann (2021) (Hg): Bröckelt die Mittelschicht? Gütersloh.

BMASGK (2019): Depressionsbericht Österreich, Wien.

Blank, F. / D. Seikel (2020): Soziale Ungleichheit in der Corona-Krise; URL: https://www.wsi.de/de/blog-17857-soziale-ungleichheit-in-der-corona-krise-27595.htm.

Bühler-Niederberger, D. / P. Tremp (2001): Kinder und gesellschaftliche Ordnung – die generationale Grundlage moderner Demokratien; in: F. Güthoff/H. Sünker (Hg.): Handbuch Kinderrechte, Münster, S. 37 ff.

Bujard, M. et al. (2021): Belastungen von Kindern, Jugendlichen und Eltern in der Corona-Pandemieentwicklung, Wiesbaden.

Bujard, M. / H. Sulak (2021): Bildungsniveau und Kinderreichtum; URL: https://www.bpb.de/kurz-knapp/zahlen-und-fakten/datenreport-2021/familie-lebensformen-und-kinder/329647/bildungsniveau-und-kinderreichtum/.

Bünning, M. / L. Hipp / S. Munnes (2020): Erwerbsarbeit in Zeiten von Corona, WZB Ergebnisbericht, Berlin.

Butterwegge, C. (2008): Kinderarmut in Ost- und Westdeutschland, Wiesbaden.

Butterwegge, C. (2016): Armut in einem reichen Land: Wie das Problem verharmlost und verdrängt wird, Frankfurt.

Butterwegge, C. / C. Butterwegge (2021): Kinder der Ungleichheit. Wie sich die Gesellschaft ihrer Zukunft beraubt, Frankfurt.

Cancel, L. et al. (2021): Bericht zur weltweiten Ungleichheit 2022, World Inequality Lab, Nantes.

Coles, B. et al. (2002): Literature Review of the Costs of Being "Not in Education, Employment or Training" at Age 16–18; URL: https://www.york.ac.uk/inst/spru/pubs/pdf/RR347.pdf.

Daras, K. et al. (2021): How does vulnerability to covid-19 vary between communities in England? Developing a small area vulnerability index (SAVI); in: Social Science Research Network 2020; URL: https://www.scienceopen.com/document_file/6b2997f3-0097-43fe-9cd0-32978485eaa1/PubMedCentral/6b2997f3-0097-43fe-9cd0-32978485eaa1.pdf.

Davillas, A. / A. Jones (2020): The COVID-19 pandemic and its impact on inequality of opportunity in psychological distress in the UK; URL. https://www.york.ac.uk/media/economics/documents/hedg/workingpapers/2020/2011.pdf.

Dimmel, N. (2012): Soziale Kontrolle und symbolische Rechtsanwendung im Recht der Jugendwohlfahrt; in: Kriminologisches Journal, Nr. 4, S. 298 ff.

Dimmel, N. (2014): Kinderarmut; in: N. Dimmel/M. Schenk/C. Stelzer-Orthofer (Hg.): Handbuch Armut in Österreich[2], Innsbruck, S. 184 ff.

Dimmel, N. / J. Schmee (2021): Das Laboratorium. Politische Ökonomie und Soziologie pandemischer Herrschaft, Wien.

Dimmel, N. / E. Fenninger (2022): Was wir über Kinderarmut wissen, Wien.

Dizioli, A. / R. Pinheiro (2020): Information and Inequality in the Time of a Pandemic. IMF Working Paper No. 20/188; URL: https://www.imf.org/en/Publications/WP/Issues/2020/09/11/Information-and-Inequality-in-the-Time-of-a-Pandemic-49711.

Donzelot, J. (1980): Die Ordnung der Familie, Frankfurt.

Engelbert, A. / F.-X. Kaufmann (2003): Der Wohlfahrtsstaat und seine Kinder. Bedingungen der Produktion von Humanvermögen; in: R. Kränzl-Nagl/J. Mierendorff/T. Olk (Hg.): Kindheit im Wohlfahrts- staat – Gesellschaftliche und politische Herausforderungen, Frankfurt, S. 193 ff.

Faux, J. (2012): The Servant Economy: Where America's Elite is Sending the Middle Class, New York.

Fink, M. / C. Moreau / S. Rocha – Akis (2020): Auswirkungen der COVID-19-Krise auf die Einkommenslage der privaten Haushalte; in: BMSGPK (Hg): COVID-19. Analyse der sozialen Lage in Österreich, Wien, S. 45 ff.

Frech, S. / O. Groh-Samberg (2014): Armut in Wohlstandsgesellschaften, Schwalbach.

Geier, W. (2020): Für eine nachhaltige Risikokultur: Corona als Chance; in: Blätter für Deutsche und Internationale Politik, Nr. 5, S. 29 ff.

Gesundheit Österreich (2015): Österreichischer Kinder- und Jugendgesundheitsbericht, Wien.

Gesundheit Österreich (2016): Österreichischer Gesundheitsbericht 2016. Berichtszeitraum 2005–2015, Wien.

Gesundheit Österreich (2020): Epidemiologiebericht Sucht 2020 Illegale Drogen, Alkohol und Tabak, Wien.

Gesundheit Österreich (2022): Handbuch Alkohol Österreich. Bd 3: Ausgewählte Themen, Wien.

Gracey, S. / Kelly, S. (2010): Changing the NEET mindset. Achieving more effective transitions between education and work, London.

Green, T. (2021): The Covid Consensus: The New Politics of Global Inequality, London.

Hermann, U. (2010): Hurra, wir dürfen zahlen. Der Selbstbetrug der Mittelschicht, Frankfurt.

Herpetz-Dahlmann, B. (2022): Anorexia Nervosa; in: dies. / A. Hilbert (Hg): Essstörungen bei Kindern und Jugendliche, Stuttgart, S. 13 ff.

Holz, G. / A. Richter-Kornweitz (2022): Corona-Chronik. Gruppenbild ohne (arme) Kinder, Frankfurt.

Huetter, B. (2009): Flexible Familien in einer flexibilisierten Arbeitswelt am Rande der Erschöpfung; URL: http://www.linksnet.de/linkslog/index.php?itemid=736.

Kachelrieß, K. (2010): Die politische Produktion ungleicher Kindheiten. Kritik aktueller neoliberaler Transformationsprozesse in der deutschen Sozialpolitik aus menschen- rechtlicher und gerechtig- keitstheoretischer Perspektive, Berlin.

Kienbacher, C. (2017): Psychische Gesundheit im Kindes- und Jugendalter; in: Soziale Sicherheit, Nr. 12, S. 492 ff.

Kittel, C. (2020): Drei Jahrzehnte UN-Kinderrechtskonvention; in: APuZ Nr. 20, S. 26 ff.

Klinkhammer N. (2010): Frühkindliche Bildung und Betreuung im ‚Sozialinvestitions- staat' – mehr Chancengleichheit durch investive Politikstrategien?; in: D. Bühler- Niederberger/J. Mierendorff/A. Lange (Hg.): Kindheit zwischen fürsorglichem Zugriff und gesellschaftlicher Teilhabe, Wiesbaden, S. 205 ff.

Klundt, M. (2022): Vergleichende Kinderpolitik-Wissenschaft. Kinderrechte und Kinder-armut in Corona-Zeiten, Weinheim.

Klundt, M. / N. Müller (2020): Krisengerechte Kinder statt kindergerechtem Krisen-management? Auswirkungen der Corona-Krise auf die Lebensbedingungen junger Menschen, Berlin.

Kotkin, J. (2020): Coming of Neo-Feudalism, New York.

Kreilinger, V. / W. Wolf/C. Zeller (2021): Die Pandemie solidarisch eindämmen. Regier-ungen schützen die Kapitalinteressen – nicht die Gesundheit von Menschen; URL: http://www.papyrossa.de/wp-content/uploads/2021/01/2021-01-04-Krelinger-Wolf-Zeller-Corona21-GESAMT-END.pdf.

Lampert, T. / M. Richter (2009): Gesundheitliche Ungleichheit bei Kindern und Jugend-lichen; in: M. Richter / K. Hurrelmann (Hg): Gesundheitliche Ungleichheit, Wiesbaden, S. 209 ff.

Lichtenberger, H. / J. Ranftler (2020): Wie die Corona-Krise Kinder trifft; in: Marie Jahoda – Otto Bauer Institut: Policy Brief 10/2020, Wien.

Lichtenberger, H. / J. Ranftler (2022): 30.000 Kinder mehr in Armut – Regierung schaut weg; URL: https://kontrast.at/kinderarmut-corona/.

Litschel, V. (2019): Zielgruppenanalyse: NEETs; in: M. Steiner et al. (Hg): AusBildung bis 18. Wissenschaftliche Begleitung der Implementierung und Umsetzung des Aus-bildungspflichtgesetzes. Wien, S. 179 ff.

Meyer, S. (2017): Das verschuldete Selbst. Narrativer Umgang mit Privatinsolvenz, Frankfurt.

Mieder, W. (2005): „Nichts sehen, nichts hören, nichts sagen". Die drei weisen Affen in Kunst, Literatur, Medien und Karikaturen, Wien.

Mierzwa, R. (2020): Armut und die Corona-Krise: Die "Vorrangige Option für die Armen" neu überdacht, Marburg.

Müller, B. (2013): Erosion der gesellschaftlichen Mitte, Hamburg.

Neckel, S. (2010): Refeudalisierung der Ökonomie: Zum Strukturwandel kapitalistischer Wirtschaft', MPIfG Working Paper 10/6, Köln.

Neuber, H. (2021): Erst Corona, dann die Armut; URL: https://www.heise.de/tp/features/Erst-Corona-dann-die-Armut-5076493.html.

Neuberger, F. / M. Hübenthal (2020): Kinderarmut ist Familienarmut? in: P. Rahn/K.A. Chassé (Hg): Handbuch Kinderarmut, Opladen, S. 47 ff.

Nuss, S. (2021): Geld oder Leben. Corona und die Verwundbarkeit der Eigentumslosen; in: D. Bertz (Hrsg.): Die Welt nach Corona. Von den Risiken des Kapitalismus, den Neben-wirkungen des Ausnahmezustands und der kommenden Gesellschaft, Berlin, S. 219 ff.

OECD (2008): Growing Unequal. Income Distribution and Poverty in OECD Countries, Paris.

OECD (2013): Für das Leben gerüstet? Wichtigste Ergebnisse von PIAAC, Paris.

OECD (2018): A Broken Social Elevator? How to Promote Social Mobility, Paris.

OECD (2019): Under Pressure: The Squeezed Middle Class, Paris.

Olk, T. (2006): Children in the "Social Investment State". Paper presented on the WELLCHI Network Conference 2. Well-being of Children and Labour Markets in Europe; URL: http://www.ciimu.org/webs/wellchi/conference_2/streamb/olk.pdf.

Oppolzer, A. (1986): Wenn Du arm bist musst Du früher sterben, Hamburg.

Ostner, I. (2007): Whose Children? Families and Children in ‚Activating' Welfare States; in: H. Wintersberger et al. (Hg.): Childhood, Generational Order and the Welfare State: Exploring Children's Social and Economic Welfare, Odense, S. 45 ff.

Palomino, J. et al. (2020): Inequality and poverty effects of the lockdown in Europe; URL: https://cepr.org/voxeu/columns/inequality-and-poverty-effects-lockdown-europe.

Prashad, V. (2020): The Cost of Covid-19 must not bankrupt the people; in: R. Avila/S. Horvat (Hg.): Everything must change! The World after Covid-19, New York, S. 9 ff.

Qvortrup, J. (2003): La relazione tra protezione e partecipazione: rischio o opportunità per i minori o per la società adulta? in: I. Colozzi/G. Giovannini (ed.): *Ragazzi* in Europa tra tutela, autonomia e responsabilità, Milano, S. 21 ff.

Ravallion, M. (2010): The Developing World's Bulging (but Vulnerable) Middle Class; in: World Development, No 4, S. 445 ff.

Ravens-Sieberer, U. / A. Kaman (2021): Seelische Gesundheit und psychische Belastungen von Kindern und Jugendlichen in der ersten Welle der COVID-19-Pandemie – Ergebnisse der COPSY-Studie; URL: https://link.springer.com/content/pdf/10.1007/s00103-021-03291-3.pdf.

Rennefanz, S. (2022): Frauen und Kinder zuletzt. Wie Krisen gesellschaftliche Gerechtigkeit herausfordern, Berlin.

Richter, M. / K. Hurrelmann (2009): Gesundheitliche Ungleichheit. Ausgangsfragen und Herausforderungen; in: M. Richter / K. Hurrelmann (Hg): Gesundheitliche Ungleichheit, Wiesbaden, S. 13 ff.

Richter-Kornweitz, A. / G. Holz (2022): Krisenbewältigung geht vor, oder? Kinderrechte in der Pandemie; in: Sozial Extra, Nr. 2; URL: https://doi.org/10.1007/s12054-022-00468-1.

RKI (Robert Koch Institut) (2014): Psychische Auffälligkeiten. Faktenblatt zu KiGGS Welle 1: Studie zur Gesundheit von Kindern und Jugendlichen in Deutschland – Erste Folgebefragung 2009–2012. RKI, Berlin.

Rocha-Akis, S. (2016): Umverteilung durch den Staat in Österreich; URL: https://awblog.at/umverteilung-durch-den-staat-in-oesterreich/.

Roediger, D. (2020): The Sinking Middle Class, London.

Rothe, I. (2009): Adipositas von Kindern und Jugendlichen: Einfluss des sozioökonomischen Wandels in der Gesellschaft auf das Gesundheitsverhalten, Hamburg.

Rubin, J. (2020): The Expendables: How the Middle Class Got Screwed By Globalization, Toronto.

Save the Children (2020): The Impact of COVID-19 on children in Europe, Ixelles.

Save the Children (2021): Results for Children, Ixelles.

Schaarschmidt, T. (2021): Jetzt machen alle mit! Das pandemische Wir-Gefühl und seine Nebenwirkungen; in: D. Bertz (Hrsg.): Die Welt nach Corona. Von den Risiken des Kapitalismus, den Nebenwirkungen des Ausnahmezustands und der kommenden Gesellschaft, Berlin, S. 325 ff.

Schmidt, S. et al. (2021): Zur Situation der körperlich-sportlichen Aktivität von Kindern und Jugendlichen während der COVID-19 Pandemie in Deutschland. Die Motorik-Modul Studie (MoMo). KIT Scientific Working Papers No. 165, Karlsruhe.

Seeßlen, G. (2020): Coronakontrolle, oder nach der Krise ist vor der Katastrophe. Die Post-Corona-Gesellschaft und was sie uns über die Zukunft erzählt, Wien.

Spannagel, D. (2015): Trotz Aufschwung. Einkommensungleichheit geht nicht zurück. WSIO-Verteilungsbericht, Düsseldorf.

Steiner, M. / L. Lassnig (2019): Selektion, Dropout und früher Bildungsabbruch; erschienen als: IHS-Policy Brief No. 2, Wien.

Steiner, M. / G. Pessl/A. Kulhanek (2019): Under Pressure!?: Integrationschancen und Ausgrenzungsrisiken formal gering Qualifizierter; erschienen als: IHS Working Paper Nr. 3/2019, Wien.

Stratenschulte, E. (2014): Unterschicht = abgehängt; URL: https://www.bpb.de/system/files/dokument_pdf/5002_tb104_Unterschicht_online.pdf.

Suchan, B. / I. Höller/C. Wallner-Paschon (2019): PISA 2018. Grundkompetenzen am Ende der Pflichtschulzeit im internationalen Vergleich, Graz.

Tanner, J. (2015): Refeudalisierung, Neofeudalismus, Geldaristokratie: die Wiederkehr des Vergangenen als Farce? in: G. Biaggini/O. Diggelmann/C. Kaufmann (Hrsg.): Festschrift für Daniel Thürer, Zürich, S. 733 ff.

Temin, P. (2018): The Vanishing of the Middle Class, Boston.

Therborn, G. (2020): Dreams and Nightmares of the World's Middle Classes; in: New Left Review, No. 124, pp. 63 et seq.

Tichy, G. (2021): Polarisierung der Gesellschaft in Österreich? Höhere Qualifikation statt Polarisierung und Verlust der Mitte; in: Wirtschaft und Gesellschaft, H. 1, S. 41 ff.

Vogel, B. (2011): Mittelschicht im Wohlstandskonflikt; in: Wirtschaftsdienst, H. 8, S. 507 ff.

Weinmann-Sandig, N. (2020): Studie zur Situation von Alleinerziehenden seit Beginn der Corona-Pandemie; URL: https://eaf-sachsen.de/wp-content/uploads/2020/12/Ergebnisse_EHS_Corona_Alleinerziehende.pdf.

Wengraf, M. (2020): Corona. Ein Essay, Kassel.

Wernicke, C. (2021): Hotspots am rechten Rheinufer; URL: https://www.sueddeutsche.de/gesundheit/corona-armut-koeln-studie-gerechtigkeit-arbeitslose-1.5243509.

Whitehead, M. / D. Taylor-Robinson/B. Barr (2021): Poverty, health, and covid-19; URL: https://www.bmj.com/content/372/bmj.n376.

Wimmer-Puchinger, B. (2012): Wiener Gesundheitsbericht. Magistrat Wien, Wien.

Witsch, M. (2008): Ökonomisierung von Bildung und Privatisierung von Bildungspolitik – Pädagogische An- und Einsprüche; URL: http://www.nachdenkseiten.de/?p=3036.

Zink, G. / H. Permien (1998): Straßenkarrieren von Kindern und Jugendlichen; in: D. Henekl/I. Vogt (Hg): Sucht und Armut, Opladen, S. 191 ff.

Zwick, M. (2011): Die Ursachen der Adipositas im Kindes- und Jugendalter in der modernen Gesellschaft; in: M. Zwick/J. Deuschle/O. Renn (Hg): Übergewicht und Adipositas bei Kindern und Jugendlichen, Wiesbaden, S. 71 ff.

Nikolaus Dimmel ist Professor am Fachbereich Soziologie und Sozialgeographie der Universität Salzburg. Er ist Autor und Herausgeber zahlreicher Publikationen zu Armut und sozialer Ausgrenzung und der Kinder- und Jugendhilfe, u. a. der Bücher „Selbstverwaltung. Die demokratische Organisation der sozialen Daseinsvorsorge" (ÖGB Verlag 2019), „Soziale Dienste in Österreich" (Studienverlag 2013) und „Handbuch Armut in Österreich" (Studienverlag 2014). Weitere Informationen zu seiner Person und Arbeit: https://www.nikolausdimmel.at/

„Meine Tochter lacht nicht mehr sehr viel" Wie armutsbetroffene Kinder und ihre Familien die Vertiefung sozialer Ungleichheiten im Kontext der Covid-19-Pandemie erleben

Hanna Lichtenberger und Judith Ranftler

1 Einleitung

2020, im ersten Jahr der Pandemie waren 303.000 Kinder und Jugendliche in Armut und sozialer Ausgrenzung betroffen. Kinderarmut wirkt sich auf alle Lebensbereiche aus, sie bedeutet nicht nur reduzierte materielle Sicherheit. Benachteiligungen ergeben sich auch in Bezug auf die Gesundheit, den Bildungsweg oder die soziale Teilhabe. Die Pandemie beeinflusste das Leben aller Menschen in Österreich – jedoch von unterschiedlichen Startbedingungen aus. Das betrifft insbesondere armutsbetroffene Familien, die in der Pandemie zahlreiche Herausforderungen und Belastungen erlebt haben: beengter Wohnraum, unsichere finanzielle Absicherung, schlechte Zukunftsaussichten, Isolation und Ängste.

In diesem Text wollen wir, zeigen, dass die Situation armutsbetroffener Kinder und Jugendlicher bereits vor der Pandemie prekär war (2) und wie Kinder ihre

---

Armutsbetroffene Mutter von zwei Kindern in einer Befragung der Volkshilfe Österreich im Februar 2021 (vgl. Volkshilfe Österreich 2021a)

H. Lichtenberger (✉) · J. Ranftler
Volkshilfe Österreich, Wien, Österreich
E-Mail: hanna.lichtenberger@volkshilfe.at

J. Ranftler
E-Mail: judith.ranftler@volkshilfe.at

prekäre Lebenssituation wahrnehmen (3). Schließlich wenden wir uns der Covid-Krise zu (4) und stellen exemplarisch dar wie diese auf den prekären Lebensbedingungen von Kindern und Jugendlichen aufsetzt und gesundheitliche, soziale, kulturelle und materielle Ungleichheiten verschärft. Damit wollen wir herausstreichen, dass von einer multiplen Krise der Kinder zu sprechen ist.

Wir beleuchten diese Fragen mit einem gesellschaftskritischen, intersektionalen Forschungsansatz und verstehen dabei Generation als „eine Strukturkategorie [...], die der kapitalistischen Produktionsweise inhärent ist" (Hunner-Kreisel und März 2019: 136). Wir gehen davon aus, dass kindliche Entwicklung in der aktuellen Gesellschaftsformation den Erfordernissen der kapitalistischen Entwicklungs- und Produktionsweise untergeordnet und aktiv umgeformt wird. (Wintersberger 2005, 183–185)

Kinder werden im Kapitalismus angerufen Humankapital zu reproduzieren, ohne für die für „Produktion oder Verarbeitung dieses Wissens gesellschaftliche Anerkennungen" (Hunner-Kreisl und März 2019: 136; Qvortrup 2005: 26) zu bekommen. *Alter* wird also als Teil einer intersektionalen Analyse verstanden, als Kategorie, die wir im Folgenden insbesondere mit *Klasse* verknüpfen. Im Beitrag verwenden wir Daten aus mehreren Forschungsprojekten der Volkshilfe Österreich, die an der Sichtachse zwischen Sozialer Arbeit und direkter Hilfe, Advocacy Arbeit und sozialwissenschaftlicher Forschung entstanden sind. Sie sind nicht repräsentativ – weder auf Kinder im Allgemeinen, noch auf die Gruppe armutsbetroffener Familien.

Die Corona-Krise verstehen wir als multiple Krise (vgl. Bader et al. 2011), die neben gesundheitlichen, auch wirtschaftliche und soziale Dimensionen hat und nicht isoliert, sondern verschränkt mit anderen Krisen wie der Klimakrise, der Krise der Repräsentation oder der Krise öffentlicher, kindbezogener Infrastruktur verschränkt ist, um nur wenige Beispiele zu nennen.

2   Zur Situation armutsbetroffener Kinder und Jugendlicher vor der Pandemie

In diesem Abschnitt wollen wir anhand einiger empirischer Daten zeigen, dass die Situation armutsbetroffener Kinder und Jugendlicher schon vor der Pandemie prekär war, bevor in einem weiteren Schritt das konkrete Erleben von Armut aus Perspektive armutsbetroffener Kinder und ihrer Familien dargestellt wird. Im Jahr vor Beginn der Pandemie waren 19,5 % bzw. 303.000 Kinder und Jugendliche von 0–17 Jahren von Armut und Ausgrenzung bedroht, 231.000 bzw.

17 % lebten unter der Armutsgefährdungsschwelle[1]. Kinder sind stärker als die Grundgesamtheit von Armut und Ausgrenzung betroffen. Noch höher lag Quote bei Ein-Eltern-Haushalten (46 %), bei Haushalten mit einer weiblichen Hauptverdienerin (28 %), Haushalte mit Personen, die max. über einen Pflichtschulabschluss verfügen (28 %) und Haushalten, mit Personen ohne österreichischer Staatsbürger*innenschaft aus dem Nicht-EU-Ausland (45 %). (Statistik Austria 2020)

Um Kinderarmut ausführlicher zu beschreiben, orientieren wir uns im folgenden Teil am Lebenslagenkonzept der Kinderarmutsexpertin Gerda Holz et al. (2016). Sie beschreibt vier Dimensionen von Kinderarmut, konkret eine materielle, kulturelle, gesundheitliche und soziale Dimension, um zu zeigen, dass Kinderarmut mehr bedeutet als familiäre Einkommensarmut. (vgl. Hock und Holz 2000: 5 f.).

Die materielle Dimension von Kinderarmut

2019 lebten 362.000 Kinder und Jugendliche bis 17 Jahren in einem Haushalt, der unerwartete Zahlungen von bis zu 1260 € nicht finanzieren konnte. (Statistik Austria 2020, 102) Für die Haushalte von 81.000 Kindern und Jugendlichen war es 2019 nicht möglich, neue Kleidung zu kaufen. Auch das Thema Wohnen ist für die Beschreibung der materiellen Dimension von Bedeutung: 2019 lebten 276.000 Kinder von 0–17 Jahren in lauten, 158.000 in feuchten, 235.000 in überbelegten Wohnverhältnissen, wovon Armutsbetroffene und Kinder mit Migrationsgeschichte besonders betroffen sind. (Statistik Austria 2020) Die Wohngröße wirkt sich auf die Möglichkeiten des Ruckzuges im Familienverband aus, wie beispielhaft ein Kind aus dem Forschungsprojekt zur Kindergrundsicherung belegt. Es wird gefragt, wo es in sich zurückziehen kann, wenn es Ruhe braucht: Ähm, ins Badezimmer. […] Da bin ich auch für mich alleine und so, weil dann kommen die [Geschwister, Anm.] nicht da rein und so. (IT24_1, Z. 610–619)

---

[1] 2019 lag die Armutsgefährdungsschwelle bei unter 15.437 € Haushaltseinkommen für einen Einpersonenhaushalt. Sie ist definiert durch 60 % des äquivalisierten Medianeinkommen (2019: 5729 € im Jahr für einen Einpersonenhaushalt. Für eine weitere Person im Haushalt kommt der Faktor 0,6 hinzu, für ein Kind der Faktor 0,3.).

Die kulturelle Dimension von Kinderarmut

Das österreichische Schulsystem baut auf der Involvierung der Eltern auf und resultiert in einer besonders niedrigen Bildungsmobilität. Um die Verknüpfung der materiellen Lebensbedingungen armutsbetroffener Kinder und deren Bildungschancen darzustellen, lohnt sich etwa ein Blick auf die Frage, ob ein Lernplatz, also Schreibtisch und Beleuchtung zur Verfügung steht, der Konzentrationsfähigkeit und Lernerfolg unterstützt. (vgl. zum Einfluss von Beleuchtung hinsichtlich Fehlerquote und Lesegeschwindigkeit Barkmann et al. 2021) Für Österreich zeigen die Ergebnisse PIRLS/TIMMS 2011, dass der Anteil der Kinder, die viele Lernressourcen zu Hause haben stark vom Bildungsabschluss der Eltern abhängt. Unter Lernressourcen werden ein eigenes Zimmer, ein Schreibtisch zum Lernen, Bücher für das Kind (nicht gemeint sind Schulbücher), ein Computer und ein Internetanschluss. (Bergmüller et al. 2012) Der Anteil jener Kinder, deren Eltern max. einen Pflichtschulabschluss haben und die angaben, über viele Lernressourcenverfügen lag bei 31 %, während der Anteil bei den Kindern, deren Eltern einen tertiären Bildungsabschluss hatten, bei 69 % lag. Österreichweit lag der Anteil der Kinder mit vielen verfügbaren Lernressourcen zu Hause bei 61 %. Der Anteil jener Kinder dieser Gruppe, die als leseschwach galt liegt bei 48 %, während es in der Gruppe der Kinder aus Akademiker*innenhaushalten bei 7 % lag. (Bergmüller et al. 2012, 48)

Belastend für Armutsbetroffene sind auch die hohen Kosten, die mit einem Schulbesuch verbunden sind, konkret wies die Schulkostenstudie der Arbeiterkammer für das Schuljahr 2016 durchschnittliche Kosten von 855 € an schulbedingten Ausgaben pro Schulkind und Jahr auf – insbesondere Allgemeinbildende Höhere Schulen und Berufsbildende Höhere Schulen stechen bei den Kosten hervor. (Arbeiterkammer 2016) Für Geringverdiener*innen bedeutet dies, dass für den Schulbesuch ihrer Kinder mehr als ein ganzes Monats-Nettoeinkommen aufgewendet werden muss. Für einen kleinen Teil der Befragten führen finanzielle Überlegungen auch dazu, dass ein bestimmter Bildungsweg der Kinder nicht eingeschlagen wird. (Arbeiterkammer 2016, 4)

Kinderarmut und Gesundheit

Im Überlappungsbereich Gesundheit und Bildungsteilhabe zeigen sich starke Unterschiede beim Frühstückskonsum. Kinder aus Familien im unteren Einkommensfünftel essen weniger häufig Frühstück (HBSC 2020), was nachteilig auf das Lernen auswirkt. (vgl. beispielhaft Dye et al. 2009) Der Zusammenhang zwischen Einkommenssituation von Familien und den gesundheitlichen Ungleichheiten ist international betrachtet gut erforscht – etwa wenn es um Entwicklungsstand, Unfallwahrscheinlichkeiten, Morbidität und Wohlbefinden geht. (vgl. u. a. Kroll et al. 2013; Frank et al. 2016; Exemplarisch sei an dieser Stelle auf eine Onlineumfrage der Volkshilfe Österreich in Kooperation mit der Ärztekammer verwiesen, Volkshilfe 2021b). 85,5 % der Befragten gaben die Einschätzung ab, dass armutsbetroffene Kinder häufiger krank seien. Greift man nur die Gruppe der Kinderärzt*innen heraus, sind sagen dies insgesamt 90 %. 82 % jener, die die Frage mit ja beantwortet hatten sagen, die Ursachen der häufigeren Krankenzeiten liegen in psychosomatischen Folgen der Armutslage, 54 % sehen hohe Kosten für gesunde Ernährung als Faktor, 53 % sehen Ursachen auch in mangelnden bewegungs- und entwicklungsfordernden Angeboten im Kleinkindalter und 50 sprechen generellen Bewegungsmangel an. Mehr als Drittel sieht auch weniger Vorsorgeuntersuchungen, ein Viertel fehlende Zeitressourcen der Eltern und Diskriminierungserfahrungen als Ursache. Bemerkenswert ist auch, dass 57,5 % der Respondent*innen angaben, dass sich in ihrer beruflichen Praxis bei Armutsbetroffenen ein schlechterer Gesundheitszustand schon im Säuglings- und Kleinkindalter zeige. Gesundheitliche Ungleichheiten der Kindheit habitualisieren das spätere Verhalten stark mittel- und langfristig. (Dimmel und Fenninger 2022, 77) Umso wichtiger sind regulatorische Eingriffe und Maßnahmen, Kindergesundheit schon in den ersten Lebensjahren unabhängig vom Einkommen der Eltern zu sichern.

17 % der Schüler*innen waren 2018 als übergewichtig oder adipös einzustufen. Die Auswertung der HBSC-Daten zeigt, dass Kinder aus Familien mit niedrigem Familienwohlstand ein signifikant stärkeres Risiko für Übergewicht und Adipositas haben als Kinder aus Familien mit dem höchsten Wohlstandslevel. Burschen sind stärker betroffen als Mädchen. (HBSC 2020) Als Gründe werden u. a. ein geringeres Ausmaß an Bewegung und im Ernährungsangebot diskutiert. Wer von prekären Lebenslagen betroffen ist, legt häufiger den Schwerpunkt der Ernährung auf die Quantität statt auf die qualitative Auswahl von Lebensmitteln (Holz et al. 2016, 46). Ein Kind im Forschungsprojekt zur Kindergrundsicherung, das von der Volkshilfe Österreich durchgeführt wurde beschreibt in diesem Zusammenhang: „Also, es wäre besser, wenn ich weniger essen würde (lacht),

aber wenn mehr da wäre, dann würde ich trotzdem besser lieber einteilen, als mehr essen." (ITV 15_1, Z. 1780–1782)

Soziale Teilhabe armutsbetroffener Kinder

Am Übergang zwischen Gesundheit und sozialer Teilhabe verweist etwa das Robert-Koch-Institut im Zusammenhang mit der Prävention kindlicher Adipositas unter anderem auf die Bedeutung von Vereinssport, an dem armutsbetroffene Kinder und Jugendliche in stark verringertem Ausmaß partizipieren können (Jordan et al. 2018, 10; vgl. für die Bedeutung von Vereinen im Kontext Sozialer Teilhabe Thole und Höblich 2014: 79) Aber nicht nur im Zusammenhang mit Übergewicht sind Armutsbetroffene stärker von sozialer Isolation und auch Mobbing und Gewalterfahrungen betroffen. (Holz et al. 2016) Armutsbetroffene Kinder verfügen über mittlere bis kleine Freundschaftsnetzwerke auf (ebenda), was unter anderem mit den eingeschränkten Möglichkeiten zusammenhängt, Freund*innen zum Spielen oder Essen, oder auch zu einem Fest einzuladen. Daraus ergeben sich dann häufig auch weniger Einladungen zu anderen. 2019 konnten sich 90.000 Kinder unter 16 Jahren die regelmäßige Teilnahme an mit Kosten verbundenen Freizeitaktivitäten nicht leisten. (Statistik Austria 2020) Die Konsequenzen dieser geringen sozialen Einbindung geht häufig mit geringerem Selbstbewusstsein, Verhaltensauffälligkeiten sowie wenigen Erfahrungen sozialer Wertschätzung einher, wie Butterwegge et al. (2003) ausführen. Insofern sind kompensatorische Netzwerke, die diesen Mangel aufgreifen und teilweise ausgleichen von besonders hohem Wert für die Betroffenen. Richter (2000) zeigt, dass Kulturangebote (Musikschule, Bibliothek, etc.) von nicht armutsbetroffenen Kindern als weitaus öfter besucht wird, während Armutsbetroffenen vorwiegend für sie kostenfreie Angebote nutzen. Neben den tatsächlichen finanziellen Kosten identifiziert sie darüber hinaus auch Erfahrungen mit sozialer Stigmatisierung und Ausgrenzung, die zu einer verringerten Inanspruchnahme der Angebote führen.

3   Wie Kinder das Aufwachsen in Armut erleben

Im vorangegangenen Kapitel haben wir die Effekte eines Aufwachsens in Armut anhand vier Dimensionen von Kinderarmut exemplarisch dargestellt. Um nun das Erleben von Kindern aufzuarbeiten, werden einige zentrale Erkenntnisse aus einem mehrjährigen Forschungsprojekt[2] vorstellen, in welchem Erfahrungen, Bewältigungsstrategien und Handlungsspielräume armutsbetroffener Familien und insbesondere der Kinder untersucht und die Wirkung einer Kindergrundsicherung in Familien erforscht wurde. Dabei geht es uns insbesondere darum, die eher quantitative Beschreibung von Kinderarmut um das Erleben, die Deutungen und Praxen armutsbetroffener Familien zu ergänzen. (vgl. dazu auch Dimmel und Fenninger 2022, 13) Die Analyse der Lebensbedingungen vor Projektbeginn zeigt, dass das Leben armutsbetroffener Kinder und Jugendlicher im Projekt von dauerhafter oder episodisch wiederkehrender Nicht-Befriedigung von Bedürfnissen wie Lebensmittel oder Kleidung geprägt ist. So handeln viele Interviewpassagen vom existenziellen Bedürfnis der Kinder und Jugendlichen, sich ausreichend ernähren zu können. So äußert ein Kind am Projektbeginn etwa folgenden Wunsch nach Lebensmitteln: „Schinken, also richtiger Schinken, nicht dieser Toastschinken (…), richtige Butter, Eier!" (IV 15_1, Z.73) Aber auch Antworten auf Fragestellungen zur Freizeitgestaltung oder Alltagswünschen folgen diesem Muster einer Orientierung auf die Erhaltung der bloßen Existenz: „[…] dacht mir jetzt, okay, wenn's jetzt nicht in Erfüllung geht, meine Mutter braucht das Geld, damit wir Essen ham und so." (IV24_1, Z. 34)

Armut wird von vielen Kindern im Forschungsprojekt als permanente Bedrohung wahrgenommen, was sich unmittelbar durch emotionalen Stress äußert. Die nicht gesicherte Existenz wird nicht nur von den Eltern(teilen), die für das Familienwohl verantwortlich sind, sondern auch von den Kindern im Familienverband als direkte Belastung erlebt. „Ich würde mich halt gern fühlen, dass ich nicht die Sorgen hab, dass wir kein Geld haben und nix kaufen können oder so was." (IV 15_1, Z. 9) Deutlich geäußerte Existenzängste stehen einerseits in direktem Zusammenhang mit der starken emotionalen Belastung: „[…] davor hab ich Angst und darum bin ich unzufrieden (…) Ja, weil wir halt nicht so viel Geld haben. Dass wir die Wohnung irgendwann nicht mehr bezahlen können." (ITV 25_1, Z. 12) Andererseits wird die Belastung auch im Kontext

---

[2] Nach dem Modell der Volkshilfe (Fuchs und Hollan 2018; vgl. auch Fenninger et al. 2018) wurde zwei Jahre lang je einer Familie pro Bundesland eine Kindergrundsicherung in der Höhe von maximal 625 € pro Kind pro Monat ausbezahlt. Ziel der Forschung war es, die Veränderungen in der kindlichen Lebenswelt durch die abgesicherten ökonomischen Verhältnisse zu erheben. Teil des Forschungsteams Katayun Adib, Erich Fenninger, Dagmar Fenninger-Bucher, Hanna Lichtenberger, Judith Ranftler und Livia Schindler. Finanziert wurde es durch Spendengelder.

von regelmäßig auftretenden Schmerzen wie Kopfschmerzen, Rückenschmerzen, oder wie im folgenden Zitat mit Bauchschmerzen in Zusammenhang gebracht: „Manchmal hab ich Bauchschmerzen […] immer wenn ich traurig bin oder halt genervt, dann wenn ich bisschen böse bin, bekomm ich die Bauchschmerzen" (ITV 25_1, Z. 165–172)

Viele Kinder im Projekt stellen kaum Ansprüche an ihre Eltern, die mit Kosten verbunden sind, fühlen sich häufig mitverantwortlich für die Existenzerhaltung der Familie. Viele Kinder zeigen vor allem ein existenzorientiertes Handeln: „Wenn wir mehr Geld hätten, würden wir als erstes Gwand kaufen. Und fürn Bett, ja." (IV15, Z. 18) Die Finanzierung des existenziell Notwendigen wird als wichtig und wünschenswert gesehen, alles darüber hinaus als nicht notwendiger Luxus angesehen: „[…] und dann würden wir das Geld anfangen zu sparen für Urlaub und allen Bledsinn, sozusagen." (IV15, Z. 78) Auffallend war hier auch, dass mehrere Kinder betonen, dass die Eltern damit Anschaffungen für die Kinder tätigen würden und nicht an sich denken würden. Anders als gesellschaftliche Vorurteile über Armutsbetroffene (vgl. zum sozialpolitischen Entstehungskontext klassistischer Ideologie u. a. Butterwegge 2018, 95–103), erlebten die Kinder ihre Eltern als aktiv. Der erlebte Mangel wird von den Kindern aber, wie sich im Projekt zeigt, häufig als gegeben akzeptiert. Ein Elternteil erzählt dazu: „Und das ärgste ist wirklich […], dass die Kinder des afoch einsehen. Und, ja ok. Dann halt ned. Wenns wenigstens amal rebellieren täten und sie am Boden schmeissen taten oder so, dann tat man sagen, ja okay. Jetzt erst recht ned. [lacht, Anm.] Aber so, de sehens einfach ein und des tut oft no vü, vü mehr weh." (IV 12, Z.38) Die Kenntnis der finanziellen Ressourcen führt bei Kindern im Forschungsprojekt auch dazu, dass sie finanzielle Abwägungen anstellen: „[…] wir sind ins öfter Schwimmen gegangen, aber jetzt nicht in so ein super Schwimmbad, sondern in ein Schwimmbad, wo wir Kinder gratis sind und für Eltern drei Euro." (ITV 25_1, Z. 8–9) Eine Vielzahl solcher Situationen zeigen auch eine hohe Kostenkenntnis der Kinder, die Preise für Spielsachen oder die Eintritte im örtlichen Schwimmbad schon in jungem Alter kannten. Die Kinder im Projekt erlebten aber auch die Abwertung ihrer Eltern in der Gesellschaft – etwa als Arbeitslose oder Empfänger*innen von bestimmten Transferleistungen. Sie waren auch mit Mobbing aufgrund ihrer finanziellen Situation zu Projektbeginn konfrontiert: „(…) zum Beispiel als i heute gsagt hab in der Schui, hams mi gfragt: hast das Geld mit? Und i hab dann gsagt, ah na mei Mama bringt's ma noch, weil wir ham ka Göd daham ghobt, dann homs olle zum Lochen angfongan." (K1, IV 13_1, Z. 20)

4   „Meine Kinder haben Angst, dass sie für immer so leben müssen"[3] – Kinderarmut in der Corona-Krise

Die Corona-Krise als multiple Krise führte unter anderem zu einem historischen hoch arbeitsloser Menschen, zu massiven Einkommensverlusten bei Menschen in prekären Beschäftigungen und Arbeitnehmer*innen in Kurzarbeit, zum massiven Anstieg unbezahlter Reproduktionsarbeit in Privathaushalten (vgl. u. a. Berghammer, 2020 vgl. für die ökonomischen Auswirkungen (Theurl 2020; Kalleitner und Schiestl 2020; Ranftler und Lichtenberger 2020b; allg. Butterwegge 2022, 100–130) Im Folgenden wollen wir einige Verknüpfungen struktureller Ungleichheiten und Dimensionen der Corona-Krise exemplarisch anführen, die auch in anderen Kapiteln in diesem Band ausführlich dargestellt werden.

Gesundheitskrise

Zuallererst hat die Corona-Krise eine gesundheitliche Dimension als Pandemie einer Infektionskrankheit. Betrachtet man jene Gruppen, die in den ersten Wellen der Pandemie ein höheres Risiko für eine Infektion hatten, zeigt sich, dass Beschäftigte in vielen „systemrelevanten" Berufen und mit höherem Ansteckungsrisiko häufiger den mittleren und niedrigen Einkommensgruppen angehören. Arbeiten im Homeoffice, war eher für Besserverdienende und Hochqualifizierte möglich. (Diercke et al. 2020) Langzeitarbeitslose Personen in Deutschland haben einer Analyse aus dem Jahr 2020 zufolge, ein 94 % höheres Risiko, mit einem schweren Covid-Krankheitsverlauf hospitalisiert zu werden, als Personen in einem Beschäftigungsverhältnis. (Dragano zit. n. Laimbach 2021)

Kinder wurden in der Öffentlichkeit erst als *Superspreader* gesehen, im weiteren Verlauf der Pandemie wurde proklamiert, Kinder spielten für das Infektionsgeschehen keine Rolle. Gesundheitsrisiken für Kinder durch eine Covid-Erkrankungen wurden kaum thematisiert. Spätestens mit den Delta- und Omikron-Varianten zeigte sich aber, dass Corona-Infektionen auch in Schulen

---

[3] Armutsbetroffene Mutter in einer Befragung der Volkshilfe Österreich im Februar 2021 (vgl. Volkshilfe Österreich 2021a).

und Kindergärten in großer Zahl auftreten. Betrachtet man das Risiko eines schweren Verlaufes einer Covid-Erkrankung für Kinder können auch für sie sozioökonomische Bezüge hergestellt werden, etwa über die bereits genannte Prävalenz von Adipositas. (Zachariah et al. 2020) Studien zu PIMS in Folge einer Corona-Infektion, Long Covid und anderen Langzeitfolgen einer Covid-Erkrankung fehlten lange. Impfungen für ältere Kinder wurden spät zugelassen, auch gibt es wenig Erfahrung zur medikamentösen Therapie bei kleineren Kindern. (STAKOB 2022, 22–23) Neuberger et al. weisen darauf hin, dass Kinderbetreuungseinrichtungen „with a high proportion of children with low socioeconomic status (SES) have a higher risk of infections in staff and children" (Buchholz et al. 2022, 6).

Anders als körperliche Folgen einer Covid-Infektion sind psychische Folgen der Corona-Krise für Jugendliche gut erforscht. So kam es weltweit während der Pandemie zu einer Zunahme an psychischen Erkrankungen, etwa depressive Symptomatik, Angststörungen oder suizidalen Gedanken. (vgl. u. a. UNICEF 2021; Barkmann et al. 2021; Culen in diesem Band) Eine mehrteilige Studie des Departments für Psychotherapie und Biopsychosoziale Gesundheit der Donau-Uni-Krems mit Schüler*innen ab 14 Jahren zeigte während der Phasen der Schulschließungen Blick dramatische Verschlechterungen der psychischen Gesundheit auf: im Februar 2021 gaben etwa 16 % der Befragten an regelmäßig suizidale Gedanken zu haben (Dale et al. 2021). Auch depressive Symptome, Angststörungen, Schlaflosigkeit und Essstörungen nahmen zu. Eine deutsche, vergleichbare Erhebung zeigt, dass Kinder mit niedrigem sozioökonomischem Status und Kinder mit Migrationshintergrund bzw. jene mit limitiertem Wohnraum stärker betroffen sind (Barkmann et al. 2021). Auch bei Volksschulkinder zeigt sich ein ähnliches Bild. (Salzburg24 2021). Eine Umfrage unter 100 armutsbetroffenen Familien der Volkshilfe Österreich zeigt, dass 6 von 10 Eltern (61 %), sagen, ihre Kinder seien einsamer als vor der Corona-Krise. (Volkshilfe Österreich 2021a). Mehr als die Hälfte der Mütter und Väter (57 %) schätzen ihre Kinder jetzt trauriger ein. Während in der allgemeinen Befragung der Uni Salzburg 2 von 10 Kindern trauriger und einsamer sind, liegt der Anteil im Segment der Armutsbetroffenen drei Mal so hoch.

Klier et al. (2022) kritisieren, dass die Versorgungssituation von Kindern und Jugendlichen mit psychischen Erkrankungen schon vor der Pandemie unzureichend gewesen sei, was dazu führte, dass „weniger als die Hälfte (47,5 %) jener Kinder und Jugendlicher, die über eine psychische Erkrankung in ihrer Lebenszeit berichten, irgendeine Form der Behandlung erhalten hatten". (Dür et al. 2017 zit. nach Klier et al. 2022) Diese Lücke in der gesundheitlichen Versorgung und damit in den sozialen Sicherungssystem des Wohlfahrtsstaates öffnet gesundheitlicher Ungleichheit Tür und Tor. Jene, die es sich leisten können, greifen auf privat zu finanzierende Psychotherapieplätze zurück. Das entspricht dem Trend zum Ab- und Umbau des Sozialstaates, den etwa Butterwegge (2010) im Kontext von Kinderarmut nachzeichnet.

Weitere gesundheitliche Auswirkungen zeigen sich etwa bei der Bewegung und dem Essverhalten, insbesondere im ersten Lockdown. Dale et al. (2021) berichten von einem Rückgang der körperlichen Aktivitäten. Eine deutsche Studie von Anedda et al. (2020) zeigt, dass sich die physischen Aktivitäten von Kindern und Jugendlichen während des ersten Lockdowns in Deutschland zwar erhöhten (dazu werden auch Gartenarbeit und Hausarbeit gezählt), dies aber stark von den Lebensumständen abhing und weniger intensiv war. Mehr bewegten sich vor allem Befragte, die in Einfamilienhäusern und kleinen Gemeinden leben. Kinder und Jugendliche, die sich am wenigsten körperlich betätigten, lebten eher in mehrstöckigen Häusern in Großstädten. Für den zweiten Lockdown in Deutschland wird, auch aufgrund der Jahreszeiten davon ausgegangen, dass zehnmal mehr Kinder wie vor der Pandemie und doppelt so viele wie bei der ersten Befragung überhaupt keinen Sport mehr machten (Devine et al. 2020; Barkmann et al. 2021).

Auch im Hinblick auf Übergewicht und unerwünschte Gewichtszunahme zeigt die Corona-Krise ihre Auswirkungen auf Kinder und Jugendliche. Durch Furcht vor Lebensmittelknappheit waren besonders hochkalorische Lebensmittel verfügbar (Hensley 2020). Essen wurde zum Verarbeitungsmechanismus, Work-Life-Konflikten der Eltern im Homeoffice führten zu veränderten Essensgewohnheiten. Kinder aus Familien mit hohem elterlichem Bildungsabschluss oder niedrigen Familieneinkommen waren weniger betroffen als Kinder von Eltern mit Hauptschulabschluss (Hauner 2020; Eneli et al. 2022).

Corona als Bildungskrise

Massive Auswirkungen hatte die Corona-Krise auch auf Schüler*innen – denn Distance Learning verschärfte jene in Kap. „verschärfte jene der Eingangs gennanten Faktoren" genannten Faktoren, die das österreichische Bildungssystem besonders anfällig für soziale Ungleichheit machen. Armutsbetroffene Schüler*innen wurden vor allem im ersten und zweiten Lockdown von ihren Lehrkräften schlechter erreicht (IHS 2020) und bekamen weniger Unterstützung durch ihre Eltern, die entweder nicht im Homeoffice sein konnten oder aufgrund anderer Faktoren nicht bei den Aufgaben unterstützen konnten. (vgl. Lüftenegger et al. 2020) Es ist leider zu erwarten, dass die Corona-bedingten

Maßnahmen wie die Aussetzung des Regelbetriebs in Schulen und Kindergärten sowie das Homeschooling langfristige Nachwirkungen auf den Bildungsweg von jüngeren Kindern, Kindern mit Lernschwächen und armutsbetroffenen Kindern und Jugendlichen haben werden: Fuchs-Schündeln et al. Schulschließungen für Kinder zu signifikanten Wohlstandsverlusten führen – und Kinder aus benachteiligten Haushalten davon noch stärker betroffen sind. (Fuchs-Schündeln et al. 2020; Bock-Schappelwein und Famira-Mühlberger 2020, 1). Zusätzlich muss davon ausgegangen werden, dass armutsbetroffene Mädchen zu Hause verstärkt mit Betreuungs- und Reproduktionsarbeiten belastet waren als Burschen und auch dadurch weniger Zeit für das Lernen aufwenden konnten. (vgl. zu Mädchenarmut Riegler und Burkia-Stocker 2022)

Soziales und Soziale Teilhabe

Im Hinblick auf die jeweils altersentsprechenden Entwicklungsaufgaben von Kindern und Jugendlichen ist der Mangel an Interaktion mit Gleichaltrigen durch Distance Learning und Social Distancing besonders prägend. Das Erleben von ersten Liebesbeziehungen, die stückweise Ablösung von den Eltern ist für Jugendliche besonders relevant und wurde durch die ersten beiden Corona-Wellen deutlich erschwert bis verunmöglicht. Zusätzlich fehlten erwachsene Ansprechpartner*innen z. B. in der Schule. (Butterwegge und Butterwegge 2021, 208) In der bereits erwähnten Umfrage der Volkshilfe (2021a), gaben 48 % der Eltern an, dass ihre Kinder auf das Soziale bezogene Sorgen hatten bzw. Sorge hatten, ihre Freund*innen zu verlieren. Die Möglichkeit, an außerschulischen Aktivitäten in verschiedenen Bereichen (Kultur, Freizeit, Bildung, ec.) ist für Sozialisation und Entwicklung von Kindern bedeutsam (Lietzmann et al. 2018, 56), etwa um im Kontakt mit Gleichaltrigen wichtige Erfahrungen und Kompetenzen erlangen und Zugehörigkeit zu erleben (Thole und Höblich 2014). Dementsprechend liegen aufgrund der Schließung von Einrichtungen wie Kinos, Theater, Schwimmbäder, Clubs, aber auch vor dem Hintergrund der Maßnahmen des *social distancing* massive Einschränkungen für alle Kinder und Jugendlichen vor. Während für Kinder mit chronischen Erkrankungen oder Kinder, in deren Haushalt Corona-Risikopatient*innen leben, auch nach den Lockerungen Beschränkungen in der gesellschaftlichen Teilhabe notwendig waren (vgl. Butterwegge und Butterwegge 2021, 204), konnten andere Kinder und Jugendliche i Sommermonaten der Pandemie viele Einrichtungen nutzen – vorausgesetzt, ausreichend Geldmittel sind vorhanden. Denn spätestens mit dem Übergreifen austeritätspolitischer Ausrichtungen auf Städte und Gemeinden ist ein bestimmter Teil der teilhaberelevanten Infrastruktur noch stärker kommodifiziert, verteuert, reduziert oder gestrichen worden, „deren Existenz beziehungsweise Zugänglichkeit gleichzeitig aber sehr direkt über die Lebensqualität und die Möglichkeiten zur gesellschaftlichen Teilhabe breiter Bevölkerungsschichten entscheidet." (Wiegand 2016) Effekte, die jene besonders treffen, die stärker auf sozialstaatliche Infrastruktur angewiesen sind. (ebenda)

So ist auch zu verstehen, dass der Lockdown für eine kleine Gruppe armutsbetroffener Kinder als Entlastung empfunden wurde. Einige von der Volkshilfe befragte Eltern berichteten, dass Kinder im ersten Lockdown das Gefühl hatten, weniger zu verpassen. Denn auch ihre Schulkolleg*innen konnten nicht ins Schwimmbad oder Kino. Entlastung durch den Lockdown beschrieben auch verstärkt Eltern, deren Kinder in der Schule von Mobbing betroffen waren. Ohne regulären Schulbetrieb entfiel kompetitiven Vergleich bei schulischen Leistungen, aber bei jugendspezifischen Konsumgütern. So überrascht es nicht, dass nach dem ersten Lockdown rund ein Viertel der Eltern (23 %) beschreibt, dass Kinder erleichtert waren, dass sie nicht in die Schule mussten. Und ein Fünftel (20 %) der Eltern sagte, dass ihre Kinder fröhlicher während des ersten Lockdowns waren, weil für sie schwierige Situationen wie etwa Mobbing entfielen[4].

Abschließend sei hier auch noch darauf verwiesen, dass viele Anknüpfungspunkte zwischen Sozialer Arbeit (z. B. Parkbetreuung, Jugendzentren, etc.), nicht nur aber auch im außerschulischen Bereich und armutsbetroffenen Kindern und Jugendlichen in den Lockdown-Phasen eingeschränkt gegeben waren. Diese werden zu verstärkt von Jugendlichen aus sozioökonomisch schlechter gestellten Familien in Anspruch genommen. (boJA 2020) Gemeint sind etwa kompensatorische Angebote, wie Aufenthalts- und Rückzugsmöglichkeiten in konsumfreien Räumen, Freizeit- oder Sportangebote, Beratungen. (vgl. dazu ausführlich Lichtenberger und Ranftler 2020a; weiters Blohm und Voits 2022)

---

[4] Feldzeit: 1.6. bis 30.6.2020, Interviews: telefonisch, n = 100 armutsbetroffene Familien in ganz Österreich, deren Haushaltseinkommen unter der Armutsgefährdungsschwelle lag. https://www.volkshilfe.at/fileadmin/user_upload/Media_Library/PDFs/Sonstiges/Ergebnisse_Umfrage.pdf (17.7.2021).

5   (Armutsbetroffene) Kinder als Verlierer*innen der Vielfachkrisen

In unserem Beitrag haben wir versucht, einen Einblick in die Lebensreali-
täten armutsbetroffener Kinder vor der Corona-Krise und ihrem Erleben von
Armut zu geben. Die Corona-Krise hatte massive Auswirkungen für alle
Kinder und Jugendlichen. Für armutsbetroffene Kinder aber geben sich zusätzliche Belastungen, die sowohl das Leben in der Pandemie, als auch die „Rück-
kehrbedingungen" beeinflussten. Gesundheitliche Ungleichheiten, verringerte
Bildungschancen, mangelnde soziale Teilhabe und eine vergrößerte materielle
Unsicherheit setzen auf den beschriebenen Benachteiligungen armutsbetroffener
Kinder vor der Pandemie auf und verschärften diese. Wir wollten zeigen, dass
der Abbau sozialstaatlicher Sicherungssysteme bzw. die gestoppte Expansion
des Sozialstaates trotz zunehmender sozialer Ungleichheit im Kontext der
Globalisierung (Butterwegge 2018) und später der Austerität zu einer Krise
kindspezifischer Infrastruktur führt, deren negative Effekte auch in der Pandemie
schwer wiegen. Die Pandemie vertiefte diese Krise, weil kompensatorische
Angebote im schulischen und außerschulischen, privaten und institutionellen
Rahmen wegfielen oder noch schwerer erreichbar waren. Christoph und Caroline
Butterwegge schreiben dazu: „Selbst wenn die Pandemie durch massen-
haftes Impfen und Erreichen des Gemeinschaftsschutzes bzw. der >>Herden-
immunität<< […] irgendwann für immer überwunden sein sollte, hat sie [die
Coronakrise] zu einer Krise der Kindheit geführt und Kinder der Krise hinterlassen. Denn ihre elementaren Schutz-, Fürsorge-, und Beteiligungsrechte sind
hierzulande in der Corona-Krise verletzt worden." (Butterwegge und Butterwegge
2021, 208–209) Betrachtet man die Entwicklung der EU-SILC-Zahlen zwischen
2020 und 2021 ist zunächst von Bedeutung, dass die Zahlen 2020 mit den Ein-
kommensdaten des Jahres 2019 und zum Teil mit Befragungsdaten, die vor dem
ersten Lockdown erhoben wurden, arbeitet. Dementsprechend sind die vollen
wirtschaftlichen Auswirkungen der Pandemie im Datensatz 2020 und nicht voll-
ends abgebildet. Die Zahlen für das Jahr 2021 zeigen, insgesamt einen minimalen
Rückgang an Armuts- und Ausgrenzungsgefährdeten in Österreich, allerding
einen Anstieg bei ausgewählten Gruppen. Dazu gehören neben Kindern, bei
denen ein absoluter Anstieg zwischen 2020 und 2021 um 18.000 auf insg.
368.000 Kinder und Jugendliche bis 17 Jahre zu verzeichnen ist, auch Ein-Eltern-
Haushalte. Deren Armutsgefährdungsquote ist in einem Jahr um fünf Prozent
angestiegen. Sie sind es, die besonders unter dem Anstieg unbezahlter Care-
Arbeit zu leiden hatten (vgl. Lichtenberger und Wöhl 2021) Noch im November

und Dezember 2021 gab Rund ein Drittel der Befragten einer Studie im Auftrag des Sozialministeriums an, in den letzten zwölf Monaten von Einkommensverlusten betroffen gewesen zu sein. Als Risikogruppen finanzieller Schwierigkeiten waren arbeitslose Menschen und Personen, die in Niedriglohnsektoren arbeiten. Andere soziodemografische Merkmale jener Menschen, die stärker Einkommensverluste hatten, stellen Personen mit niedrigen formalen Bildungsabschlüssen dar, Personen, die nicht in Österreich geboren sind, Mehrkindfamilien und Ein-Eltern-Haushalte. (BMSGPK 2022) Die Volkshilfe Österreich führte mit Mitteln des Bundesministeriums für Soziales, Gesundheit, Pflege und Konsumentenschutz das Projekt *Existenzsicherung* durch, in dem den teilnehmenden Familien 100 € im Monat pro Kind für ein ganzes Jahr zusätzlich zur Verfügung gestellt wurde. 9 von 10 Familien gaben an, das zusätzliche Geld in den Bereich „Materielles" zu investieren – Lebensmittel, Kleidung und Wohnen wurden am häufigsten genannt. (Lichtenberger und Ranftler 2022) Deutlich wurden in der Auswertung, dass die Situation der Familien so prekär war, dass die die zusätzlichen finanziellen Mittel zur Sicherung der materiellen Grundbedürfnisse eingesetzt wurden. Denn zu finanziellen Verlusten und Belastungen, die armutsbetroffene Familien durch die Corona-Krise entstanden sind, kommen nun die Teuerungswellen seit Ende 2021 hinzu. Was es braucht, um die Vielfachkrisen der Kindheit zu bekämpfen sind radikale Investitionen in öffentliche Infrastruktur und armutsfeste soziale Sicherungsnetze. Die Milliarden Beträge öffentlicher Gelder, die zur Bekämpfung der Pandemie und der Teuerung eingesetzt wurden, bekämpfen nicht die soziale Ungleichheit. Wird jetzt nicht massiv gegengesteuert vertieft sich die Vielfachkrise der Kindheit, die Armutsbetroffene am stärksten trifft, noch weiter.

Literatur

Anedda, Bastian, Burchartz, Alexander, Eichsteller, Ana, Kolb, Simon, Niessner, Claudia, Nigg, Carina, Oriwol, Doris, Schmidt, Steffen C.E, Woll, Alexander und Worth, Annette. 2020. "Physical activity and screen time of children and adolescents before and during the COVID-19 lockdown in Germany: a natural experiment" *Scientific Reports* 10, no. 1: S. 21780. https://doi.org/10.1038/s41598-020-78438-4.
Arbeiterkammer. 2016. *Schulkostenerhebung 2016.* https://www.arbeiterkammer.at/infopool/wien/Schulkostenerhebung_2016.pdf.
Bader, Pauline, Becker, Florian, Demirović, Alex und Dück, Julia (Hrsg.innen). 2011. *VielfachKrise: Im finanzdominierten Kapitalismus.* Hamburg: VSA Verlag.
Barkmann, Claus, Schulte-Markwort, Michael und Wessolowski, Nino. 2011. "Applicability and Efficacy of Variable Light in Schools." *Physiology & Behavior 105, no. 3:* 621–627. https://doi.org/10.1016/j.physbeh.2011.09.020.

Barkmann, Claus, Bullinger, Monika, Devine, Janine, Erhart, Michael, Hölling, Heike,
    Hurrelmann, Klaus, Kaman, Anne, Löfer, Constanze, Ravens-Sieberer, Ulrike, Otto,
    Christiane, Schlack, Robert, Siegel, Nico A., Simon, Anja M. und Wiehler, Lothar H.
    2021. "Quality of life and mental health in children and adolescents during the first year
    of the COVID-19 pandemic: results of a two-wave nationwide population-based study."
    European Child & Adolescent Psychiatry 12: 1–14. https://doi.org/10.1007/s00787-
    021-01889-1.
Berghammer, Caroline. 2020. „*Alles traditioneller? Arbeitsteilung zwischen Männern
    und Frauen in der Corona-Krise.*" Wien: Universität Wien. https://viecer.univie.ac.at/
    corona-blog/corona-blog-beitraege/blog33/.
Bergmüller, Silvia, Schreiner, Claudia, Suchań, Brigit und Wallner-Paschon, Christina
    (Hrsg.innen). 2012. *PIRLS & TIMSS 2011. Schülerleistungen in Lesen, Mathematik und
    Naturwissenschaft in der Grundschule. Erste Ergebnisse.* Graz: Leykam.
Blohm, Turid und Voits, Gunda. 2022. *Offene Kinder- und Jugendarbeit in Corona-Zeiten
    aus Sicht von Fachkräften. Eine empirische Studie zur Situation von Einrichtungen in
    Hamburg.* Opladen/Berlin/Toronto: Verlag Barbara Budrich.
BMSGPK – Bundesministerium für Soziales, Gesundheit, Pflege und Konsumentenschutz
    (Hrsg). 2022. *So geht's uns heute: die sozialen Folgen der Corona-Krise. Ergebnisse
    einer Statistik-Austria-Befragung im vierten Quartal 2021.* Wien: BMSGPK.
Bock-Schappelwein, Julia und Famira-Mühlberger, Ulrike. 2020. „Ökonomische Folgen
    von Schulschließungen." *WIFO Research Briefs 2020,* no. 18: 1–6.
bOJA – bundesweites Netzwerk Offene Jugendarbeit (2020): Das Recht der Jugend-
    lichen auf Offene Jugendarbeit. https://www.boja.at/sites/default/files/wissen/2020-04/
    Empfehlung_%C3%96ffnung%20OJA.pdf.
Buchholz, Udo, Diefenbacher, Svenja, Grgic, Mariana, Haas, Walter, Kalicki, Bernhard, Kuger,
    Susanne, Lehfeld, Ann-Sophie, Neuberger, Franz und Spensberger, Florian. 2022. "COVID-
    19 infections in day care centres in Germany: social and organisational determinants of
    infections in children and staff in the second and third wave of the pandemic." *BMC Public
    Health* 22, no. 98: 1–12. https://doi.org/10.1186/s12889-021-12470-5.
Burkia-Stocker, Miriam und Riegler, Anna. 2022. *Mädchenarmut. Die unsichtbaren
    Mädchen?* Graz: FH Joanneum. https://cdn.fh-joanneum.at/media/2022/06/Forschungs-
    bericht_Maedchenarmut_2022.pdf.
Butterwegge, Christoph, Holm, Karin, Imholz, Barbara, Klundt, Martin und Michels,
    Caren. 2003. *Armut und Kindheit. Ein regionaler, nationaler und internationaler Ver-
    gleich.* Opladen: Leske + Budrich.
Butterwegge, Christoph. 2010. „Kinderarmut und sozialer Ausschluss" *Zeitschrift für
    Inklusion, 4(4).* https://www.inklusion-online.net/index.php/inklusion-online/article/view/115.
Butterwegge, Christoph. 2018. *Krise und Zukunft des Sozialstaates.* Wiesbaden: Springer
    Verlag.
Butterwegge, Carolin und Butterwegge, Christoph. 2021. *Kinder der Ungleichheit.*
    Frankfurt/New York: Campus.
Butterwegge, Christoph. 2022. *Die polarisierende Pandemie. Deutschland nach Corona.*
    Weinheim/Basel: Beltz Juventa.

Dale, Rachel, Huemer, Elke, Pieh, Christoph, Plener, Paul, Probst, Thomas. 2021. *"Mental health in adolescents during COVID-19-related social distancing and homeschooling"*; Vorabveröffentlichung. https://www.schulpsychologie.at/fileadmin/user_upload/Schuelerberatung/MentalHealthStudie_Plener.pdf.

Devine, Janine, Erhart, Michael, Kaman, Anne, Otto, Christiane, Ravens-Sieberer, Ulrike und Schlack, Robert. 2020. "Impact of the COVID-19 Pandemic on Quality of Life and Mental Health in Children and Adolescents" *European Child & Adolescent Psychiatry* 6: 879–889. https://doi.org/https://doi.org/10.1007/s00787-021-01726-5.

Diercke, Michaela, Hoebel, Jens, Lampert, Thomas, Michalski, Niels, Nowossadeck, Enno, Santos-Hövener, Carmen, Wachtler, Benjamin und Wahrendorf, Morten. 2020. „Sozioökonomische Ungleichheit und COVID-19 – Eine Übersicht über den internationalen Forschungsstand" *Journal of Health Monitoring* 5, S7: 3–18. https://doi.org/10.25646/7058.

Dimmel, Nikolaus und Fenninger, Erich: 2022. *Was wir über Kinderarmut wissen*. Wien: Löcker Verlag.

Dür, Wolfgang, Karwautz, Andreas F. K., Philipp, Julia, Treasure, Janet L., Truttmann, Stefanie, Wagner, Gudrun, Waldherr, Karin und Zeiler, Michael. 2017. "Mental health problems in Austrian adolescents: a nationwide, two-stage epidemiological study applying DSM-5 criteria". *European Child & Adolescent Psychiatry* 26, no. 12: 1483–1499.

Dye, Louise, Hoyland, Alexa und Lawton, Clare L. 2009. "A Systematic Review of the Effect of Breakfast on the Cognitive Performance of Children and Adolescents." *Nutrition Research Reviews* 22, no. 2: 220–243. https://doi.org/10.1017/S0954422409990175.

Eneli, Ihuoma, Pratt, Keeley und Xu, Jinyu. 2022. "Change in weight category among youth early in the COVID-19 pandemic." *Clin Obes* 12, no. 3: e1252212522. https://doi.org/10.1111/cob.12522.

Fenninger, Erich, Fenninger-Bucher, Dagmar und Ranftler, Judith. 2018. „Die Einführung der Kindergrundsicherung in Österreich. Ein Modell der Volkshilfe" *Soziales_Kapital. Wissenschaftliches Journal österreichischer Fachhochschul-Studiengänge Soziale Arbeit*, no. 20: 49–67. https://soziales-kapital.at/index.php/sozialeskapital/article/view/581.

Frank, Laura, Kuntz, Benjamin, Lampert, Thomas, Manz, Kristin und Rommel, Alexander. 2016. „Soziale Determinanten der Schwimmfähigkeit von Kindern und Jugendlichen in Deutschland. Ergebnisse aus KiGGS Welle 1." *Deutsche Zeitschrift für Sportmedizin* 67: 137–143.

Fuchs, Michael und Hollan, Katharina. 2018. *Simulation der Einführung einer Kindergrundsicherung in Österreich*. Wien: European Centre for Social Welfare Policy and Research. Im Auftrag der Volkshilfe Österreich.

Fuchs-Schündeln, Nicola, Krueger, Dirk, Ludwig, Alexander und Popova, Irina. 2020. "The Longterm distributional and welfare effects of COVID-19 school closures" *CEPR Discussion Paper Series, DP 15227*.

Gunda, Voigts und Thurid, Blohm. 2022. *Offene Kinder- und Jugendarbeit in Corona-Zeiten aus Sicht von Fachkräften. Eine empirische Studie zur Situation von Einrichtungen in Hamburg*. Opladen/Berlin/Toronto: Verlag Barbara Budrich.

Hauner, Hans. 2020. „Gesund essen – trotz Corona! Aktuelles zu der Virtuellen Pressekonferenz am 16.10.20 | PR. Erweiterung des EKFZ: Zusätzlicher Themenschwerpunkt ‚Ernährung im Kindesalter'" *Else Kröner Fredenius Zentrum für Ernährungsmedizin TUM*, 15. Oktober 2020. https://www.ekfz.tum.de/fileadmin/PDF/201016_EKFZ_Podiumsdiskussion_Final.pdf.

HBSC – Health Behaviour in School-aged Children. 2020. *Spotlight on adolescent health and well-being. Findings from the 2017/2018 Health Behaviour in School-Aged-Children (HBSC). Survey in Europe and Canada. International Report Vol. 2. Key Data*. Kopenhagen: HBSC.

Heckman, James J. 2006. "Skill Formation and the Economics of Investing in Disadvantaged Children" *Science*, no. 312: 1900–1902. http://jenni.uchicago.edu/papers/Heckman_Science_v312_2006.pdf.

Hensley, Laura. 2020. "Why the coronavirus pandemic is triggering those with eating disorders." *Global News*, 28. März, 2020. https://globalnews.ca/news/6735525/eatingd isordercoronavirus/.

Hock, Beate und Holz, Gerda (Hrsg.innen). 2000. *„Erfolg oder Scheitern?" Arme und benachteiligte Jugendliche auf dem Weg ins Berufsleben*. Frankfurt am Main: Institut für Sozialarbeit und Sozialpädagogik.

Höblich, Davina und Thole, Werner. 2014. „,Freizeit' und ,Kultur' als Bildungsorte – Kompetenzerwerb über non-formale und informelle Praxen von Kindern und Jugendlichen" *Kompetenz-Bildung. Soziale, emotionale und kommunikative Kompetenzen von Kindern und Jugendlichen*, hrsg. von Harring, Marius, Palentien, Christian und Rohlfs, Carsten, 83–112. Wiesbaden: VS Verlag für Sozialwissenschaften.

Holz, Gerda, Laubstein, Claudia, und Seddig, Nadine. 2016. *Armutsfolgen für Kinder und Jugendliche. Erkenntnisse aus empirischen Studien in Deutschland*. Gütersloh: Bertelsmann Stiftung.

Holz, Gerda, Laubstein, Claudia und Sthamer, Evelyn. 2012. *Lebenslagen und Zukunftschancen von (armen) Kindern und Jugendlichen in Deutschland. 15 Jahre AWO-ISS-Studie*. Frankfurt: Institut für Sozialarbeit und Sozialpädagogik.

Hunner-Kreisel, Christine und März, Stella. 2019. „Intersektionalität in der Kindheits- und Jugendforschung" *Diskurs – Kindheits- und Jugendforschung/Discours. Journal of Childhood and Adolescence Research* 14, no. 2: 133–140.

IHS – Institut für Höhere Studien. 2020. *COVID-19 LehrerInnenbefragung – Zwischenergebnisse*. Wien: IHS. https://www.ihs.ac.at/publicationshub/blog/beitraege/lehrerinnenbefragung-zwischenergebnisse/.

Jordan, Susanne, Lange, Cornelia, Varnaccia, Gianni und Zeiher, Johannes. 2018. *Kindliche Adipositas: Einflussfaktoren im Blick. Das AdiMon Indikatorensystem*. Berlin: Robert Koch-Institut. https://www.rki.de/DE/Content/Gesundheitsmonitoring/Studien/Adipositas_Monitoring/AdiMon_Infobroschuere.pdf?__blob=publicationFile.

Kalleitner, Fabian und Schiestl, David W. 2020. *Einkommenseinbußen in der Frühphase der Corona-Krise. Austrian Corona Panel Project*. Wien: Universität Wien. https://viecer.univie.ac.at/corona-blog/corona-blog-beitraege/blog07/.

Klier, Claudia M., Plener, Paul L., Sevecke, Kathrin und Thun-Hohenstein, Leonhard. 2022. „Psychische Versorgung von Kindern und Jugendlichen in Österreich neu aufstellen: Dringender Handlungsbedarf besteht JETZT!" 2022. *Pädiatrie & Pädologie* 57 (2): 102–105. https://doi.org/10.1007/s00608-022-00965-2.

Kroll, Lars Eric, Lampert, Thomas, Müters, Stephan, Stolzenberg, Heribert und von der Lippe, Elena. 2013. „Sozioökonomischer Status und Gesundheit. Ergebnisse der Studie zur Gesundheit Erwachsener in Deutschland (DEGS1)" *Bundesgesundheitsblatt, Gesundheitsforschung, Gesundheitsschutz* 56, no. 5: 814–821. DOI: https://doi.org/10.1007/s00103-013-1695-4.

Leimbach, Alina. 2021. „,Armut macht krank' Soziologe über Corona und soziale Spaltung." Interview mit Nico Dragano. *Taz*, 27. Februar, 2021. https://taz.de/ Soziologe-ueber-Corona-und-soziale-Spaltung/!5752996/.

Lichtenberger, Hanna und Ranftler, Judith. 2020a. „Von Superspreadern und Kinderarmut. Zu den intersektionalen Auswirkungen der Corona-Krise auf Kinder und den Folgen für die Soziale Arbeit" *Soziales_Kapital. Wissenschaftliches Journal österreichischer Fachhochschul-Studiengänge soziale Arbeit* 24: 149–164. http://www.soziales-kapital. at/index.php/sozialeskapital/article/view/699/1250.pdf.

Lichtenberger, Hanna und Ranftler, Judith. 2020b. „Wie die Corona-Krise Kinderarmut verschärft" *Wirtschafts- und Sozialpolitische Zeitschrift* 4: 66–76. https://www.isw-linz. at/fileadmin/user_upload/HP_Lichtenberger__Judith_Ranftler.pdf.

Lichtenberger, Hanna und Ranftler, Judith. 2022. *Analyse geplanter Ausgaben armutsbetroffener Familien im Winter 2021/22. Eine Auswertung zu Beginn des Projekts „Existenzsicherung"*. Wien: Volkshilfe Österreich.

Lichtenberger, Hanna und Wöhl, Stefanie. 2021. „Die Covid-19-Pandemie und Wirtschaftskrisen: die Mehrfachbelastungen von Frauen in Privathaushalten" *Momentum Quarterly – Zeitschrift für sozialen Fortschritt* 10, no. 2: 119. https://doi.org/10.15203/ momentumquarterly.vol10.no2.p119-129.

Lietzmann, Torsten, Reiter, Sabrina, Tophoven, Silke und Wenzig, Claudia. 2018. *Aufwachsen in Armutslagen. Zentrale Einflussfaktoren und Folgen für die soziale Teilhabe.* Gütersloh: Bertelsmann Stiftung.

Lüftenegger, Marko, Schober, Barbara und Spiel, Christiane. 2020. *Lernen unter COVID-19-Bedingungen.* Wien: Universität Wien. https://lernencovid19.univie.ac.at/.

Qvortrup, Jens. 2005. „Kinder und Kindheit in der Sozialstruktur" *Kindheit soziologisch,* hrsg. von Hengst, Heinz und Zeiher, Helga, 27–48. Wiesbaden: VS Verlag für Sozialwissenschaften DOI: https://doi.org/10.1007/978-3-322-81004-5_3.

Richter, Antje. 2000. *Wie erleben und bewältigen Kinder Armut? Eine qualitative Studie über die Belastungen aus Unterversorgungslagen und ihre Bewältigung aus subjektiver Sicht von Grundschulkindern einer ländlichen Region.* Aachen: Shaker.

Salzburg24. 2021. Jedes fünfte Kind öfter traurig oder einsam. Salzburger Studie zeigt Emotionen von Volksschülern; https://www.salzburg24.at/news/oesterreich/ kinderwaehrend-corona-pandemie-oefter-traurig-und-einsam-100979119.

STAKOB – Ständiger Arbeitskreis der Kompetenz- und Behandlungszentren für Krankheiten durch hochpathogene Erreger am Robert Koch-Institut. 2022. *Hinweise zu Erkennung, Diagnostik und Therapie von Patienten mit COVID-19, Stand: 06.04.2022.* Berlin: Robert Koch Institut. https://www.rki.de/DE/Content/Kommissionen/ Stakob/Stellungnahmen/Stellungnahme-Covid-19_Therapie_Diagnose.pdf?__ blob=publicationFile.

Statistik Austria. 2020. *EU SILC. Community Statistics on Income and Living Conditions 2019.* Wien: Statistik Austria.

Theurl, Simon. 2020. „Die ungleichen Auswirkungen der COVID-Krise auf den Arbeitsmarkt" *BEIGEWUM – Beirat für gesellschafts-, wirtschafts- und umweltpolitische Alternativen: Covid-Kaleidoskop I*: 11–15. http://www.beigewum.at/wp-content/uploads/ Beigewum_CoronaKalaidoskop_Teil1_final.pdf.

UNICEF. 2021. *The State of the World's Children 2021: On My Mind: Promoting, protecting and caring for children's mental health*. https://www.unicef.org/reports/state-worlds-children-2021.

Volkshilfe Österreich. 2021a. Umfrage zu Corona & Kinderarmut. Presseunterlage vom 23.3.2021. Wien: Volkshilfe Österreich. https://www.volkshilfe.at/fileadmin/user_upload/Media_Library/Bilder/Bilder_nach_Themen/Kinderarmut/2021_Umfrage/PK_Ergebnisse_Umfrage.pdf.

Volkshilfe Österreich. 2021b. Kinderarmut und Kindergesundheit. Eine Umfrage der Ärztekammern in Wien, Niederösterreich, Burgenland, Salzburg, Vorarlberg und Kärnten in Zusammenarbeit mit der Volkshilfe Österreich. Wien: Ärztekammer Wien und Volkshilfe Österreich. https://www.volkshilfe.at/wer-wir-sind/aktuelles/newsaktuelles/umfrage-kinderarmut-und-kindergesundheit/.

Wiegand, Felix. 2016. „It's the austerity, stupid! Zwischen kommunalem Sparzwang und einer ›Stadt für alle‹" *LuXemburg. Gesellschaftsanalyse und Linke Praxis*: 74–81.

Wintersberger, Helmut. 2005. Generationale Arbeits- und Ressourcenteilung. Die Evolution der Kindheit aus ökonomischer Perspektive. *Kindheit soziologisch hrsg. v.* Hengst, Heinz und Zeiher, Helga (Hrsg.): Wiesbaden: VS Verlag für Sozialwissenschaften: 181–200.

Zachariah, Phillip, Johnson, Candace L. und Halabi, Katia C. 2020. Epidemiology, Clinical Features, and Disease Severity in Patients With Coronavirus Disease 2019 (COVID-19) in a Children's Hospital in New York City, New York; *JAMA Pediatrics*, 174 (10): e202430; https://doi.org/10.1001/jamapediatrics.2020.2430.

Primärquellen

IV12_1: Interview einer Kindesmutter, Ersterhebung, alleinerziehend 3 mj. Söhne, interviewt am 12.09.2019.

IV13_1: Interview mit drei Brüdern: 12-jähriger Burschen, 9-jähriger Burschen und 6-jähriger Burschen, Ersterhebung, interviewt am 12.09.2018.

IV15_1 Interview mit einem 12-Jährigen Burschen, Ersterhebung, interviewt am 18. März 2019.

IV24_1: Interview mit einem 13-jährigen Mädchen, Ersterhebung, interviewt am 21. Juni 2019.

IV25_1 Interview mit einem 12-jährigen Mädchen, Ersterhebung, interviewt am 21. Juni 2019.

Hanna Lichtenberger ist Sozialwissenschafterin und wissenschaftliche Mitarbeiterin im Team „Kinderarmut abschaffen" der Volkshilfe Österreich. Sie lehrt an der Universität Wien, der Fachhochschule Burgenland und der FH Campus Wien.

Judith Ranftler ist Sozialarbeiterin und leitet den Fachbereich Kinderarmut, Asyl, Integration und Migration in der Volkshilfe Österreich. Sie lehrt an der FH Campus Wien im Studiengang Soziale Arbeit.

„…die Welt dreht sich halt weiter und ich komme irgendwie nicht nach."
Die Covid-19 Pandemie im Alltag von Jugendlichen aus sozial benachteiligten Haushalten

Evelyn Dawid

1 Einleitung

Kaum war im Frühjahr 2019 klar geworden, dass die Welt mit der unerwarteten Situation einer Pandemie konfrontiert ist, geriet die große Verwundbarkeit sozial benachteiligter Menschen ins Rampenlicht der öffentlichen Aufmerksamkeit. Zum Beispiel fanden sich unter den ersten, die von Infektionsclustern betroffen waren, Mitarbeiter*innen von großen Schlachthöfen, deren schlechte Arbeits- und Wohnbedingungen mit einem Mal sichtbar wurden.[1] Wer vor der Corona-Krise prekär gearbeitet und nun den Job oder – im Fall einer selbstständigen Tätigkeit – Aufträge verloren hatte, konnte die Wochen des ersten strengen Lockdowns finanziell sehr häufig nicht überbrücken und war auf die Hilfe des privaten Umfelds angewiesen. Dies zeigte eine im Hochsommer 2020 durchgeführte qualitative Studie[2] der Österreichischen Armutskonferenz über die „Wirkung der Corona-

---

[1] siehe z. B. Iser, J. C. 2020. Die Geduld ist aufgebracht. *Die Zeit online,* veröffentlicht 21. Juni 2020. https://www.zeit.de/wirtschaft/unternehmen/2020-06/toennies-coronavirus-infizierte-qurantaene-guetersloh-lockdown. Zugegriffen: 5. Juni 2022.

[2] Dawid, E. 2020. Armutsbetroffene und die Corona-Krise, BMSGPK.

E. Dawid (✉)
Wien, Österreich
E-Mail: evelyn.dawid@gmx.at

Krise auf Armutsbetroffene" in Österreich sehr deutlich. Damals standen bei allen Befragten – den Menschen mit langer Armutserfahrung genauso wie jenen, die erst durch die Maßnahmen zur Pandemie-Bekämpfung in (die Nähe von) Armut geraten waren – praktische Probleme im Vordergrund: vor allem die Arbeit, die gefährdet, gekürzt oder gänzlich weggefallen war, aber auch finanzielle Engpässe oder die Bewältigung der organisatorischen und digitalen Hürden des Homeschooling. Schon zu diesem Zeitpunkt war mit Händen zu greifen, dass die erste Infektionswelle und der strenge Lockdown auch auf das psychische Wohlbefinden gewirkt hatten: vor allem bei den Armutserfahrenen, die überdurchschnittlich oft schon davor unter psychischen Beeinträchtigungen zu leiden gehabt hatten, aber auch bei freischaffenden Künstlern und Künstlerinnen sowie Ein-Personen-Unternehmern und -unternehmerinnen (EPU), denen die plötzliche, erzwungene Untätigkeit (gepaart mit einem Verlust jeglichen Einkommens) einen richtiggehenden Schock versetzt hatte, der mit depressiven Verstimmungen einhergegangen war. Jugendliche oder junge Erwachsene kamen in dieser Studie aus dem ersten Corona-Jahr noch nicht zu Wort. Dass ihnen Pandemie und Ausgangsbeschränkungen so nahe gehen könnten, dass nachhaltige Spuren zurückbleiben, nahm man unmittelbar nach dem ersten Lockdown (als die Studie beauftragt wurde) noch nicht an. Ein Blick zurück auf die damals durchgeführten Gruppendiskussionen, in denen freilich nur die Eltern (vor allem die Mütter) ihre Perspektive schilderten, macht jedoch klar, dass die Einschränkungen schon zu diesem Zeitpunkt massiven Einfluss auf das Wohlbefinden der jungen Menschen gezeigt haben, obwohl es in den Wortmeldungen der Eltern vordergründig stets nur um die Herausforderungen des Homeschooling ging.

Im Laufe der Zeit veränderte sich der Blickwinkel der Öffentlichkeit auf die Pandemie immer wieder. Der Fokus lag einmal da und einmal dort. Zehn Monate nach der ersten Studie war dann jedenfalls allgemein bekannt und auch bereits wissenschaftlich umfangreich erfasst, dass die Pandemie bzw. die Maßnahmen zu ihrer Bekämpfung auf Jugendliche und junge Erwachsene besonders intensiv gewirkt hatten. Und so galt in der Folgestudie, mit der die Armutskonferenz zehn Monate nach der ersten Erhebung beauftragt wurde,[3] den Jugendlichen aus sozial benachteiligten Haushalten besonderes Augenmerk.

Kinderarmut spiegelt die finanzielle Enge bzw. die soziale Ausgrenzung des gesamten Haushalts, in dem die Kinder und Jugendlichen leben. Wenn Mutter und/oder Vater ein niedriges Einkommen beziehen und soziale Ausgrenzung zu spüren bekommen, bleibt das den Kindern weder verborgen noch sind sie

---

[3] Dawid, E. 2021. Armutsbetroffene und die Corona-Krise 2.0, BMSGPK.

davon unberührt. Umgekehrt ist den Eltern natürlich klar, dass die eigene Armutsgefährdung bzw. -betroffenheit sowie die damit häufig einher gehenden Belastungen auch im Leben der Kinder präsent sind. Und doch wissen weder die Eltern alles über die Kinder noch die Kinder alles über die Eltern. Was den einen unendlich wichtig ist, stellt für die anderen nur eine Nebensache dar. Sowohl diese generationenübergreifenden Einflussketten also auch die unterschiedlichen Wahrnehmungen lassen sich aus den beiden Studien der Armutskonferenz auch für die spezifischen Problemlagen rund um die Pandemie ablesen. Hier soll nun der Alltag von Jugendlichen in der Corona-Zeit beschrieben werden, vor allem aus ihrer eigenen Perspektive und mit ihren eigenen Worten, also einer Vielzahl von Zitaten. Aber auch die Eltern werden zu Wort kommen: als Ergänzung und Bestätigung dessen, was die Jugendlichen in ihrer Fokusgruppe[4] berichteten und diskutierten; aber auch um das Bild breiter zu machen, denn in jeder der zehn Fokusgruppen mit Erwachsenen, die für die beiden Studien durchgeführt worden sind, saßen Mütter und Väter mit einem weiten Fächer an Erfahrungen.

2 „Es fühlt sich einfach so komisch an, dass es wieder so ausschaut wie davor." (W 5)

Als die Diskussion der Jugendlichen Ende Mai 2021 stattfand, lag in Österreich nach einer Reihe von Lockdowns unterschiedlicher Intensität die weitgehende Öffnung des Landes gerade erst ein paar Tage zurück. Die Burschen und Mädchen schienen sich in den 15 Monaten Pandemie an den Ausnahmezustand ein Stück weit gewöhnt zu haben. Im Fernsehen suchten sie zum Beispiel in Filmen aus der Vor-Corona-Zeit die Masken in den Gesichtern der Darsteller*innen. Die nun wieder vorhandenen Möglichkeiten, so zu leben, wie sie es vor dem März 2020 getan oder geplant hatten, hatten sie noch gar nicht

---

[4] Die Fokusgruppe der Jugendlichen fand am 25. Mai 2021 statt. An ihr nahmen sechs Mädchen und fünf Burschen im Alter von 16 bis 19 Jahren teil: Teilnehmerin W 1 (arbeitslos, Wien), Teilnehmerin W 2 (arbeitslos, Wien, familiäre Migrationserfahrung), Teilnehmerin W 3 (arbeitslos, Wien, familiäre Migrationserfahrung), Teilnehmer M 1 (Lehre, ab Herbst berufstätig, Wien, familiäre Migrationserfahrung), Teilnehmer M 2 (arbeitslos, Wien), Teilnehmer M 3 (Schule, ab Herbst berufstätig, Wien, familiäre Migrationserfahrung), Teilnehmerin, W 4 (arbeitslos, Linz), Teilnehmer M 4 (Schule, Wien, familiäre Migrationserfahrung), Teilnehmerin W 5 (Schule, Wien, familiäre Migrationserfahrung), Teilnehmerin W 6 (Schule, Wien, familiäre Migrationserfahrung), Teilnehmer M 5 (Schule, Wien, familiäre Migrationserfahrung).

genutzt. Niemand von ihnen war in ein Café oder einen Club gegangen, sondern ganz im Gegenteil waren sie angesichts der wieder offenen Lokale eher irritiert. Gleichzeitig war ihnen bewusst, dass diese Öffnung noch sehr weit weg von dem war, was für sie einstmals „normal" gewesen war: Dem standen die nach wie vor allgegenwärtigen Masken sowie die Notwendigkeit, sich laufend testen zu lassen, im Weg. Auch wenn die Covid-Schutzimpfung den Burschen und Mädchen in der Regel zu diesem Zeitpunkt noch gar nicht offenstand, wurde eine mögliche Impfpflicht als weiterer Faktor genannt, der einem Wiederaufleben der „alten" Normalität und „einem freien Leben" (W 4) entgegenstehe.

„Wenn ich irgendwie einen Film schaue oder so, denke ich mir manchmal: Wo sind die Masken? (…) Also es ist schon in den Köpfen, denke ich, jetzt festgeprägt." (W 1)

„Bei uns in Linz kann man wieder fortgehen, und Restaurants haben offen. Aber es ist einfach jetzt so komisch, wenn man draußen so Leute sitzen sieht ohne Maske und so. (…) Es fühlt sich einfach so komisch an, dass es wieder so ausschaut wie davor." (W 4)

„I: Ist es wieder normal? Habt ihr das Gefühl, dass das Leben jetzt wieder normal ist? (…)
Nein. Solange man sich testen muss, um irgendwo hinzugehen, ist nicht normal. Oder dass man Masken tragen muss." (M 3)

„Es ist halt schon eine Einschränkung (…), wenn du dich nicht testen lässt, darfst du dort und dort nicht hin. Und jetzt das mit dem Impfen auch." (W 4)

3 „Der Unterricht lief im Hintergrund. Ich habe zwischendurch geschlafen." (M 3)

Keine Gewöhnung hatte beim Homeschooling eingesetzt. Von den neun der insgesamt elf befragten Jugendlichen, die in der Corona-Zeit die Schule besucht hatten, erzählten fast alle, dass sie große Teile des Unterrichts verschlafen hatten, entweder am Schreibtisch oder überhaupt im Bett. Nur ein Bursch stand den Schulstunden via Computer-Bildschirm uneingeschränkt positiv gegenüber: Er hatte seinen Computer so manipuliert, dass er eine digitale Anwesenheit vortäuschen konnte. Die Hausübungen bereiteten dem guten Schüler trotzdem keine Probleme. Die Schule während der Corona-Zeit empfand er also angenehmer und in Summe weniger anspruchsvoll. Für andere war der Online-Unterricht ebenfalls ein Vorteil: für zwei Mädchen auf Dauer, weil sie sich zu Hause weniger gestresst fühlten als in der Klasse, für zwei Burschen hingegen nur so lange, bis sie ihre anfangs höhere Motivation einbüßten und dann die Noten gegenüber dem Vor-Corona-Niveau abfielen, nachdem sie eine Zeit lang besser geworden waren.

„M 1: Also ich mag lieber den Online-Unterricht, weil, ja, ich stehe einfach in der Früh um acht auf. Ich melde mich bei der Lehrerin und ich schlafe einfach ein, und die Aufgaben können wir bis nächste Woche dann machen und nachschicken. Und ich habe meinen Computer so eingerichtet, jede Stunde das meldet sich automatisch ein beim Lehrer und ja, ich kann einfach weiterschlafen. Aber jetzt müssen wir persönlich hingehen.
I: (...) Aber ihr habt die Aufgaben auch machen können, wenn ihr nicht dabei wart? Wenn ihr geschlafen habt oder was auch immer?
M 1: Also die Aufgaben waren wirklich nicht schwierig. Weil (...) ich konnte schon mit Computer gut umgehen. Und die Aufgaben, die wir jetzt bekommen, die sind einfach nicht so schwer für mich. Ja. Und deswegen, ich schlafe während des Unterrichts und ich mache einfach die Aufgaben nach. (...)
W 5: Also bei mir haben sich die Noten durch Online-Unterricht sehr, sehr verbessert, im Gegensatz zu den anderen.
I: Kannst du mir das erklären, wie das gekommen ist?
W 5: Im Online-Unterricht konnte ich halt viel mehr mitmachen. Ich hatte so alles im Griff irgendwie. Ich weiß nicht. Und in der Schule hatte ich so viel mehr Stress irgendwie. Ich weiß nicht. Meine Noten haben sich dadurch viel mehr verbessert. (...)
M 3: Bei mir, am Anfang habe ich mich ein, zwei Noten verbessert. Und dann ist es schlimmer geworden.
I: Warum?
M 3: Weil ich nicht mitgemacht habe. Und zu Hause hat es keinen Spaß gemacht.
M 5: Ja, war bei mir auch so. Es hat einfach die Motivation verloren.
I: Könnt ihr mir das erklären, warum das so ist?
M 3: Zum Beispiel, es gibt keinen, der mir sagt, dass ich arbeiten soll. Und ich lag im Bett und der Unterricht lief. Der Unterricht lief im Hintergrund. Ich habe zwischendurch geschlafen.
I: Du lachst. Kennst du das?
W 6: Kommt drauf an, ob du mitmachst oder nicht. Es gibt Fächer, wo du mitmachen musst, sonst kommst du nicht durch. Oder es gibt Fächer, wo du einfach schläfst und nicht zuhörst.“

Andere schafften es nur während der ersten Schulstunden, aufmerksam zu bleiben, und klinkten sich dann aus dem Unterricht aus. Hinzu kamen bei manchen (aber keineswegs bei der Mehrheit) enge Wohnverhältnisse, die dazu führten, dass sie mit mehreren Geschwistern ein Zimmer während des Online-Unterrichts teilen mussten: Sprachen mehrere Lehrer*innen gleichzeitig oder beteiligte sich eine*r von ihnen aktiv am Unterricht, beantwortete zum Beispiel eine Frage, verstand man akustisch nicht mehr, was via Computerlautsprecher vermittelt wurde. Instabile Internetverbindungen und die kleinen Geschwister, die sich spielend schon einmal ins Zimmer der Größeren verirrten, kamen noch erschwerend hinzu. Die Jugendlichen hatten jedoch alle ihren eigenen Laptop. Bei der ersten Erhebung zehn Monate davor im Hochsommer 2020 waren die fehlenden Laptops bei den befragten Müttern noch ein dominantes Thema gewesen: Eine von ihnen hatte erzählt, dass ihre Tochter zuerst versucht habe, die Aufgaben am Handy zu lösen, was jedoch nicht geklappt habe, weshalb die Mutter schließlich die Zeit am Familiencomputer eingeteilt habe: Der Vormittag und der frühe Nachmittag gehörten der Tochter, der späte Nachmittag und der Abend dem Sohn. Erst ein Hilferuf in einer TV-Sendung habe zur Spende eines Laptops geführt und die Situation entspannt.

„Bei mir es war so, am Anfang ich war immer so aktiv so. Ich war immer so zwei Stunden da und dann ich bin eingeschlafen. Stehe um 15 Uhr auf und dann ich denke so, fuck Oida, jetzt habe ich das alles verpasst. Egal. Und ja. Meine Noten haben sich auch arg verschlechtert. Ja. So, ich würde lieber in die Schule gehen, anstatt das online immer zu machen." (M 4)

„W 5: Drei von uns müssen halt Online-Unterricht machen in einem Zimmer. Und es war irgendwie so anstrengend. Und man hat halt nichts mitbekommen so. Alle reden irgendwie, und es war halt irgendwie schon schwierig.
I: Habt ihr gestritten?
W 5: Nein, aber zum Beispiel wenn ihre Lehrer geredet haben, haben auch meine geredet. Und von der anderen Schwester auch. Und ich habe nichts mitbekommen, was mein Lehrer zu mir gesagt hat. Also es war urschwierig zu verstehen.
I: Aber ihr habt alle, jeder hat einen Computer gehabt?
W 5: Ja.
I: Okay. Wie war das bei dir? Du bist im gleichen Zimmer gesessen, oder? (…) War das auch schwierig für dich?
W 6: Ja, das war schon schwierig. Und wir haben auch kleine Geschwister. Die sind immer gekommen zwischendurch."

„Bei mir war das sehr schwierig. Wir sind fünf Personen. Also wir sollten immer in der Früh, da haben wir Online-Unterricht gehabt. Manchmal, also wir haben überhaupt kein Internet gehabt und wir haben viel, viel Probleme gehabt. Zum Beispiel, ich sollte vier Fragen stellen. Dann meine Schwester hat zu mir gesagt: 'Bitte leise', und ich habe zu meiner Schwester gesagt: 'Sei du leise'. Das war sehr schwierig für mich. Und die Wohnung war wirklich sehr klein für uns. Also jeder sollte ein Zimmer haben. Aber wir haben leider keine. Deswegen für uns war es ziemlich schwierig. Deswegen habe ich Fünfer bekommen." (W 3)

Der Online-Unterricht scheint jenen Jugendlichen, denen es in der Schule im Präsenzunterricht schwer fällt, sich zu konzentrieren, oder auch jenen, die die Situation in der Klasse als belastend empfinden, Vorteile gebracht zu haben. Sie konnten ihre Noten verbessern, aber – wie die Zitate zeigen – nicht immer nachhaltig, wobei die Lernmotivation eher den Mädchen als den Burschen erhalten geblieben ist.

Zwei der neun Jugendlichen, die während der Lockdowns die Schule besucht haben, brachen aufgrund des Distance Learning ihre Ausbildung ab. Bei einem Mädchen mit familiärer Migrationserfahrung kam zu viel zusammen: eine gerade erst begonnene neue Ausbildung, der Platzmangel in der elterlichen Wohnung und – so sieht sie es selbst – ihre mangelhaften Deutschkenntnisse. An der Diskussion in der Fokusgruppe konnte sie jedoch mühelos teilnehmen, für den Präsenzunterricht hätten ihre Sprachkenntnisse also wohl ausgereicht, nicht jedoch für den Online-Unterricht unter erschwerten Bedingungen. Bei der zweiten Abbrecherin bot die Schule nicht einmal Online-Unterricht an, sondern verschickte die Aufgaben bloß. Das reichte nicht aus, um das Mädchen bei der Stange zu halten. Einer der Burschen, denen es langfristig nicht gelungen ist, dem Online-Unterricht aufmerksam zu folgen, hatte sich ebenfalls entschieden, den Bildungsweg abzubrechen. Allerdings ist nicht ganz klar, welchen Anteil das Homeschooling an seiner Entscheidung hatte. Immerhin hatte er zum Zeitpunkt der Fokusgruppe bereits einen guten Job in der Tasche, während die beiden Mädchen noch auf der Suche nach einer Lehrstelle waren – ein frustrierendes Unterfangen während der Pandemie, wie sie übereinstimmend erklärten.

„Wir haben immer online gemacht Unterricht, aber leider habe ich überhaupt nicht verstanden. Dann habe ich viele Fünfen bekommen. Deswegen musste mich abmelden. Dann war ich natürlich sehr traurig." (W 3)

„Wir haben halt nie irgendwie so mit Video telefoniert, wir haben auch nichts erklärt bekommen. Sondern wir haben einfach was zugeschickt gekriegt, was wir machen müssen. Und das war es. (…) Ich habe in der Dritten dann Schule abgebrochen, weil ich alle neun Jahre gehabt habe und ich nicht noch ein Jahr mit den ganzen Lockdowns und so in die Schule gehen wollte, weil meine Noten sich ziemlich verschlechtert haben dadurch." (W 4)

„I: Ein paar von euch, du suchst eine Lehrstelle, oder? (…) Könnt ihr mir darüber erzählen, wie funktioniert das, wenn alles zu ist?
W 3: Schlecht, bekomme ich immer Absagen. Ja, ich habe sogar Praktikum gehabt in der Apotheke, und die haben zu mir gesagt, bitte warte dann noch, also einen Monat. Also zwei Monate habe ich gewartet. Danach die haben einfach abgesagt.
W 4: Also das ist schon schwierig, eine Lehrstelle zu finden, wenn das alles zu hat. Also bei vielen suchen sie dann auch keine Lehrlinge. Darum war es einfach schwierig in der Zeit."

Den befragten Eltern waren die Corona-bedingten Schulprobleme ihrer Kinder deutlich wichtiger als den Jugendlichen selbst. In beiden Studien berichteten Mütter und Väter emotional davon, dass das Bildungssystem in ihren Augen versagt und sie als Eltern in einer schwierigen Situation alleingelassen habe. Auch die Jugendlichen erwähnten kein einziges Mal, dass es vonseiten der Schule ein Bemühen gegeben habe, sie in Phasen der Demotivation aufzufangen. Die Eltern sahen sich in die Rolle der Lehrenden gedrängt, die sie fachlich nicht oder nur mit großem eigenem Lernaufwand ausfüllen konnten – aber gar nicht ausfüllen wollten, weil sie ihr liebevolles Verhältnis zu den Kindern nicht mit ständigen Disziplinierungsversuchen vergiften wollten. Ihnen bereitete es Sorgen, wenn ihre Kinder den Online-Unterricht verschliefen. Die Jugendlichen zeigten sich von den Versuchen der Eltern, sie zur Teilnahme zu motivieren, wenig beeindruckt bis enerviert.

„Ich habe ja schon beim ersten Lockdown gesagt: Ich bin Mutter und keine Pädagogin. Und das habe ich durchgezogen bis jetzt, weil entweder du streitest jeden Tag und machst dem Kind Druck. Das würde mein Vertrauen zu meinem Sohn so erschüttern, dass ich das nicht gemacht habe." (Mutter, Working Poor)

„Jetzt muss ich sagen, der Lockdown, der war heftig, erstens einmal das Homeschooling. (…) Dann hat mir der Bub schon durchgedreht, und ich meine, sowieso ein anstrengendes Alter mit 15, Pubertät. Also wir haben es jetzt schon gescheit gespürt.

Ich habe arbeiten gehen müssen. Er ist zwar aufgestanden mit mir, aber dann hat er sich wieder niedergelegt, und ihn interessiert es nicht, und er hätte teilweise bis, wenn wir ihn nicht aufgeweckt hätten, zwölf Uhr auch geschlafen, und das jeden Tag. Das geht aber nicht, weil es sind keine Ferien. Das musst du einem 15-Jährigen einmal beibringen." (Mutter, berufstätig)

„Ich konnte die Kinder fast nicht dazu bringen, dass sie etwas für die Schule machen. Also mein 16-jähriger Sohn ist überhaupt nicht einmal aufgestanden, und die Schule hat blöderweise von den Kindern erwartet, dass die sich zum Zeitpunkt des normalen Schulbeginns online anwesend melden. Natürlich haben alle darauf geschissen. Jeder hat Corona-Ferien, und sie sollen von 8 bis 12 online sein und zu den vorgegebenen Stunden die Arbeitsaufträge erledigen. Niemand hat das quasi gemacht. Der ist nicht einmal aufgestanden. Naja, dann habe ich mir beim zweiten Sohn, der doch immer wieder was gemacht hat, und ah super, der macht das selbständig. Ich habe dann eigentlich nur nachgefragt, ob er eh alles gemacht hat und abgegeben hat, und der hat immer Ja gesagt, und ich habe es ihm immer geglaubt, weil es mir zu blöd war, immer alles hinterher zu kontrollieren. Und dann hat sich halt nachher herausgestellt, dass das gar nicht so war." (Mutter, arbeitslos – 1. Studie).[5]

---

[5] Die Zitate aus der ersten Studie werden eigens gekennzeichnet, alle anderen stammen aus der zweiten.

„Ich hatte kein Problem mit Platz, aber mit meiner Mutter. Im Online-Unterricht, ich bin immer eingeschlafen, und meine Mutter kommt und: 'Steh auf, mach deine Aufgaben'. Und ja, das war am schwierigsten für mich." (M 1)

Schon in der ersten Studie im Sommer 2020 war zur Sprache gekommen, dass insbesondere Kinder aus Familien mit Migrationsgeschichte beim Homeschooling das Nachsehen haben, weil ihnen die Eltern kaum helfen können. Das bestätigte sich einerseits in der Folgestudie: Ein Vater von vier Kindern zum Beispiel, der aus Pakistan stammt, war mit den Anforderungen des Distance Learning und den Fragen, die die Kinder nun ihm statt den Lehrern und Lehrerinnen stellten, klar überfordert. Andererseits waren unter den befragten Jugendlichen viele, deren Eltern nach Österreich eingewandert sind, manche von ihnen konnten mit dem Homeschooling ausnehmend gut umgehen. Ganz anders liegt das Problem in Familien, in denen sich die Geschwister so schlecht verstehen, dass ihr Streit die Teilnahme am Online-Unterreicht stört. Ein Mädchen erzählte, dass ihre Mutter sogar von der Arbeit zu Hause bleiben musste, um sie und den kleinen Bruder zu beaufsichtigen. Und auch eine Mutter berichtete, dass sie ihre streitenden Kinder ständig trennen müsse.

„Viele Eltern sind total unglücklich, besonders Eltern aus meinem Umkreis, migrantische Eltern, weil sie gesehen haben, dass die Kinder selbstständig, also im Homeschooling, nicht weiterkommen. Und sie selbst nicht in der Lage sind, etwas zu tun, sie zu unterstützen." (Mutter, selbstständig – 1. Studie)

„Ich habe so viele Kopfschmerzen bekommen wegen der Corona-Zeit. Ganze Zeit alle Kinder zu Hause, nur spielen, online lernen, Schule. Online keine Erfahrung die Kinder. Auf einmal online lernen: 'Bitte Papa, ich habe nicht verstanden'. Wie kann ich erklären. Ich habe schon Schule gemacht in meinem Land in Englisch. Ich kann Englisch erklären. Aber hier Schule ist Deutsch (…). Unsere Mathe so rechnen, aber hier Mathe so rechnen. So geht es nicht, ist ganz anders. Ich kann das nicht." (Vater, arbeitslos)

„Nur das einzige Problem war: Meine Mama hat in die Arbeit müssen, und mein kleiner Bruder Homeschooling gehabt und ich auch. Und dann war das immer so, weil ich und er uns nicht so wirklich verstanden haben, hat wieder irgendwer kommen müssen, der auf ihn dann schaut. Und also es war so, meine Mama hat sich dann freigenommen immer, dass sie halt daheim ist." (W 4)

„Dann streiten sie natürlich, weil: 'Du bist so blöd und warum verstehst du das jetzt nicht, ich erkläre das doch eh schon zum dritten Mal'. Dann bin ich gekommen und habe gesagt: 'Was ist hier für ein Lärm, was tun wir jetzt? Du gehst bitte in das Zimmer, du machst das hier'. 'Und wieso muss ich schon wieder ins andere Zimmer, ich will da arbeiten. Das ist mein Schreibtisch'. So geht das." (Mutter, arbeitslos)

4 „Man kann eigentlich nichts machen, außer schlafen oder am Handy sein oder essen. Das ist eigentlich alles." (W 4)

Aus den Schilderungen des Online-Unterrichts geht deutlich hervor, dass er die Schüler*innen in der Regel nicht zu fesseln vermochte. Damit passte er sich in den Corona-Alltag ein, der für die Jugendlichen insgesamt von Monotonie, Trägheit und Langeweile geprägt war. Sie verbrachten große Teile des Tages im Bett halb schlafend, halb dösend, beschäftigten sich mit dem Handy, spielten am Computer oder streamten Filme, Serien und Musik, schauten Fernsehen, kaufen in Online-Shops ein und aßen dabei mehr als sonst. Manchen der Burschen gelang es, den Sport, an den sie gewöhnt sind und der ihnen so sehr abging, zumindest ein wenig zu ersetzen und zu Hause zu trainieren, ein Mädchen wurde in den Lockdowns sportlich erst so richtig aktiv und konnte – im Gegensatz zu den meisten anderen – deutlich Gewicht abnehmen.

> „Man hat halt bis vier höchstens Unterricht. Und dann räumt man bisschen auf, dann ist es schon spät. Dann sitzt man, isst, schaut Fernsehen. So Alltag, immer das gleiche." (W 6)

> „Mein Alltag war, am Handy zu sein. Und Fernsehen, das war eigentlich alles. Und essen." (W 4)

> „Ich konnte die Zeit mit Videospielen [verbringen]." (M 2)

> „Ich habe immer online geshoppt, weil es mir langweilig war. Jetzt habe ich kein Geld.

> [Vor dem Shoppen] habe ich ja Sport getrieben. So fünfmal am Tag, so eine Stunde. Danach habe ich einfach normal gezeichnet oder Filme geschaut auf Netflix. Freunde angerufen, oder wenn ich mich einsam gefühlt habe, bin ich einfach mal ins Wohnzimmer gegangen.

> Ich habe Sport gemacht so draußen. Ich bin laufen gegangen. Und also ich war davor übergewichtig so. Und ich habe unglaubliche zwölf Kilo dann abgenommen, keine Ahnung, in drei Monaten." (W 2)

Der Wegfall des Schulbesuchs und aller anderen Betätigungen außer Haus, die nur zu bestimmten Zeiten möglich sind (z. B. Trainieren, Einkaufen oder Ausgehen) führte dazu, dass die Jugendlichen ihre Tagesstruktur völlig eingebüßt haben. Sie machten den Tag zur Nacht und umgekehrt. Den Erwachsenen ging es übrigens nicht grundsätzlich anders, auch sie verzichteten mit anhaltender Dauer der Pandemie immer öfter auf gewohnte Routinen und ließen sich teilweise gehen.

„Während des Corona bei mir hat sich vieles geändert. Also am Tag habe ich geschlafen und am Abend habe ich mit meinen Freunden entweder gespielt, oder wir waren miteinander draußen." (M 1)

„Ich war nie zu Hause, richtig. Ich war immer nur draußen. Weil ich kann einfach zu Hause nicht sitzen so, es geht einfach nicht. (…) Wir haben uns immer getroffen, uns war es egal. Wir haben Corona nicht einmal ernstgenommen." (M 4)

„Ich war auch immer draußen. War auch fast nie zu Hause. Und wenn ich zu Hause war, war ich eigentlich nur im Bett." (M 5)

„Ich wache dann in der Nacht oft auf und stamper meinen Sohn dann irgendwann zwischen Mitternacht und halb zwei ins Bett, dass er in der Früh eben dann aufstehen kann.

Heute zum Beispiel: Um sieben geht er fort. Fünf vor sieben ist er aufgestanden. Katastrophe. Schläft nicht, dann schläft er am Nachmittag, dann beschwert sich meine Tochter in der Nacht, weil sie haben ein Kinderzimmer gemeinsam." (alleinerziehende Mutter, arbeitslos)

Den meisten Jugendlichen gelang es, über den ersten Lockdown den Kontakt mit den Freunden und Freundinnen zu halten. Sie erzählten, dass die Eltern anfangs noch streng gewesen seien und darauf bestanden hätten, dass sie die Wohnung nicht verlassen. Doch ab dem Sommer 2020 achteten manche Eltern nicht mehr darauf, andere fanden sich in den jeweiligen Regelungen zu den Ausgangsbeschränkungen besser zurecht und wieder andere konnten sich gegenüber den Kindern schlicht nicht mehr durchsetzen.

„Bei mir am Anfang meine Mutter war streng, sie wollte mich nicht rauslassen, dann hat es sie nicht mehr interessiert.
I: Aha, wann hat sich das geändert so ungefähr?
Nach dem ersten Lockdown." (M 3)

„Zum Beispiel erster Lockdown, es war schon so, Eltern waren auch streng. Zum Beispiel wo ich wohne, Floridsdorf, war auch überall Polizei. Ich (…) wurde fast immer erwischt." (M 5)

„Meiner Mutter hat es halt nicht gefallen, dass ich die ganze Zeit draußen war. Aber sonst, ich bin raus gegangen. (…)
I: Okay. Und habt ihr da gestritten?
Nein.
I: Nein? Oder hast du einfach gemacht, was du willst und deine Mutter hat gesagt Ja?
Ja. Sie musste es ja akzeptieren. (…) Dann lässt sie mich eh raus." (M 4)

Jedenfalls trafen sich alle befragten Burschen und auch zwei Mädchen sehr regelmäßig mit den Freunden und Freundinnen im Freien, und zwar meist am Nachmittag bis in den späten Abend hinein. Die Gruppen waren dabei meist größer, als es die Regelungen vorsahen, was ihnen immer wieder Kontakte mit – oder besser: ein Weglaufen vor – der Polizei einbrachte, die auch nicht duldete, wenn zum Beispiel Basketball gespielt wurde. Insgesamt waren die jungen Frauen vorsichtiger oder vielleicht befolgten sie auch die Vorgaben der Eltern bzw. der Verordnungen bereitwilliger: Ein Mädchen hielt zum Beispiel sorgsam die jeweiligen Ausgangs- und Kontaktbeschränkungen ein, um ihre Freunde und Freundinnen nicht zu gefährden, von denen mache einer Risikogruppe angehören; ein anderes beschränkte sich auf Online-Kontakte, und zwei trafen während der Lockdowns gar niemanden.

> *„I: Wie habt ihr Freunde getroffen? Wie habt ihr das gemacht? (…)*
> *M 3: Ich bin einfach raus gegangen.*
> *M 4: Man geht einfach raus.*
> *I: Draußen habt ihr euch getroffen?*
> *M 3: Ja.*
> *M 4: Aber nicht so viele Leute.*
> *M 3: Doch. (…)*
> *M 5: Also bei mir, ich habe mich mit zehn Freunden an einem Tag getroffen.*
> *M 3: Ja.*
> *M 5: So wir waren immer so große Gruppe. Uns war es eigentlich eh egal. "*

> *„Am Anfang war es so, ich konnte meine Freunde die ersten drei Monate nicht sehen, weil wir hatten keine Ahnung, ob wir uns draußen treffen dürfen und so. Meine Eltern waren auch sehr streng. Aber danach haben wir das mit den Regeln mehr verstanden und haben mehr erfahren. Man kann mit nur einem Freund raus-gehen und so, aber sind wir nicht, wir sind in Gruppen rausgegangen. " (W 2)*

> *„Andererseits hat man viel Einschränkungen gehabt, also mit Freunde treffen und so. Also zum Beispiel bei mir war es so, wenn es mir nicht gut gegangen ist, habe ich mich immer mit Freunden getroffen. Und bei uns waren sie ja voll streng mit der Polizei und alles. Und drum habe ich nicht wirklich die Chance gehabt, dass ich jetzt einfach mit wem so generell was mache. " (W 4)*

> *„Die haben sich immer beim Basketballplatz „zufällig" getroffen und haben immer genau so lange gespielt, bis sie die Polizei vertrieben hat. Das war manchmal eine halbe Stunde, wenn sie Glück hatten, und einmal waren sie zwei Stunden weg, das war aber nur einmal. Und sonst werden diese Jugendlichen vertrieben. " (Mutter, Working Poor)*

„Mein Kreis ist gar nicht so groß, dass ich die Corona-Richtlinien verletzt hätte. Aber immer dann, wenn Lockerungen waren, haben wir uns eigentlich fast jeden Tag getroffen.
I: Das heißt, bei dir hat das eine Rolle gespielt, was gerade für eine Regelung war? (...)
Ja. Vor allem, weil meine Freunde auch Risikogruppen sind.“ (W 1)

Der Einfluss der Eltern auf das Verhalten ihrer Kinder war unterschiedlich stark und konnte im Einzelfall zu Einschränkungen führen, die weit über das hinausgingen, was vorgeschrieben war. Waren die Eltern angesichts der Pandemie überfordert und hatten zudem große Angst vor einer Ansteckung, konnten so extreme familiäre Situationen entstehen, wie sie der bereits erwähnte, aus Pakistan stammende Teilnehmer schilderte – und wie sie möglicherweise jene Mädchen aus der Fokusgruppe der Jugendlichen erlebt haben, die ihre Freundinnen und Freunde nicht einmal im Freien trafen. Der pakistanische Taxi- und Botenfahrer ging über Monate nur einmal wöchentlich mit seiner Frau außer Haus, um einzukaufen. Zu Hause angekommen, gingen die beiden als erstes duschen, legten das ganze Gewand, das sie getragen hatten, in die Waschmaschine und betraten erst dann die Wohnräume. Die vier Kinder durften mehr als acht Monate lang nur ab und zu in Begleitung der Eltern kurz spazieren gehen und mussten, immer wenn ihnen jemand entgegenkam, die Straßenseite wechseln. Der Vater hatte Angst vor einer Ansteckung mit einer Krankheit, gegen die es keine Medikamente gab, er fürchtete zu sterben und die Familie ohne Einkommen zu hinterlassen. Hinzu kam, dass es innerhalb der Wohnung keine Möglichkeit für eine Quarantäne eines der Familienmitglieder gab, also aus seiner Sicht auf jeden Fall verhindert werden musste, dass eine*r die Infektion einschleppt, weil sich dann mit großer Sicherheit alle angesteckt hätten. Die Kinder rebellierten und zeigten psychische Auffälligkeiten, die dem Vater nicht entgangen sind. Trotzdem blieb er bei den ihm unumgänglich und vernünftig erscheinenden Ge- und Verboten.

„Wir waren auch ganz eingepackt [gemeint ist: eingesperrt]. Keiner draußen, nur ich und meine Frau Samstag gehen einkaufen. Eine Stunde, kommen, duschen, Kleidung in Waschmaschine und dann reinkommen. (...) Kinder hatten wegen so psychische Problem. Die ganze Zeit zu Hause, zu Hause. Aber ich habe [gesagt]: 'Jetzt hast du Problem, aber in der Zukunft, wenn du es bekommst, was passiert dann?' (...)
I: Wie lange hat das gedauert, dass Sie die Kinder so?
Ab März bin ich zu Hause eingesperrt, ganze Familie, acht oder neun Monate. (...) Deswegen ich habe so viel Schwierigkeiten bekommen, weil die Kinder ist ganze Zeit zu Hause. Aber ich habe immer erzählt, ich habe immer den Kindern gesagt: 'Nein, das ist Schwierigkeit, du musst lesen, da ist keine Medikamente für solche Dinge. Was machen wir, wenn ich krank werde? Und wenn ich [es] bekomme? Dann

wir haben nicht so große Wohnung, dass du könntest alleine Zimmer benutzten. (…)
Wenn eine bekommen, dann wir alle krank werden. Deswegen muss aufpassen.' (…)
I: Die Kinder, haben die sich das einfach so gefallen lassen? Sie haben eine
13-jährige Tochter, was hat sie gesagt?
Wollten unbedingt [heraus]. Wie gesagt, ganze Zeit Computer und so. Und wenn ich
schimpfe: 'Hör auf.' Ganze Zeit: 'Was [soll ich] machen Papa?' Okay, Fernsehen
schauen. 'Was [soll ich] machen Papa?' Was soll ich sagen? (…) 'Papa ich muss
rausgehen.'" (Vater, arbeitslos)

Dass sie ihre Schulkollegen und -kolleginnen wegen des Homeschooling nicht
mehr sahen, traf die meisten jugendlichen Diskussionsteilnehmer*innen nicht,
hatten sie ihren Freundeskreis doch eher außerhalb der Schule, vor allem die
Burschen. Zwei Mädchen, die ihre Freundinnen sehr wohl vermisst hatten,
erzählten, wie eigenartig es war, wieder in die Schule zu kommen: Die Gesichter
der anderen in der Klasse waren ihnen fremd geworden.

„Bei mir war es auch eigentlich egal, weil in der Berufsschule (…) die mir ziemlich
egal sind. Und deswegen es war nicht so schlimm für mich. (…) Die Freunde sind
also nicht mit mir in einer Klasse." (M 1)

„M 3: Ich war jeden Tag draußen. Also ich habe meine Klasse nicht vermisst.
I: (…) Das heißt, die Freunde sind nicht in der Klasse (…)?
M 3: Ja.
W 5: Bei mir ist das nicht so gewesen. Ich habe meine Freunde vermisst.
I: In der Schule?
W 5: Ja. Und wir haben uns halt gar nicht getroffen, draußen. Wir waren ständig
irgendwie in Quarantäne."

„I: Und wie ist das, wenn man jetzt wieder in die Schule kommt?
W 6: Anstrengend. (…)
W 5: Ja. Man kennt die Hälfte der Klasse nicht.
W 6: Ich habe die Gesichter schon vergessen."

5   „Einerseits hat man mehr Zeit mit der Familie verbracht, weil das so die einzigen Kontaktpersonen waren, wo man sich treffen hat dürfen." (W 4)

In den langen Stunden zu Hause verbrachten die Jugendlichen viel mehr Zeit mit
ihren Eltern als normalerweise. Das habe dazu geführt, dass sie ihre Eltern besser
kennengelernt und mehr über sie erfahren haben: über deren Leben in der Jugend,
Vorlieben und Abneigungen, aber auch über deren Meinungen, was immer wieder

Gegensätze offenbart habe. Denn manche Eltern neigten den Verschwörungs-
mythen zu, die rund um die Pandemie kreisen, die Jugendlichen jedoch durchgehend nicht. Auf Dauer sei der intensive Kontakt zu den Eltern langweilig
geworden, erzählte ein Mädchen, und sie habe sich danach gesehnt, wieder ausgehen und Gleichaltrige treffen zu können.

> *„Wir waren halt viel mit den Eltern so. Man hat sich so kennengelernt.*
> *I: Ist das gut, oder ist das nicht so gut?*
> *Es war schon gut, aber irgendwann war es dann langweilig.“ (W 5)*

> *„Also meine Eltern haben immer Geschichten von ihr Leben, als sie jung waren,*
> *erzählt.“ (M 1)*

> *„I: Du sagst, du hast sie besser kennengelernt? Was lernt man da kennen?*
> *Keine Ahnung, Dinge, die ihr gefallen oder nicht. Oder ihre Meinung zu irgendwas*
> *zu hören. Ja, solche Dinge.“ (W 2)*

> *„Meine Eltern haben an so dumme Verschwörungstheorien geglaubt. Sie wollten*
> *uns immer irgendwas so einreden. Ich weiß nicht. Wir waren halt nicht derselben*
> *Meinung.“ (W 5)*

> *„Meine Mutter hat immer so gemeint, dass Corona ist eine Lüge. Dann sie hat es*
> *später bekommen. Da hat sie es geglaubt: Oh mein Gott, ja, Corona gibt es.“ (W 3)*

---

6 „Ich habe keine Ahnung, wie ich überlebe. (…) Ich habe keine Ahnung, wie es weitergeht.“ (alleinerziehende Mutter, Working Poor)

Zum Thema Geld war in der Fokusgruppe der Jugendlichen nur wenig zu hören.
Ein Mädchen wies darauf hin, dass ihre Familie mehr ausgegeben habe, weil
alle während der Lockdowns viel Zeit zu Hause verbracht hätten. Das erzählten
auch mehrere Erwachsene, in deren Diskussionen es überhaupt sehr oft um die
finanziellen Folgen der Corona-Krise ging. Dabei wurde einmal mehr deutlich, wie sehr sich die Armut der Eltern auf die Kinder fortsetzt und auch sie
materiell sowie psychisch belastet. Gut abzulesen ist diese Kettenreaktion aus den
Schilderungen von zwei Selbstständigen, die vor der Corona-Krise nicht armutsbetroffen oder -bedroht gewesen waren: Ein gut verdienender Tourismusexperte
verlor von einem Tag auf den anderen all seine Aufträge, seine Frau einige Zeit
später ihren Job. Die ungewohnte Geldknappheit – von Armut war die Familie
noch immer weit entfernt – genügte, um auch die Kinder in einen psychischen

Ausnahmezustand zu versetzen. Und eine Therapeutin, deren Einkommen seit einem Arbeitsunfall vor einigen Jahren stets niedrig gewesen war, erzählte, dass der WG-Kollege ihres im Ausland studierenden Sohns sie eines Tages in höchster Sorge angerufen habe, weil der Sohn zusammengebrochen war. Es war eine Panikattacke, weil der Sohn nicht nur auf die Einkünfte aus seinen Gelegenheitsjobs, sondern auch auf die finanziellen Zuwendungen seiner Mutter verzichten musste, die ihre therapeutischen Tanz-Workshops lange Zeit nicht durchführen konnte.

„Wir haben auch viel mehr Ausgaben gehabt, weil jeder den ganzen Tag daheim ist. Und auch zum Beispiel mehr gegessen hat, weil einem langweilig war." (W 4)

„Auf der anderen Seite bleibt die Familie aber zurück. Weil die Panikattacken meiner Frau oder meiner Kinder, also je nach Altersstufe halt abgestuft in verschiedenen Möglichkeiten der Mitteilung (…). Besonders süß war der 15-Jährige, der sein Sparschwein opfern wollte, wie er gehört hat, es geht schlecht. Das ist entzückend. Aber was dahintersteht, ist natürlich Angst." (Vater, EPU)

„Dann ist wirklich auch das Studium meines jüngeren Sohnes, also wirklich an der Kippe gestanden, der in Nürnberg studiert. (…) Da war zum Beispiel so eine Situation, dass sein WG-Kollege angerufen hat, er glaubt, dass sein Herz …. Der ist umgekippt. Dabei war es eine Panikattacke. Weil auch seine Studentenjobs weggefallen sind, und ich konnte ihm vier, fünf Monate nichts überweisen." (Mutter, EPU)

Am schwersten traf es jedoch eine alleinerziehende Mutter mit langer Armutserfahrung. Die hochqualifizierte Frau arbeitet Teilzeit im öffentlichen Dienst, drei ihrer insgesamt vier Kinder sind erwachsen und außer Haus. Der Vater des jüngsten Sohnes hatte in Folge der Pandemie kaum noch Einkünfte aus seiner Tätigkeit als Taxifahrer. Das wirkte unmittelbar auf seine Ex-Frau und den gemeinsamen 14-jährigen Sohn weiter, denn die Unterhaltszahlungen wurden empfindlich gekürzt. Nun hatten Mutter und Sohn nach Abzug der Fixkosten nur noch 13 Euro täglich zur Verfügung. Bei einem so geringen Budget fielen sogar die zwei FFP2-Masken täglich, die in der Schule nötig waren, ins Gewicht (der Bursch besuchte, wann immer die Schulen es ermöglichten, den Präsenzunterricht). Die Qualität ihrer Nahrung nahm deutlich ab, denn nun konnten sie nur mehr in Sozialmarkt oder in sehr billigen Geschäften einkaufen, auch halb verdorbene Ware, die in großen Mengen abgegeben wurde (etwa Zehn-Kilo-Säcke Erdäpfel). Um dem Burschen modische Kleidung und seine Fußball-Ausrüstung zu besorgen, verbrachten seine drei älteren Schwestern viele Stunden im Internet auf Schnäppchen-Jagd – etwas, wofür die Mutter weder die Zeit noch die Nerven hatte.

„Bei mir ist so der Absturz gekommen. Bei mir sind die Unterhaltszahlungen um 190 Euro gekürzt worden. Also für meinen 14-jährigen Sohn. Ich kriege 50 Euro Unterhalt. Wir leben derzeit von 13 Euro am Tag, also ein 14-jähriges Kind und ich, wenn ich die Fixkosten abziehe. Ich gehe eben Teilzeit arbeiten, habe 1.100 Euro Einkommen. Ich muss selber Unterhalt zahlen für meine Tochter, ich habe ca. 600 Euro Fixkosten, bisschen mehr. Es geht sich nicht mehr aus.

*I: Und dass der Unterhalt gekürzt worden ist, hat aber nichts mit Corona zu tun?
Jaja klar, weil der ist Taxifahrer und hat keine Aufträge mehr. Das ist Folge von Corona. Die Kürzung ist, weil der Vater kein Einkommen mehr hat.*

Natürlich die Masken gehen ins Geld, auch wenn die 59 Cent kosten. Mein Sohn muss, wenn er in der Schule ist, zwei Masken haben. Ja, zwei Stunden.

Ich muss im Sozialmarkt einkaufen gehen. Also ich muss. Früher bin ich hingegangen und habe halt Brot gekauft, weil Brot so teuer ist, ein gutes Vollkornbrot kostet, weiß ich nicht, Vermögen. Aber jetzt muss ich dort alles kaufen, ich kann nicht mehr überleben.

Was du im Sozialmarkt kriegst, das würde ich sonst nicht kaufen, weil das ist überwiegend von großen Konzernen gespendetes Fertigfutter, das würde ich nicht kaufen. Ganz selten, dass einmal Gemüse dabei ist. (…) Oder oft ist es so grauslich, dass man es dann nicht nimmt.

Meine Töchter sind Stunden und Stunden …, ich kenne ja diese ganzen Einkaufsplattformen im Internet nicht, und wenn es dann ein Schnäppchen in seiner Größe gibt, dann wird das gekauft, und zwar von meinen Kindern. Aber ich könnte das gar nicht. (…) Ich bin auch viel zu nervös für so etwas.

Auch beim Fußball, bitte der wächst in einem halben Jahr eine Nummer, manchmal noch mehr. Der hat Fußballschuhe, ein Supersupersuperschnäppchen um 50 Euro, die hat er jetzt fünf Mal angehabt. Ich so: Wow, zehn Euro pro Fußballtraining, super. (…) Wenn ich sage, das ist mir zu teuer, was es definitiv ist, dann geht das auf die Gesundheit meines Sohnes, weil der ist 14 und braucht Sport." (Mutter, Working Poor)

7 „Also ich habe mich ein bisschen zurückgehalten davon gefühlt, meine Jugend auszuleben so wirklich, wie ich es eigentlich vorher gehabt habe." (W 4)

Die Diskussion der Jugendlichen war die kürzeste der elf Fokusgruppen, die für die beiden Studien der Armutskonferenz insgesamt durchgeführt worden sind. Trotzdem gelang es gerade den jungen Menschen, ihre von der Pandemie hervorgerufenen

Problemlagen besonders anschaulich zu vermitteln: mit Prägnanz, Genauigkeit und –
trotz ihrer stets coolen Haltung nach außen hin – auch großer Eindringlichkeit.
All die Faktoren, die bisher hier beschrieben wurden, hatten das psychische Wohlbefinden aller in der Gruppe stark beeinträchtigt. Manche von ihnen sprachen dies
offen aus, andere gaben es durch Hinweise zu verstehen.

> *„Bei mir ist es auch so, mir ging es dann auch nicht mehr so gut. Da war ich so
> ziemlich depressiv. (…) Ich habe noch eine Therapeutin, zu der ich gehen kann, so
> vor Ort."* (W 2)

> *„Bei mir war das halt dann so, dass es mir dann psychisch nicht so gut gegangen
> ist, weil ich halt einfach so, ich habe mich einfach nicht mehr so frei gefühlt wie
> davor. Ich habe mich halt ziemlich eingeschränkt gefühlt. (…) Es ist halt so, du
> darfst das nicht, du darfst das nicht, du darfst das nicht. Was man halt davor eigent-
> lich immer machen können hat. Und auf einmal kommt dieses Corona und du kannst
> halt nichts mehr machen."* (W 4)

Auch wenn die Erleichterung über die Öffnung allen ins Gesicht geschrieben
stand und auch geäußert wurde, waren die Spuren der langen Zeit der Einschränkungen noch immer sehr präsent. Die Stimmung war verhalten, der Blick
in die Zukunft vorsichtig bis pessimistisch.

> *„Ich will mich jetzt nicht zu sehr freuen. Weil man stellt sich immer so ein und dann
> wird es doch nicht, oder sowas. Aber ich habe das Gefühl, dass es so wie letzten
> Sommer sein wird. So, dass alles gelockert wird, und dann im Winter dann wieder
> Lockdown und so."* (M 4)

Die Jugendlichen sahen sich in ihrer Entwicklung gehemmt, um ihre Jugend
betrogen und ihrer Freiheiten beraubt. Die laufenden Veränderungen der
Maßnahmen gegen die Ausbreitung der Infektionen waren in ihren Augen von
einem gleichzeitigen Stillstand der Welt begleitet. Sie vermittelten das Gefühl, ein
Stück weit „der Welt abhanden gekommen" zu sein.

> *„Also bei mir war das so, dass ich mich irgendwie nicht mehr dazu gehörig gefühlt
> habe. Weil irgendwie hat sich urviel verändert, aber irgendwie auch gar nichts.
> Weil dieses ständige Stagnieren die ganze Zeit war. Man hat irgendwie das, also ich
> zumindest, habe das Gefühl gehabt, die Welt dreht sich halt weiter und ich komme
> irgendwie nicht nach. Und deswegen habe ich mich, denke ich, eingeschränkt
> gefühlt. Weil ich einfach nicht mich expressen oder entfalten konnte, wie ich es halt
> wollte in dem Moment."* (W 1)

„I: Die Welt dreht sich weiter und man kommt irgendwie nicht mit, oder man ist nicht dabei. Ist das etwas, ein Gefühl, das ihr auch kennt? (…)
Ja, auf jeden Fall. Halt überall Masken zu tragen und so weiter. Und wenn man mit Polizei mit anderen Leuten gesehen wird, muss man direkt wegrennen und so. War auch schlimm. Und ich bin so Sportfan. (…) Wenn keiner da hingehen kann, dass einfach kein Mensch dort ist, ist auch schlimm.“ (M 5)

„Ich wollte halt Sportler werden. Und so wegen Lockdown haben ja alle Gyms geschlossen und heißt, ich konnte nicht das durchsetzen, was ich machen wollte. Und jetzt bin ich schon fast 17 und jetzt ist schon zu spät irgendwie. (…) Ich habe Boxen trainiert halt. Und ja, ich wollte immer Boxer werden und ja. (…) Ich habe dann nicht mehr angefangen zu trainieren und so. Und habe so Fett zugenommen und so. Jetzt ist das uranstrengend, so wieder anfangen zu trainieren und so.“ (M 4)

Kann man aus einer Diskussion mit nur elf Mädchen und Burschen wirklich Schlüsse auf die Situation von Jugendlichen aus benachteiligten Haushalten insgesamt schließen? Ja, man kann, wie in diesem Fall sogar statistisch belegt wird. Eine im Jänner 2022 durchgeführte quantitative Befragung (Jank 2022) bestätigt alle Ergebnisse der Studien, die hier vorgestellt wurden. Die qualitative Sozialforschung stellt für die Erhebung und Auswertung ein Instrumentarium zur Verfügung[6], das – sofern es sorgfältig und kompetent angewandt wird – tatsächlich Erkenntnisse liefert, die für große Gruppen Geltung haben (ohne freilich statistisch repräsentativ zu sein) und zudem stets besonders nahe an der Lebensrealität der Befragten liegen. Was die quantitative Studie aus dem Jänner 2022 aber auch zeigt, die Pandemie hatte bei den Jugendlichen nachhaltige Folgen. Was auf diesen Seiten beschrieben wurde, ist also nicht nur ein Blitzlicht auf einen Augenblick, sondern zeigt Probleme auf, mit denen man sich noch einige Zeit wird beschäftigen müssen.

---

[6] Fokusgruppen sind moderierte Gruppendiskussionen, wobei es die Aufgabe der Moderator*innen ist, mit ihren Impulsen ein Gespräch zu bewirken, dass die Teilnehmer*innen miteinander sprechen. Für die beiden Forschungsprojekte der Armutskonferenz übernahm die Autorin dieses Beitrags die Moderation und Analyse der Fokusgruppen, die wortwörtlich transkribiert wurden und nach den Regeln der Qualitativen Inhaltsanalyse nach Mayring (Mayring 2000; Rosenthal 2008) ausgewertet wurden.

Literatur

Dawid, E. 2020. *Armutsbetroffene und die Corona-Krise*. Wien: BMSGPK
Dawid, E. 2021. *Armutsbetroffene und die Corona-Krise 2.0*. Wien: BMSGPK
Iser, J. C. 2020. Die Geduld ist aufgebraucht. *Die Zeit online*, veröffentlicht 21. Juni 2020
Jank, G. 2022. *Jugend-Trend-Monitor. 9. Auflage. Jugend und die Pandemie*. Wien: Marketagent u. DocLX 2.500
Mayring, P. 2000. Qualitative Inhaltsanalyse. *Forum Qualitative Sozialforschung* 1 (2): Art. 20
Rosenthal, G. 2008. *Interpretative Sozialforschung*. Eine Einführung. Bonn: Juventa

Evelyn Dawid ist freiberufliche Sozialwissenschaftlerin und forscht in erster Linie mit qualitativen Methoden zu den Schwerpunkten Armut und soziale Ausgrenzung.

Der Jugendarbeitsmarkt in der Pandemie

Johann Bacher und Dennis Tamesberger

1 Einleitung

Der Eintritt in das Arbeits- und Berufsleben stellt für Jugendliche und junge Menschen eine besondere Herausforderung dar. Sie müssen entsprechende Ziele und Pläne entwickeln, wobei heute im Vergleich zu früher mehr Optionen und Handlungsspielräume bestehen, gleichzeitig aber die Anforderungen gestiegen sind (Hurrelmann und Quenzel 2016). So haben sich z. B. Bildungs- und berufliche Ausbildungsmöglichkeiten deutlich diversifiziert.

Insbesondere in Krisenzeiten steigen die an Jugendliche und junge Erwachsenen gestellten Herausforderungen (Bell und Blanchflower 2011), da die Unsicherheiten zunehmen und Handlungsspielräume eingeengt werden. Gut belegt ist mittlerweile, dass bei Konjunktureinbrüchen die Beschäftigung von Jugendlichen stärker einbricht als jene von Personen im Haupterwerbsalter und als Folge die Jugendarbeitslosigkeit entsprechend stark steigt (Bell und

Für die wissenschaftliche Assistenz danken wir Thomas Pilgerstorfer.

J. Bacher (✉)
Johannes Kepler Universität Linz, Linz, Österreich
E-Mail: johann.bacher@jku.at

D. Tamesberger
Arbeiterkammer Oberösterreich, Linz, Österreich
E-Mail: tamesberger.d@akooe.at

Blanchflower 2011; Tamesberger 2015). Das gilt besonders für Jugendliche und junge Erwachsene mit geringen Qualifikationen, die bereits bei guter Arbeitsmarktlage oft nur Optionen in prekären Arbeitsverhältnissen vorfinden und für die ein Verbleib im Bildungssystem zum Überdauern der Krise nicht möglich ist.

Im internationalen Kontext wird Österreich wegen seiner Arbeitsmarkt- und Beschäftigungspolitik oft als Vorbild genannt (Eurofund 2011). Es wird wie die anderen deutschsprachigen Ländern den sogenannten erwerbszentrierten Übergangssystemen von Schule in den Beruf zugeordnet (Schoon und Bynner 2019). Die Lehre wird als wichtiges Instrument für einen gelungenen schrittweisen Übergang in das Erwerbssystem betrachtet, das in der Lage ist, die Jugendarbeitslosigkeit relativ gering zu halten. Allerdings hat das erwerbszentrierte System auch seine Schattenseiten. Als solche werden eine starke Abhängigkeit von der Konjunktur betrachtet sowie die Gefahr der Entstehung eines segmentierten Arbeitsmarktes mit einer Gruppe von Jugendlichen und jungen Erwachsenen in dauerhaften prekären Beschäftigungen (Blossfeld 2006).

Vor diesem Hintergrund soll nachfolgend untersucht werden, wie sich der Arbeitsmarkt in Österreich für Jugendliche und junge Erwachsene während der COVID-Pandemie im Zeitraum 2020 bis 2021 entwickelt hat.

Wir betrachten dazu kurz in Abschn. 2 Einflussfaktoren auf die Jugendarbeitslosigkeit und mögliche Konsequenzen. Abschn. 3 stellt dann die empirische Datenbasis unserer Ausführungen dar. Das anschließende Abschn. 4 berichtet zunächst die Entwicklung der Beschäftigung, der Arbeitslosigkeit und der Ausgrenzungsgefährdung von Jugendlichen und jungen Erwachsenen während der COVID-Pandemie und vergleicht diese mit der vorherigen Situation. Daran anschließend untersucht das Kapitel welche Gruppen von Jugendlichen und jungen Erwachsenen besonders von negativen Entwicklungen am Arbeitsmarkt in Österreich betroffen waren. In Abschn. 5 fassen wir unsere Ergebnisse zusammen und leiten allgemeine Handlungsempfehlungen ab.

2 Theoretische Vorüberlegung zum Problem der Jugendarbeitslosigkeit

In Hinblick auf Einflussfaktoren auf die Jugendarbeitslosigkeit wird im Wesentlichen von fünf Faktoren (Tamesberger 2015; Tamesberger und Bacher 2021) ausgegangen. *Erstens* die Konjunktur (Bell und Blanchflower 2011; Dietrich 2013; Scarpetta et al. 2010). Bei Konjunktureinbrüchen bzw. Rezessionen geht die Nachfrage nach Arbeitskräften zurück, was es Jugendlichen nach dem Schulabschluss erschwert, eine Beschäftigung zu finden. Gleichzeitig verfügen junge

Arbeitnehmer*innen über weniger betriebsspezifisches Wissen, was die Auflösung von ihren Beschäftigungsverhältnissen kostengünstiger für die Betriebe macht. *Zweitens* die Wirtschaftsstruktur. Ein wichtiges Merkmal dieser ist das Vorhandensein und Ausmaß von segregierten Arbeitsmärkten (Sengenberger 1978), da Jugendliche eher in unregulierten und prekären Arbeitsmarktsegmenten tätig sind, die in Wirtschaftskrisen auch stärker betroffen sind, wie z. B. Arbeitskräfteüberlassung oder die Gastronomie. *Drittens* die duale Lehrausbildung. In der Literatur besteht weitgehend Konsens, dass die duale Lehre als Kombination zwischen schulischer Bildung und praktischer Ausbildung im Betrieb in der Lage ist, die Jugendarbeitslosigkeit relativ gering zu halten (Breen 2005; O'Higgins 2012; Quintini et al. 2007; Tamesberger 2015; Shavit und Muller 2000; Wolbers 2007). Gleichzeitig weist die duale Lehrausbildung Nachteile auf, wie die starke Konjunkturabhängigkeit des Lehrstellenangebots und den selektiven Zugang zu Lehrstellen, was insbesondere für Migrant*innen und für Jugendliche mit geringer Bildung eine Hürde zur Berufsausbildung darstellt. *Viertens* die Arbeitsmarktpolitik. Durch aktive Arbeitsmarktpolitik kann sich die Qualifikation von Jugendlichen verbessern. Zusätzlich kompensieren die seit der Finanz- und Wirtschaftskrise in vielen Ländern etablierten Jugendgarantien den Rückgang an Jobs bzw. betrieblichen Ausbildungsmöglichkeiten in Konjunkturabschwüngen (Tamesberger 2015). Auch Kurzarbeit als spezifisches Instrument der Arbeitsmarktpolitik wirkt beschäftigungssichernd (Schulten und Müller 2020). Letztlich, wird *fünftens a*uch angenommen, dass die Größe der Jugendkohorte – also die demografische Entwicklung eine Rolle auf das Ausmaß der Jugendarbeitslosigkeit spielt (Korenman und Neumark 2000).

Jüngere Arbeiten gehen verstärkt davon aus, dass nicht ein einzelner Makrofaktor entscheidend ist, sondern eher das Zusammenspiel der Faktoren innerhalb eines Arbeitsmarktregimes oder eines School-To-Work-Regimes. Schoon und Bynner (2019) zeigen, dass weniger regulierte Regime höhere Jugendarbeitslosenraten und eine höhere Prekarisierung aufweisen als jene Regime, denen es gelingt, eine Brücke zwischen Beschäftigung und Ausbildung zu schaffen. Zu letzteren gehört Österreich mit seinem erwerbszentrierten Übergangssystem. Am Beginn der Finanz- und Wirtschaftskrise 2008/2009 hat Österreich z. B. eine Reihe von arbeitsmarktpolitischen Maßnahmen gesetzt, wie etwa eine Ausbildungsgarantie, um den negativen Effekten der Rezession am Jugendarbeitsmarkt entgegenzuwirken (Tamesberger 2015). Dies hat dazu geführt, dass im internationalen Vergleich die Jugendarbeitslosenquote in Österreich relativ moderat, nämlich von 8,5 % im Jahr 2008 auf 10,7 % im Jahr 2009, gestiegen ist. Im EU-Durchschnitt war ein Anstieg von 16,0 % auf 20,4 % zu verzeichnen. Trotz konjunktureller Erholung erreichte die Jugendarbeitslosigkeit ihren

Höhepunkt erst zeitverzögert einige Jahre nach Rezession – in der EU-27 im Jahr 2013 und in Österreich im Jahr 2016. Auf Basis dieser Erfahrung ist es daher wichtig, mögliche längerfristige negative Folgen am Arbeitsmarkt nach einer Krise für Jugendliche zu beachten.

Die Jugendphase stellt einen vulnerablen Lebensabschnitt dar, der von Unsicherheiten, Orientierungs- und Identitätssuche geprägt ist (Tamesberger 2014) und in dem Jugendliche ihren Platz in der Gesellschaft erst finden müssen. In dieser Phase signalisiert zu bekommen, von Unternehmen und der Gesellschaft nicht gebraucht zu werden, kann weitreichende negative Konsequenzen – auch im späteren Leben der Jugendlichen haben. Daher sollte der Jugendarbeitslosigkeit gesellschaftlich und politisch eine hohe Aufmerksamkeit geschenkt werden.

Empirisch Arbeiten (Arulampalam 2001; Ellwood 1979; Gregg und Tominey 2005; Mroz und Savage 2006) verweisen auf ein geringeres Einkommen bis zu 20 Jahre nach einer (ersten) Arbeitslosigkeitserfahrung im Vergleich zu Personen ohne Arbeitslosigkeitserfahrungen. Ähnlich wirken sich sogenannte „scarring effects" – auch auf ein erhöhtes zukünftiges Arbeitslosigkeitsrisiko von Personen aus, die in der Jugendphase arbeitslos waren (Schmillen und Umkehrer 2013; Arulampalam et al. 2001; Gregg und Tominey 2005; Gregg 2001; Clark et al. 2001). Vor diesem Hintergrund ist es wenig überraschend, dass Arbeitslosigkeit auch das gesundheitliche Wohlbefinden beeinträchtigt. Hierzu gibt es eine Reihe von empirischen Nachweisen (Bartley 1994; Paul und Moser 2001, 2009; Holleder 2008), wobei es keine einzige Personengruppe gibt, wo Arbeitslosigkeit keine negativen psychischen Auswirkungen hat (Paul und Moser 2001, S. 92).

In Österreich konnten Bacher et al. (2016) zeigen, dass Jugendarbeitslosigkeit im Sinne eines NEET-Status (not in employment, education or training) zu einer Verstetigung psychischer Beeinträchtigungen bei Jugendlichen führt. Liegen psychische Beeinträchtigungen vor, verstärken sich diese im Zuge der NEET-Situation und den Jugendlichen gelingt kaum mehr ein Ausstieg aus der NEET-Situation in den untersuchten Folgequartalen. Vor diesem Hintergrund scheint es besonders wachrüttelnd, dass die psychischen Probleme seit der COVID-Pandemie deutlich zugenommen haben. Eine Studie der Donau-Universität Krems (Dale et al. 2021) hat rund 3000 Schüler*innen im Alter zwischen 14 und 20 Jahren befragt und stellte einen deutlichen Anstieg bei depressiven Symptomen fest. 61,9 % der jungen Mädchen und 38,1 % der Burschen gaben psychische Belastungen aufgrund von Depressionen an. Zu den genauen Ursachen – sei es aufgrund der Folge von Corona-Schutzmaßnahmen, wie Lockdowns oder Schulschließungen, ist noch wenig bekannt.

3   Datenbasis

Vor dem Hintergrund dieser theoretischen Ausführungen soll nachfolgend empirisch untersucht werden, wie sich die Teilhabe am Arbeitsmarkt bei jungen Menschen im Alter von 15 bis (einschließlich) 24 Jahren in Österreich während der Pandemie entwickelt hat. Dazu werden die Erwerbstätigenquote, die Arbeitslosenquote und die NEET-Quote betrachtet. Für die Gruppe der erwerbstätigen jungen Menschen wird zusätzlich der Frage nachgegangen, wie häufig sich ihre Erwerbstätigkeit in Richtung atypische Beschäftigungsformen verändert hat.

Als Datenbasis wird der Mikrozensus (MZ; Haslinger und Kytir 2006) für die Jahre 2019 bis 2021 verwendet. Er basiert auf einer quartalsweisen Befragung von ca. 22.500 Haushalten mit ca. 45.000 Personen, wobei ein Haushalt fünfmal in der Stichprobe bleibt.

Der MZ ist Teil der Europäischen Arbeitskräfteerhebung (European Labour Force Survey). Die auf seiner Grundlage berechneten Kennzahlen für den Arbeitsmarkt entsprechen den als „international" bezeichneten Maßzahlen für Erwerbstätigkeit und Arbeitslosigkeit. Sie unterscheiden sich von den „nationalen" Maßzahlen, die auf sogenannten Registerzählungen basieren. So z. B. wird die nationale Arbeitslosenquote aus Daten des AMS und des Hauptverbandes der Sozialversicherung berechnet, während die internationale Arbeitslosenquote auf Angaben von Befragten zu ihrer Erwerbstätigkeit beruht.

Ein wesentlicher Unterschied der beiden Datenquellen (Gumprecht 2016; Knittler 2017) besteht beispielsweise darin, dass Erwerbstätigkeit im MZ und damit in der internationalen Betrachtung weitergefasst wird, da international eine Person als erwerbstätig gilt, wenn sie eine Stunde selbständig, unselbständig oder als Familienmitglied mithelfend erwerbstätig ist. Bei der nationalen Erfassung ist dies nicht der Fall und ein über die Geringfügigkeitsgrenze hinausgehende Beschäftigung ist erforderlich. In der Summe vermittelt der MZ für Jugendliche und junge Erwachsene ein umfassenderes Bild über die Teilhabe am Arbeitsmarkt und wird daher nachfolgend als Datenquelle verwendet. Dabei trat das Problem auf, dass mit 2021 die Erfassung des Erwerbstatus umgestellt wurde. Für die Erwerbstätigkeit resultieren dadurch kaum Verschiebungen, allerdings führt die neue Definition zu einer Zunahme der Arbeitslosigkeit, da Saisonarbeitskräfte nun großteils als arbeitslos erfasst werden und dies früher nicht der Fall war (Statistik Austria 2021). Um Vergleichbarkeit zu ermöglichen, wurden die von Statistik Austria zur Verfügung gestellten Zeitreihenverknüpfungsfaktoren (ZVF) verwendet. Da dabei aber nicht nach Alter unterschieden wird und nicht ausgeschlossen werden kann, dass für junge Menschen andere ZVF erforderlich wären, werden auch die nicht bereinigten Werte berichtet. Für die NEET-Quote wird auf die bereinigten Daten von Eurostat zurückgegriffen, da für die NEET-Quote keine ZVF-Werte vorliegen.

4   Empirische Befunde

Erwerbstätigkeit während der COVID-Pandemie

Betrachtet man die Entwicklung der Erwerbstätigenquote, so zeigen sich während der Corona-Pandemie in den beiden Jahren 2020 und 2021 Rückgänge in den beiden ersten Quartalen sowie im letzten Quartal. Im zweiten Quartal 2021 sank die Erwerbstätigenquote von Jugendlichen auf 46,1 %. Im Vergleich zum ersten Quartal ist dies ein Rückgang um 2,6 %-Punkte. Im Vergleich zum Vorjahres-Quartal beträgt der Rückgang 3,0 %-Punkte. In dem dritten Quartal, in das die Sommermonate fallen, fand dagegen kein Rückgang (2020) statt bzw. lässt sich für 2021 sogar ein Anstieg feststellen. Die Situation im dritten Quartal lässt sich dadurch erklären, dass in den Sommermonaten Maßnahmen gelockert wurden und die Konjunktur wieder an Fahrt gewonnen hat. Vielfach gab es Nachzieheffekte nach den Lockdowns, wo Konsum-Bedürfnisse nachgeholt wurden. Junge Menschen, die in den Sommermonaten Geld dazu verdienen wollten, haben dadurch eine relative gute Stellensituation vorgefunden. Im vierten Quartal 2021 lag die Erwerbsquote bei 49,2 % und somit immer noch um 0,8 %-Punkte unter dem Niveau vor der Corona-Pandemie (Abb. 1).

Dass der Rückgang der Erwerbsquoten relativ gering ausfällt, hat mehrere Ursachen. Eine Ursache ist demographisch. Die Zahl der Jugendlichen und jungen Erwachsenen ist um 1 % (2020) bzw. 2 % (2021) zurückgegangen (siehe Tab. 1), dadurch wurde der Arbeitsmarkt entlastet. Eine weitere Entlastung entstand dadurch, dass der Zivil- und Präsenzdienst vorgezogen bzw. verlängert (Bundesministerium für Landesverteidigung 2020) wurde. Die Zahl der Zivil- und Präsenzdiener stieg in den beiden Corona-Jahren um ca. 9 % (2020) bzw. 13 % (2021). Im ersten Corona-Jahr fand eine weitere Entlastung dadurch statt, dass die Zahl der Schüler*innen (15- bis 18-Jährige) um ca. 4200 stieg.[1] Im

---

[1] Ein Grund dafür könnten Erleichterungen bzgl. des Aufsteigens mit einem oder mehrerer Nicht-Genügenden (Bundesministerium für Bildung, Wissenschaft und Forschung 2021) gewesen sein, was sich aber mit den vorliegenden Daten empirisch nicht eindeutig nachweisen lässt.

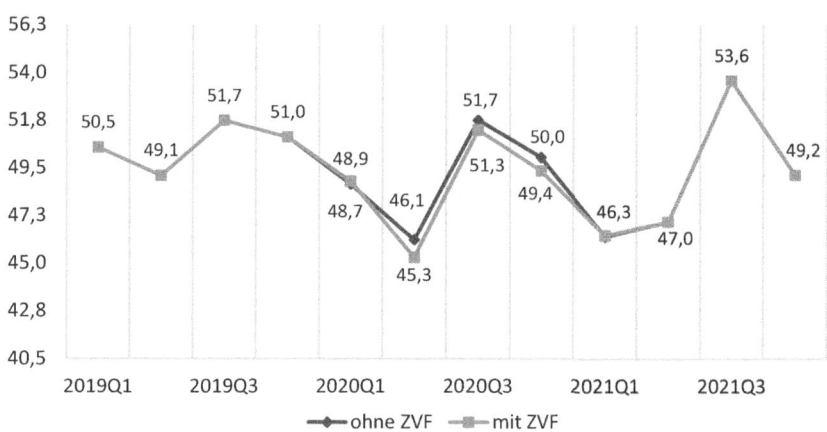

Abb. 1 Erwerbstätigenquoten junger Menschen (15- bis 24-Jährige) in Österreich. (Quelle: MZ2019–2021, eigene Berechnungen, 15- bis 24-Jährige; Anmerkungen: Ausgewiesen wird der Anteil der erwerbstätigen 15- bis 24-Jährigen an allen 15- bis 24-Jährigen. ZVF = Zeitreihenverknüpfungsfaktor zur Korrektur des Zeitreihenbruchs ab 1. Quartal 2021 (siehe Kap. 3))

darauffolgenden Jahr sank ihr Zahl aber bereits und lag unter dem Niveau von 2019.

Betrachtet man die relative Veränderung der erwerbstätigen jungen Menschen im Vergleich zu 2019, so lässt sich ein Rückgang der Zahl von 4 % (2020) bzw. 5 % (2021) beobachten. Anzunehmen ist auch, dass der exzessive Einsatz von Kurzarbeit in Österreich (Schulten und Müller 2020) dazu beigetragen hat, dass Beschäftigungsniveau generell aber auch für Jugendliche relativ stabil zu halten. Zu Spitzenzeiten waren rund 1/3 aller Beschäftigten in Kurzarbeit.

Eine weitere Erklärung des relativ geringen Rückgangs ist die Beschäftigungsstruktur der Jugendlichen und jungen Erwachsenen. Eine Gegenüberstellung mit dem Jahr 2019 zeigt (siehe Tab. A1 im Anhang A), dass junge Menschen ein Wechsel von stark betroffenen Wirtschaftszweigen, wie dem Tourismus und den sonstigen wirtschaftlichen Dienstleistungen (meist Arbeitskräfteüberlassung), oder ein Neueinstieg in Wirtschaftszweige gelungen ist, die weniger stark betroffen waren bzw. sich während der Corona-Pandemie positiv entwickelt haben (z. B. Bau sowie Gesundheits- und Sozialwesen). Im Jahr 2019 lag der Anteil der jugendlichen Beschäftigten aus der Gastronomie an allen beschäftigten Jugendlichen bei 9,6 %. Seit der Pandemie kam es zu einem Rückgang um 2,4 %-Punkte. Absolut betrachtet sind 2021 um 29 % weniger Jugendliche in

Tab. 1 Erwerbstatus junger Menschen (15- bis 24-Jährige) in Österreich

Erwerbsstatus	In	2019	2020	2021
Erwerbstätig	In 1000	472,6	454,3	449,2
	Relativ zu 2019	100	96,1	95,1
Arbeitslos	In 1000	44,1	53,2	55,3
	Relativ zu 2019	100	120,5	125,3
Arbeitslos nach ZVF	In 1000	47,4	59,4	55,3
	Relativ zu 2019	100	125,4	116,8
Nicht-Erwerbsperson	In 1000	399,2	396,6	391,3
	Relativ zu 2019	100	99,4	98,8
Nicht-Erwerbspersonen nach ZVF	In 1000	395,9	390,5	391,3
	Relativ zu 2019	100	98,6	98,8
Präsenz- und Zivildiener	In 1000	18,8	20,5	21,1
	Relativ zu 2019	100	109,2	112,5
Gesamt	In 1000	934,7	924,6	916,9
	Relativ zu 2019	100	98,9	98,1

Quelle: MZ2019–2021, eigene Berechnungen, 15- bis 24-Jährige
Anmerkung: Zeitreihenbruch ab 1. Quartal 2021 (siehe Kap. 3), ZVF bei Erwerbstätigkeit nicht berücksichtig, da keine bzw. vernachlässigbare Effekte

der Gastronomie (einschließlich Beherbergung) beschäftigt. Die Zahl ging von 45.500 (2019) auf 34.600 (2020) und 32.300 (2021) zurück. Gleichzeitig stieg die Anzahl der Jugendlichen am Bau (2020: +5000, 2021: +4300 im Vergleich zu 2019) sowie im Gesundheits- und Sozialwesen (2020: +4200, 2021: +2600). Dies bedeutet, dass die Pandemie zu einem gewissen Strukturwandel beigetragen hat und Jugendliche durchaus ein Sensorium gehabt haben in Bezug auf Risiken und Möglichkeiten einer Branche.

Hinzukommt, dass auch – wie bereits erwähnt – das Kurzarbeitsmodell bei jungen Menschen griff. Dies dürfte dazu beigetragen haben, dass sich z. B. die Zahl der Beschäftigten im Produktionsbereich (Herstellen von Waren und im Autobereich) nicht wesentlich geändert hat.

Auch bei der Zahl der Lehrlinge[2] lässt sich kein Rückgang beobachten. Entsprechend dem MZ hat sich die Zahl der Lehrlinge 2020 gegenüber dem Vorjahr

---

[2] Einbezogen wurden alle Lehrlinge ohne Altersbegrenzung auf 15- bis 24-jährige.

sogar von ca. 104.500 auf ca. 113.100 erhöht (siehe Tab. A2 im Anhang A). Im Jahr 2021 werden im MZ ca. 106.200 ausgewiesen. Unter Berücksichtigung von Schwankungsbreiten und anderer Erhebungskonzepten stimmen diese Zahlen relativ gut mit jenen der WKO (2022) überein (2019: 109.100, 2020: 108.400, 2021: 107.600). Ursache für die stabile Zahl an Lehrlingen ist zum einen, dass bei bestehenden Lehrverhältnissen das Kurzarbeitsmodell griff, und zum anderen Lehrstellensuchende in Branchen auswichen, wo durch die Pandemie bedingt eine Nachfrage nach Arbeitskräften bestand.

So z. B. stieg die Zahl der Lehrlinge laut MZ im Handel (2019: 23.600; 2020: 26.400; 2021: 25.200) und im Bau (2019: 17.500; 2020: 21.200; 2021: 19.500). In der Produktion gab es einen leichten Rückgang (2019: 26.400; 2020: 25.900; 2021: 25.800), während im Tourismus der Rückgang etwas deutlicher ausfiel (2019: 6700; 2020: 6200; 2021: 6000). Ein Zuwachs lässt sich auch im Logistik-bereich sowie in der öffentlichen Verwaltung und im Sozialversicherungsbereich feststellen. Auch der von der Regierung eingeführte Lehrlingsbonus (ORF 2021) hat vermutlich trotz möglicher Mitnahmeeffekte (Tamesberger und Bacher 2021) zu dieser positiven Entwicklung beigetragen.

Ein gegenüber aktuellen Entwicklungen sensibleres Bild vermittelt das Arbeitsmarktinformationssystem, mit dem sich die Entwicklung der offenen Lehrstellen und der beim AMS gemeldeten lehrstellensuchenden Jugendlichen beobachten lässt. Während im Jahresdurchschnitt 2019 6800 Jugendliche lehr-stellensuchend waren, stieg die Anzahl 2020 auf rund 8200 und pendelt sich im Jahr 2021 etwa wieder beim Vorkrisenniveau ein. Die Anzahl an offenen Lehr-stellen sank von 6200 (2019) auf 6000 im Jahr 2020 und stieg 2021 auf rund 7200. Der sich aktuell rein rechnerisch ergebende Überhang an offenen Lehr-stellen muss relativiert werden, da bei den AMS-Lehrstellensuchenden Jugend-liche in der überbetrieblichen Lehrausbildung, die per Definition eine betriebliche Lehrstelle suchen würden, und arbeitslose Jugendliche ohne Ausbildung, die grundsätzlich auch ein Lehrlingspotenzial darstellen, nicht mitgezählt werden. Somit wird in der administrativen AMS-Zählweise „Lehrstellensuchende" nur ein Teilausschnitt vom gesamten Lehrlingspotenzial subsumiert.

Atypische Beschäftigungsformen

Geht man der Frage nach, inwiefern atypische Beschäftigungsformen – definiert als Abweichungen vom Normalarbeitsverhältnis – während der COVID-Pandemie zugenommen haben, ergibt sich das in der Abb. 2 angeführte Bild. Auch hier lassen sich im Vergleich zu 2019 keine gravierenden Veränderungen feststellen, was zum

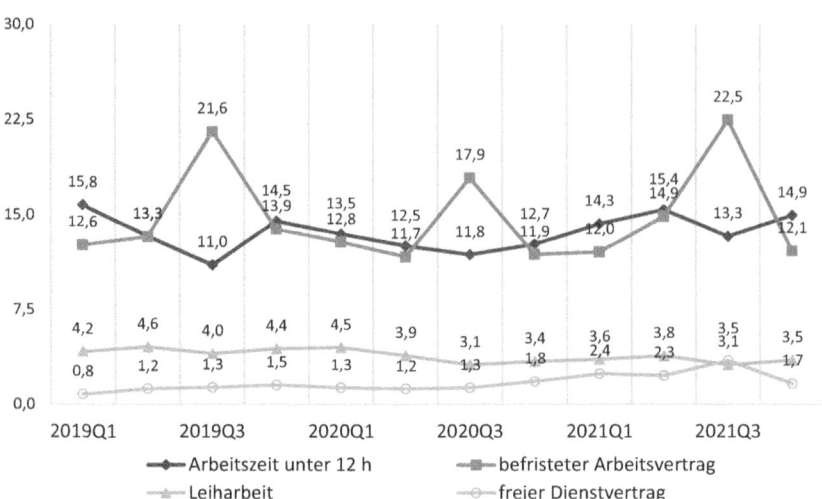

Abb. 2 Atypische Beschäftigungsformen junger Menschen (15- bis 24-Jährige) in Österreich. (Quelle: MZ2019–2021, eigene Berechnungen, 15- bis 24-Jährige in Erwerbstätigkeit (ohne Lehrlinge); Anmerkungen: Lehrlinge wurden aus der Berechnung ausgeschlossen, da ihr Lehrvertrag befristet ist, dies aber ihrem Normalarbeitsverhältnis entspricht. Zeitreihenbruch ab 1. Quartal 2021 (siehe Kap. 3). ZVF hier nicht berücksichtigt, da keine speziellen Werte für atypische Beschäftigungsformen publiziert sind)

Teil aber dadurch bedingt ist, dass sich bereits 2019 ein nicht unwesentlicher Teil von jungen Menschen in atypischen Beschäftigungsformen befand. Wenn man die Sommermonate weglässt, haben etwa 13 % ein befristetes Arbeitsverhältnis und 15 % arbeiten weniger als 12 h. Im ersten Covid-Jahr 2020 gingen die Werte beider Variablen etwas zurück, 2021 wurde bereits wieder das Ausgangsniveau erreicht. Der Anteil der über Zeitarbeits- und Leiharbeitsfirmen beschäftigten jungen Menschen lag 2019 bei ca. 4 % und ist im Unterschied zu den beiden anderen Indikatoren – unabhängig von den Sommermonaten. Er ging in den beiden Jahren der COVID-Pandemie leicht zurück, während sich der Anteil der jungen Menschen in freien Dienstverträgen bis zum dritten Quartal 2021 erhöht.

Die hier ausgewählten Indikatoren der atypischen Beschäftigung entsprechen jenen von Knittler und Stadler (2012). Die beiden Autorinnen untersuchen in ihrer Arbeit wie sich atypische Beschäftigungsformen während der Finanzkrise in Österreich entwickelt haben. Ihre Analysen zeigen, dass sich während der Finanzkrise und unmittelbar danach eine leichte Verschiebung in Richtung atypischer Beschäftigungsformen beobachten lässt, wobei die Krise unterschiedliche

Effekte auf die einzelnen atypischen Arbeitsformen hatte. Leiharbeit ging zurück, während geringfügige Beschäftigungen und Befristungen ganz leicht zunahmen. Im Vergleich zu den vorausgehenden Jahren hat sich der Trend in Richtung atypischer Arbeitsform im unmittelbaren Krisenjahr abgeschwächt. Während der Corona-Pandemie lässt sich ein ähnliches Muster beobachten: ein leichter Rückgang bei der Leiharbeit sowie ein geringfügiger Anstieg bei den geringfügig Beschäftigten und den freien Dienstverträgen. In Summe zeigt sich für 2020 aber ein geringfügiger Rückgang, 2021 dann ein leichter Anstieg: Der Anteil der jungen erwerbstätigen Menschen (ohne Lehrlinge) mit mindestens einer atypischen Arbeitsform ging von 30 % auf 27 % im Jahr 2021 zurück und erhöhte sich 2021 auf 31 %. Eine Ursache für den Rückgang ist, dass im Sommer 2020 weniger befristete (Ferial-)Jobs verfügbar waren. Eine andere, dass Personen mit atypischen Beschäftigungsverhältnissen ein höheres Arbeitslosigkeitsrisiko haben und damit häufiger aus dem Arbeitsmarkt ausschieden.

Atypische Beschäftigungsformen werden oft mit prekären Arbeitsverhältnissen gleichgesetzt. Diese Gleichsetzung ist problematisch. Der Begriff „prekär" bezeichnet Unsicherheit, Ungewissheit und meint in Bezug auf Arbeitsverhältnisse, dass diese nicht existenzsichernd sind, mit wenig oder keiner gesellschaftlichen Integration und Anerkennung verbunden sind und eine dauerhafte Lebensplanung erschweren (Seckauer und Stelzer-Orthofer 2020). Der Begriff prekär bezieht sich somit auf die Folgen von Arbeitsverhältnissen, während sich der Begriff atypisch auf formale Aspekte der Beschäftigung bezieht. Obwohl eine Gleichsetzung von atypischer mit prekären Beschäftigung nicht zulässig ist, weisen atypische Arbeitsverhältnisse ein höheres Prekaritätsrisiko auf (Knittler und Stadler 2012). Das ist insbesondere bei jenen Jugendlichen der Fall, die die Schule frühzeitig verlassen haben. Sie befinden sich im Vergleich zu den erwerbstätigen Jugendlichen mit einem über die Pflichtschule hinausgehenden Schulabschluss häufiger in atypischen Beschäftigungsformen (siehe unten).

Am häufigsten treten atypische Arbeitsformen bei Schüler*innen und Studierenden auf, wenn diese eine Erwerbstätigkeit ausüben. Es handelt sich dabei oft um eine geringfügige Tätigkeit, die z. B. während des Semesters oder der Schulzeit ausgeübt wird, oder um eine befristete Tätigkeit in den Ferien. Inwieweit es sich dabei um prekäre Arbeits- bzw. Lebensverhältnisse handelt, lässt sich mit dem MZ nicht beurteilen. Entsprechend der Studierenden-Sozialerhebung 2019 geben 69 % der erwerbstätigen Studierenden an, dass die Erwerbstätigkeit zur Bestreitung des Lebensunterhalts unbedingt notwendig sei (Unger et al. 2020, S. 244). Für diese Gruppe ist anzunehmen, dass die COVID-Pandemie zu einer angespannten finanziellen Situation geführt hat, falls sie arbeitslos geworden sind oder sie keine Beschäftigung (z. B. in den Ferien) fanden.

Arbeitslosigkeit

Betrachtet man die Entwicklung der Arbeitslosenquote von Jugendlichen (Abb. 3), so zeigt sich während der Corona-Pandemie im ersten und zweiten Quartal wieder ein deutlicher Anstieg. Im 2. Quartal 2020 lag die Jugendarbeitslosenquote mit 11,7 % um 3,3 %-Punkte über dem Vorkrisenniveau (bzw. mit 13,9 % um 5,1 %-Punkte unter Berücksichtigung des Zeitreihenverknüpfungsfaktors). Anschließend gingen die Werte zurück, um im 1. Quartal 2021 während der zweiten Welle, die von Oktober 2020 bis Jänner 2021 ging (Pollak et al. 2021), erneut auf 13,3 % zu steigen, womit die Quote um 5,6 %-Punkte bzw. 4,2 %- Punkte über dem Vorkrisenniveau lag. Anschließend ließen Lockerungen und der einsetzende Konjunkturaufschwung die Jugendarbeitslosenquote deutlich sinken. Im vierten Quartal lag die Jugendarbeitslosenquote in etwa auf dem Vor-Pandemie-Niveau.

Absolut betrachtet (siehe Tab. 1) ist die Jugendarbeitslosigkeit in Österreich von 44.100 (ohne ZVF) bzw. von 47.400 (mit ZVF) im Jahr 2019 auf 55.300 (2021) gestiegen. Die Zahl der arbeitslosen Jugendlichen und jungen Erwachsenen

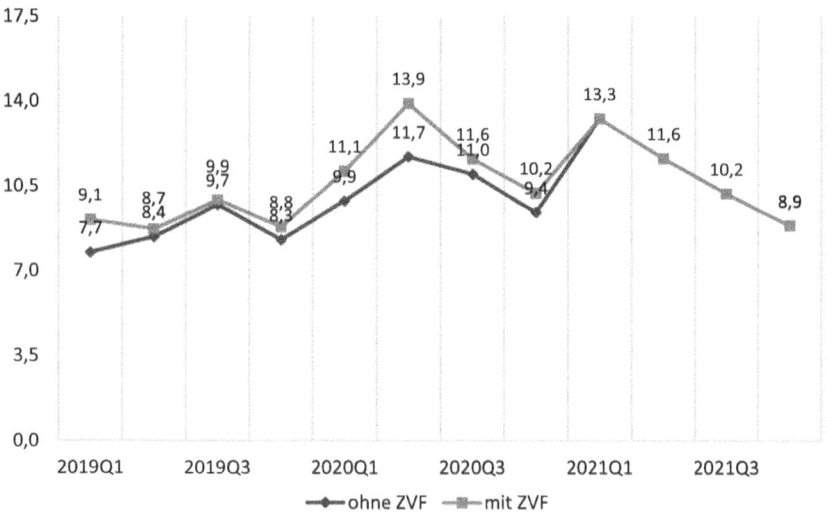

Abb. 3 Arbeitslosenquote junger Menschen (15- bis 24-Jährige) in Österreich. (Quelle: MZ2019–2021, eigene Berechnungen, 15–24-Jährige; Anmerkungen: ZVF = Zeitreihenverknüpfungsfaktor zur Korrektur des Zeitreihenbruchs ab 1. Quartal 2021 (siehe Kap. 3))

stieg somit im Jahr 2020 um 20,5 % (ohne ZVF) bzw. 25,4 % (mit ZVF). Im Jahr 2021 sind Zuwächse um 25,3 % (ohne ZVF) bzw. 16,8 % (mit ZVF) zu beobachten. Die Erfahrungen der Finanz- und Wirtschaftskrise haben aber gezeigt, dass die Jugendarbeitslosigkeit zeitverzögert und auch während einer konjunkturellen Erholung steigen bzw. ihren Höhepunkt erreichen kann, sodass nicht ausgeschlossen werden, dass dies auch nach der COVID-Pandemie der Fall sein wird, wobei derzeit die Effekte des Ukraine-Kriegs noch nicht abschätzbar sind.

NEET-Quote

Die Arbeitslosenquote ist ein wichtiger Indikator. Sie vermittelt aber nur ein unvollständiges Bild über die Ausgrenzungsgefährdung von jungen Menschen, da in der Betrachtung z. B. junge Menschen aus der Berechnung der Arbeitslosigkeit ausgeschlossen werden, die die Arbeitssuche eingestellt haben und sich auch nicht mehr im Bildungssystem oder in einer Trainingsmaßnahme befinden. Daher ist es heute üblich, als ergänzenden Indikator den NEET-Status (not in employment, education or training) zu betrachten. Dieser liegt vor, wenn ein junger Mensch nicht erwerbstätig ist, sich nicht mehr im Bildungssystem befindet und auch an keiner Trainingsmaßnahme teilnimmt. Als NEET-Jugendliche und junge Erwachsene gelten somit Arbeitslose und Nicht-Erwerbspersonen, sofern sie nicht mehr eine Bildungseinrichtung besuchen und an keiner Trainingsmaßnahme teilnehmen. Schulungsteilnehmer*innen entsprechend dem MZ sind also keine NEET-Jugendliche.

Parallel zur Arbeitslosenquote führte der erste Lockdown im 2. Quartal 2020 zu einem deutlichen Anstieg der NEET-Quote (Abb. 4). Anschließend gingen die Quoten zurück und pendelten sich auf einem Niveau von 7,5 % bis 7,7 % ein. Im 3. Quartal 2021 kam es zu einem vorübergehenden Anstieg, der dadurch bedingt war, dass sich NEET-Jugendliche nach dem Abschluss der Schule in einer Warteposition befanden, bevor sie im Herbst mit einem Studium oder einer Erwerbstätigkeit begannen oder den Zivil-/Präsenzdienst antraten. Absolut betrachtet befanden sich 2021 ca. 76.000 junge Menschen in einem NEET-Status.

Besonders betroffene Gruppen

Untersucht man, welche jungen Menschen während der Corona-Pandemie besonders stark von negativen Auswirkungen am Arbeitsmarkt betroffen waren,

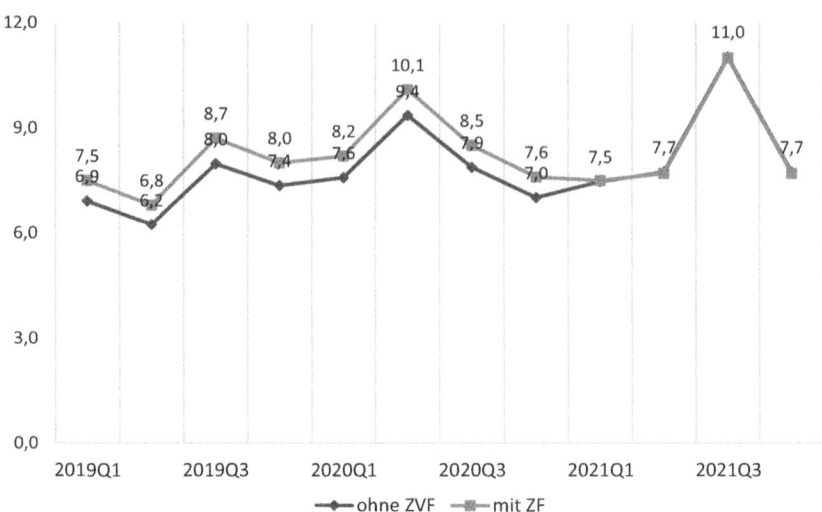

Abb. 4 NEET-Quote junger Menschen (15- bis 24-Jährige) in Österreich. (Quelle: MZ2019–2021, 15- bis 24-Jährige, ohne Zivil- und Präsenzdiener; Anmerkungen: ZVF = Zeitreihenverknüpfungsfaktor zur Korrektur des Zeitreihenbruchs ab 1. Quartal 2021 (siehe Kap. 3). Da dieser für die NEET-Quote nicht verfügbar sind, wurden die Eurostat-Daten (Variable: lfsi_neet_q) verwendet, die bereits korrigiert erscheinen)

so zeigt sich, dass Jugendliche, die bereits vor der Krise von ungünstigen Arbeitsbedingungen (atypischen Beschäftigungsformen), von Arbeitslosigkeit oder von Ausgrenzungsgefährdung häufiger betroffen waren, auch während der Corona-Pandemie diesbezüglich höhere Risiken hatten. Das betrifft vor allem frühe Schulabgänger*innen, also junge Menschen, die mit keinem über die Pflichtschule hinausgehenden Schulabschluss das Bildungssystem verlassen haben, und damit zusammenhängend junge Menschen mit Migrationshintergrund und/oder – mit Rückgriff auf die Literatur (Steiner et al. 2016), da im MZ nicht direkt erhoben – mit Eltern, die nur über eine geringe Bildung oder einen geringen sozio-ökonomischen Status verfügen, sowie Burschen.

Nach Bildungsstatus – abgesehen von Jugendlichen, die sich noch im Bildungssystem befinden – hatten frühe Schulabgänger*innen bereits vor der Pandemie ein höheres Risiko einer atypischen Beschäftigung, von Arbeitslosigkeit und eines Auftretens eines NEET-Status (siehe Tab. 2). Im Ersten Corona-Jahr gingen die Differenzen bei den atypischen Beschäftigten zurück, während jene in der Arbeitslosigkeit und im NEET-Status im Vergleich zur erwerbstätigen

Tab. 2 Atypische Beschäftigung, Arbeitslosigkeit und NEET-Status junger Menschen (15 bis 24 Jahre) in Österreich nach Bildungsstatus

Bildungsstatus	Atypisch	Arbeitslos	NEET
2019			
Nicht mehr im Bildungssystem, früher Schulabgang (1)	26,7	32,4	39,9
Nicht mehr im Bildungssystem, kein früher Schulabgang (2)	14,5	7,1	12,3
Noch im Bildungssystem (3)	67,6	4,7	0,0
Differenz von (1) und (2)	12,2	25,3	27,6
2020			
Nicht mehr im Bildungssystem, früher Schulabgang (1)	22,8	40,3	47,2
Nicht mehr im Bildungssystem, kein früher Schulabgang (2)	12,9	9,0	13,7
Noch im Bildungssystem (3)	65,0	5,4	0,0
Differenz von (1) und (2)	9,9	31,3	33,5
2021			
Nicht mehr im Bildungssystem, früher Schulabgang (1)	26,4	36,0	46,6
Nicht mehr im Bildungssystem, kein früher Schulabgang (2)	15,8	8,7	14,6
Noch im Bildungssystem (3)	66,2	7,4	0,0
Differenz von (1) und (2)	10,6	27,3	32,0

Quelle: MZ2019–2021, eigene Berechnungen, 15- bis 24-Jährige
Anmerkungen: Atypisch = Prozentuierungsbasis bilden Erwerbstätige ohne Lehrlinge, Arbeitslos = Prozentuierungsbasis bilden Erwerbstätige (inklusive Lehrlinge) und Arbeitslose, NEET = Prozentuierungsbasis bilden alle 15- bis 24-Jährigen außer Zivil- und Präsenzdiener

jungen Menschen ohne frühen Schulabgang stiegen. Frühe Schulabgänger*innen verloren häufiger ihre atypische Beschäftigung, wurden häufiger arbeitslos und gerieten in einen NEET-Status. Im Jahr 2021 ging die stärkere Betroffenheit wieder etwas zurück, lag aber noch über 2019, wobei hier bei der Interpretation wegen des Zeitreihenbruchs Vorsicht angebracht ist. Insgesamt befanden sich 26,4 % der erwerbstätigen frühen Schulabgänger*innen in einem atypischen Beschäftigungsverhältnis. Die Arbeitslosenquote betrug 36,0 % und fast jeder Zweite war in einem NEET-Status.

Insgesamt gab es 2021 ca. 82.500 frühe Schulabgänger*innen[3] in der Gruppe der 15- bis 24-Jährigen. Von diesen waren 8700 atypisch beschäftigt, 18.500 arbeitslos und 37.200 in einem NEET-Status (arbeitslose Jugendliche ohne Teilnahme an einer Trainingsmaßnahme im NEET-Status inkludiert).

Ähnliche Muster – mit Abweichungen in einzelnen Indikatoren finden wir beim Migrationshintergrund und beim Geschlecht. Interessant ist auch der Befund, dass die Unterschiede zwischen den Bundesländern im ersten Jahr der COVID-Pandemie abgenommen und sich anschließend wieder erhöht haben.

5   Zusammenfassung und Schlussfolgerungen

Insgesamt lässt sich festhalten, dass die COVID-Pandemie weitreichende Auswirkungen auf die Arbeitsmarktintegration der jungen Menschen hatte. Im ersten Jahr der COVID-Pandemie ging die Zahl der erwerbstätigen jungen Menschen zurück, die Zahl der arbeitslosen Jugendlichen und jungen Menschen sowie jene im NEET-Status erhöhte sich, während atypische Beschäftigungsformen leicht sanken. Im zweiten Jahr der COVID-Pandemie verbesserten sich die Werte, erreichten aber nicht durchgehend das Niveau von 2019.

Die Auswirkungen fielen insgesamt aber geringer aus als zu Beginn befürchtet. Eine wesentliche Ursache dafür waren die von der Bundesregierung gesetzten arbeitsmarktpolitischen Maßnahmen, wie z. B. Kurzarbeit. Weiters ist anzunehmen, dass sich der eingeführte Lehrlingsbonus trotz möglicher Mitnahmeeffekte kurzfristig positiv auf das Lehrstellenangebot ausgewirkt hat (Tamesberger und Bacher 2021). Unterstützend kam ein demographischer Rückgang hinzu, der zu einer Reduktion des Arbeitskräfteangebots führte. Auch Ausweichmöglichkeiten in Richtung Zivil- und Präsenzdienst wurden von der Jugendlichen häufiger gewählt. Im ersten Corona-Jahr lässt sich auch ein Anstieg der Schüler*innen im Alter von 15 bis 18 Jahren beobachten. Schließlich zeigten junge Menschen auch eine hohe Anpassungsfähigkeit, indem sie Wirtschaftszweige mit einer gestiegenen Arbeitsnachfrage während der Corona-Pandemie, wie z. B. Gesundheits- und Sozialwesen, Handel oder Bau, wählten. Die Beschäftigungsveränderungen zeigen auch, dass die COVID-Pandemie zu einem gewissen Strukturwandel beigetragen hat und Jugendliche durchaus ein

---

[3] inklusive der Schulabbrecher*innen, die nach drei Jahren eine BHS verlassen haben. Sie werden in der Statistik nicht als frühe Schulabgänger*innen gezählt, hier aber dieser Gruppe zugerechnet.

Sensorium gehabt haben in Bezug auf Arbeitsmarktrisiken und Perspektiven einer Branche.

Die Situation der frühen Schulabgänger*innen, die bereits vor der Krise ein deutlich höheres Arbeits- und NEET-Risiko aufwiesen und auch häufiger atypisch beschäftigt waren, verschlechterte sich dagegen deutlicher als die der anderen jungen Menschen. Die vorliegende Analyse bestätigt somit eine Polarisierungsthese, dass die Pandemie bestehende Benachteiligungen und Ungleichheiten verstärkt hat. Die COVID-Pandemie hat somit gesellschaftliche Integrationsprozess aufgebrochen und verzögert. Wenig bekannt ist derzeit über die sogenannten Scarring-Effects – also „Narben", die Jugendlichen längerfristig anhaften (Arulampalam et al. 2001; Clark et al. 2001; Gregg 2001; Gregg und Tominey 2005; Schmillen und Umkehrer 2013). Auch wenn sich derzeit die Arbeitsmarktlage für Jugendliche entspannt, ist nicht auszuschließen, dass durch zeitverzögert Effekte die Arbeitslosigkeit noch mal steigt und vor allem gesundheitliche Probleme bei jungen Menschen zunehmen könnten (Zandonella 2022).

Es ist daher dringend notwendig, Maßnahmen zur Integration von jungen Menschen in den Arbeitsmarkt fortzusetzen bzw. zu intensivieren und durch neue zu ergänzen (Bacher 2022). Besonders zu nennen sind hier zum einen präventive Maßnahmen zur Vermeidung eines frühen Schulabgangs (Lyche 2010; Bacher 2022), aber auch zum anderen konkrete Integrationsmaßnahmen für die frühen Schulabgänger*innen, die bereits die Schule verlassen haben (Lachmayr und Mayerl 2020; Steiner et al. 2019; Lyche 2010; Bacher 2022). Aufgrund erster Studien zu den psycho-sozialen Auswirkungen der COVID-Pandemie (Zandonella 2022; Dale et al. 2021), aber auch älterer Studien zur psychischen Gesundheit von NEET-Jugendlichen (Bacher et al. 2016) kann empfohlen werden, die psycho-soziale Versorgung für Jugendliche in Österreich zielgerichtet, dezentral und niederschwellig auszubauen. Darüber hinaus braucht es auch demokratiepolitische Maßnahmen, da sich Jugendliche zunehmend von der Politik ignoriert und nicht vertreten fühlen (Zandonella 2022).

Anhang

(Siehe Tab. A1 und A2).

Tab. A1 Erwerbstätigkeit junger Menschen (15- bis 64-jährige) nach Wirtschaftszweigen 2019 bis 2021

Wirtschaftszweig	Spaltenprozent			Relative Veränderung zu 2019		
	2019	2020	2021	2019	2020	2021
Handel; Instandhaltung und Reparatur von Kraftfahrzeugen	20,3	21,7	20,1	100	103	94
Herstellung von Waren	17,8	17,1	18,7	100	92	100
Beherbergung und Gastronomie	9,6	7,6	7,2	100	76	71
Bau	9,4	10,9	10,8	100	111	110
Gesundheits- und Sozialwesen	6,7	7,9	7,6	100	113	108
Erbringung von freiberuflichen, wissenschaftlichen und technischen Dienstleistungen	5,7	5,6	5,3	100	94	87
Öffentliche Verwaltung, Verteidigung, Sozialversicherung	4,9	4,3	5,1	100	84	99
Erziehung und Unterricht	4,5	4,4	5,6	100	93	117
Verkehr und Lagerei	4,0	4,4	4,1	100	106	98
Erbringung von sonstigen wirtschaftlichen Dienstleistungen	3,9	3,0	2,6	100	75	65
Erbringung von sonstigen Dienstleistungen	2,9	3,1	2,2	100	100	72
Information und Kommunication	2,6	2,2	2,7	100	82	102
Land- und Forstwirtschaft; Fischerei	2,3	2,4	2,2	100	99	88
Erbringung von Finanz- und Versicherungs-Dienstleistungen	2,2	2,2	2,3	100	98	100
Kunst, Unterhaltung und Erholung	1,5	1,8	1,6	100	111	99
Grundstücks- und Wohnungswesen	0,6	0,5	0,6	100	77	91
Energieversorgung	0,5	0,7	0,6	100	138	122
Andere	0,5	0,3	0,6	100	63	112
Gesamt	100,0	100,0	100,0			
n	472.599	454.281	449.236	100	95	96

Quelle: MZ2019–2021, eigene Berechnungen, 15- bis 24-Jährige

Tab. A2 Lehrlinge nach Wirtschaftszweigen 2019 bis 2021

Wirtschaftszweig	Spaltenprozente			Relative Veränderungen gegenüber 2019		
	2019	2020	2021	2019	2020	2021
Herstellungen von Waren	25,3	22,9	24,3	100	98	98
Handel; Instandhaltung und Reparatur von Kraftfahrzeugen	22,6	23,3	23,8	100	112	107
Bau	16,8	18,8	18,4	100	121	112
Beherbergung und Gastronomie	6,4	5,5	5,6	100	93	89
Gesundheits- und Sozialwesen	5,9	5,3	4,6	100	97	79
Erbringung von sonstigen Dienstleistungen	5,8	5,0	3,3	100	93	58
Erbringung von freiberuflichen, wissenschaftlichen und technischen Dienstleistungen	3,9	3,1	2,8	100	85	74
Erziehung und Unterricht	2,9	1,7	2,3	100	66	80
Öffentliche Verwaltung, Verteidigung, Sozialversicherung	2,7	3,3	5,3	100	130	199
Verkehr und Lagerei	2,0	4,9	3,1	100	265	160
Land- und Forstwirtschaft; Fischerei	1,3	1,1	0,6	100	88	47
Erbringung von sonstigen wirtschaftlichen Dienstleistungen	1,3	1,4	1,4	100	114	106
Erbringung von finanz- und versicherungs-dienstleistungen	1,1	0,9	1,1	100	87	104
Information und Kommunikation	1,1	1,2	1,1	100	120	102
Kunst, Unterhaltung und Erholung	0,4	0,7	0,8	100	206	218
Andere		0,8	1,1	1,6	100	152	206
Gesamt	100	100	100			
n	104.453	113.046	106.236	100	108	102

Quelle: MZ2019–2021, eigene Berechnungen
Anmerkungen: Alle Lehrlinge ohne Altersbegrenzung auf 15 bis 24 Jahre

Literatur

Arulampalam, Wiji. 2001. Is Unemployment Really Scarring? Effects of Unemployment Experiences on Wages. *The Economic Journal* 111 (475): F585–F606. doi: https://doi.org/10.1111/1468-0297.00664.

Arulampalam, Wiji, Paul Gregg, und Mary Gregory. 2001. Introduction: Unemployment Scarring. *The Economic Journal* 111 (475): F577–F584.

Bacher, Johann. 2022. Über 100.000 Junge von 20 bis 29 Jahren mit geringer Bildung: wirksame Angebote nötig! https://awblog.at/ueber-100-000-junge-von-20-bis-29-jahren-mit-geringer-bildung/. Zugegriffen: 03. Juni 2022.

Bacher, Johann, Koblbauer Christine, Thomas Lankmayer, Gerald Pruckner, Sandra Rigler, Thomas Schober, und Dennis Tamesberger. 2016. *Psychische und physische Gesundheitsbeeinträchtigung im Jugendalter.* Linz: IBE.

Bartley, M. 1994. Unemployment and ill health: understanding the relationship. *Journal of epidemiology and community health* 48 (4): 333–337. doi: https://doi.org/10.1136/jech.48.4.333.

Bell, David N. F., und David Blanchflower. 2011. Young people and the Great Recession. *Oxford Review of Economic Policy* 27 (2): 241–267.

Blossfeld, Hans-Peter. 2006. Globalisierung, wachsende Unsicherheit und die Veränderung der Chancen der jungen Generation in modernen Gesellschaften. *Arbeit* 15 (3): 151–166. doi: https://doi.org/10.1515/arbeit-2006-0303.

Breen, Richard. 2005. Explaining Cross-National Variation in Youth Unemployment: Market and Institutional Factors. *European Sociological Review* (21): 125–134.

Bundesministerium für Bildung, Wissenschaft und Forschung. 2021. *Sichere Schule – Schulbetrieb im Schuljahr 2021/22: Erlass des BMBWF GZ 2021-0.796.507.* Wien: BMBWF.

Bundesministerium für Landesverteidigung. 2020. *Aufschub-Präsenzdienst: Was sagen Soldaten, deren Grundwehrdienst verlängert wurde?* Wien.

Clark, Andrew, Yannis Georgellis, und Peter Sanfey. 2001. Scarring: The Psychological Impact of Past Unemployment. *Economica* 68 (270): 221–241. doi: https://doi.org/10.1111/1468-0335.00243.

Dale, Rachel, Andrea Jesser, Teresa O'Rourke, Thomas Probst, Elke Humer, und Christoph Pieh. 2021. *Mental health burden of high school students 1.5 years after the beginning of the COVID-19 pandemic in Austria.* Krems: Donauuniversität.

Dietrich, Hans. 2013. Youth unemployment in the period 2001–2010 and the European crisis – looking at the empirical evidence. *Transfer: European Review of Labour and Research* 19 (3): 305–324. doi: https://doi.org/10.1177/1024258913495147.

Ellwood, David. 1979. *Teenage Unemployment: Permanent Scars or Temporary Blemishes?* Cambridge, MA: National Bureau of Economic Research.

Eurofund. 2011. Young people and NEETs in Europe. First findings. https://www.eurofound.europa.eu/publications/htmlfiles/ef1172.htm.

European Labour Force Survey. What is the EU Labour Force Survey? https://ec.europa.eu/eurostat/web/lfs. Zugegriffen: 27. Mai 2022.

Gregg, Paul. 2001. The Impact of Youth Unemployment on Adult Unemployment in the NCDS. *The Economic Journal* 111 (475): F626–F653. doi: https://doi.org/10.1111/1468-0297.00666.

Gregg, Paul, und Emma Tominey. 2005. The wage scar from male youth unemployment. *Labour Economics* 12 (4): 487–509. doi: https://doi.org/10.1016/j.labeco.2005.05.004.

Gumprecht, Daniela. 2016. Arbeitslos ist nicht gleich arbeitslos. Internationale und nationale Definition von Arbeitslosigkeit in Österreich. *Statistische Nachrichten* (5): 336–347.

Haslinger, Alois, und Josef Kytir. 2006. Stichprobendesign, Stichprobenziehung und Hochrechnung des Mikrozensus ab 2004. *Longitudinal and Life Course Studies* (6): 510–519.

Holleder, Alfons. 2008. Psychische Gesundheit im Fall von Arbeitslosigkeit. *Praktische Arbeitsmedizin* (12): 29–32.

Hurrelmann, Klaus, und Gudrun Quenzel. 2016. *Lebensphase Jugend: Eine Einführung in die sozialwissenschaftliche Jugendforschung*, 13. Aufl. Weinheim, Basel: Beltz Juventa.

Knittler, Käthe. 2017. Die Definition macht die Zahl. Arbeitslosigkeit nach nationaler und internationaler Definition im Vergleich. *Statistische Nachrichten* (7): 180–191.

Knittler, Käthe, und Bettina Stadler. 2012. Atypische Beschäftigung während der Krise nach soziodemographischen Merkmalen. *Statistische Nachrichten* (7): 476–495.

Korenman, Sanders, und David Neumark. 2000. Cohort Crowding and Youth Labor Markets (A Cross-National Analysis). In *Youth Employment and Joblessness in Advanced Countries*, 57–106: National Bureau of Economic Research, Inc.

Lachmayr, Norbert, und Martin Mayerl. 2020. *Berufliche Weiterbildung formal gering qualifizierter Personen*. Wien: AMS.

Lyche, Cecilia S. 2010. Taking on the Completion Challenge: A Literature Review on Policies to Prevent Dropout and Early School Leaving. Paris: OECD.

Mroz, Thomas A., und Timothy H. Savage. 2006. The Long-Term Effects of Youth Unemployment. *Journal of Human Resources* XLI (2): 259–293. doi: https://doi.org/10.3368/jhr.XLI.2.259.

O'Higgins, Niall. 2012. This Time It's Different? Youth Labour Markets During 'The Great Recession'. *Comparative Economic Studies* 54: 395–412. doi: https://doi.org/10.1057/ces.2012.15.

ORF. 2021. *Bisher 40 Mio. Euro für Lehrlingsbonus ausbezahlt*. Wien. https://orf.at/stories/3202473/. Zugegriffen: 03. Juni 2022

Paul, Karsten, und Klaus Moser. 2001. Negatives psychisches Befinden als Wirkung und als Ursache von Arbeitslosigkeit: Ergebnisse einer Metaanalyse. In *Erwerbslosigkeit*, Hrsg. Jeannette Zempel, Johann Bacher und Klaus Moser, 83–110. Wiesbaden: VS Verlag für Sozialwissenschaften.

Paul, Karsten I., und Klaus Moser. 2009. Unemployment impairs mental health: Meta-analyses. *Journal of Vocational Behavior* 74 (3): 264–282. doi: https://doi.org/10.1016/j.jvb.2009.01.001.

Pollak, Markus, Nikolaus Kowarz, und Julia Partheymüller. 2021. Chronologie zur Corona-Krise in Österreich - Teil 4: Erneute Lockdowns, Massentests und der Beginn der Impfkampagne. http://bit.ly/corona-blog100. Zugegriffen: 25. April 2022.

Quintini, Glenda, John P. Martin, und Sébastien Martin. 2007. *The Changing Nature of the School-to-Work Transition Process in OECD Countries*. Bonn: IZA.

Scarpetta, Stefano, Anne Sonnet, und Thomas Manfred. 2010. *Rising youth unemployment during the crisis: how to prevent negative long-term consequences on a generation?* Paris: OECD.

Schmillen, Achim, und Matthias Umkehrer. 2013. *The Scars of Youth: Effects of Early-Career Unemployment on Future Unemployment Experience*. Nürnberg: IAB.

Schoon, Ingrid, und John Bynner. 2019. Young people and the Great Recession: Variations in the school-to-work transition in Europe and the United States. *Longitudinal and Life Course Studies* 10 (2): 153–173. doi: https://doi.org/10.1332/175795919X15514456677349.

Schulten, Thorsten, und Torsten Müller. 2020. *Kurzarbeitergeld in der Corona-Krise: Aktuelle Regelungen in Deutschland und Europa*. Düsseldorf: WSI.

Seckauer, Hansjörg, und Christine Stelzer-Orthofer. 2020. Prekäre Beschäftigung in Zeiten von Corona. In *Virenregime: Wie die Coronakrise unsere Welt verändert: Befunde, Analyse, Anregungen*, Hrsg. Thomas Schmidinger und Josef Weidenholzer, 378–393. Wien: bahoe books.

Sengenberger, Werner (Hrsg.). 1978. *Der gespaltene Arbeitsmarkt: Probleme d. Arbeitsmarktsegmentation*. Frankfurt/Main, New York: Campus-Verlag.

Shavit, Yossi, und Walter Muller. 2000. Vocational Secondary Education. *European Societies* 2 (1): 29–50. doi: https://doi.org/10.1080/146166900360710.

Statistik Austria. 2021. *Frequently Asked Questions: Änderungen im Mikrozensus ab 2021*. Wien: Statistik Austria.

Steiner, Mario, Gabriele Pessl, und Michael Bruneforth. 2016. *Früher Bildungsabbruch – Neue Erkenntnisse zu Ausmaß und Ursachen*. Wien: IHS.

Steiner, Mario, Gabriele Pessl, Andrea Leitner, Thomas Davoine, Susanne Forstner, Isabella Juen, Maria Köpping, Ana Sticker, Veronika Litschel, Roland Löffler, und Alexander Petanovitsch. 2019. *AusBildung bis 18: Wissenschaftliche Begleitung der Implementierung und Umsetzung des Ausbildungspflichtgesetzes*. Wien: IHS.

Tamesberger, Dennis. 2014. Jugendarbeitslosigkeit in Europa: Eine Beschreibung des Problemausmaßes und der Folgen. *WISO 37* (1): 140–156.

Tamesberger, Dennis. 2015. Jugendarbeitslosigkeit: Der Einfluss von institutionellen, politischen und individuellen Faktoren: Essays zu Jugendarbeitslosigkeit, Dissertation: JKU Linz.

Tamesberger, Dennis, und Johann Bacher. 2021. Jugendarbeitslosigkeit und Jugendbeschäftigung in der Corona-Krise 2020. *WISO 44* (1): 33–61.

Unger, Martin, David Binder, Anna Dibiasi, Judith Engleder, Nina Schubert, Berta Terzieva, Bianca Thaler, Sarah Zaussinger, und Vlasta Zucha. 2020. *Studierenden-Sozialerhebung 2019 – Kernbericht*. Wien: IHS.

Wolbers, Maarten H. J. 2007. Patterns of Labour Market Entry: A Comparative Perspective on School-to-Work Transitions in 11 European Countries. *Acta Sociologica* 50 (3): 189–210.

Zandonella, Martina. 2022. Generation… Krise!? So kann es nicht weitergehen! https://www.sora.at/nc/news-presse/news/news-einzelansicht/news/so-kann-es-nicht-weitergehen-1106.html. Zugegriffen: 25. April 2022.

Johann Bacher ist Professor für Soziologie an der Johannes Kepler Universität Linz.

Dennis Tamesberger ist Leiter des Teams Sozialpolitik der Arbeiterkammer Oberösterreich.

Corona, Kindergesundheit und Armut

Caroline Culen

1 Einleitung

Bedingungen für gesundes Aufwachsen

Kinder und Jugendliche brauchen für gesundes Aufwachsen verlässliche Beziehungen, ein sicheres und funktionierendes soziales Umfeld, gesunde Ernährung, ausreichend Bewegung, adequate Gesundheitsversorgung sowie die Möglichkeiten für Autonomieentwicklung, von Teilhabe und Zukunftsperspektiven.

Covid-19 als globaler Stressor

Covid-19 wirkte durch seine globale Ausbreitung mit unvorhersehbarer Dauer verbunden mit dem Gefühl von Kontrollverlust und zahlreichen Auswirkungen auf alle Lebensbereiche als multidimensionaler Stressor (Brakemeier u. a. 2020).

Corona belastete durch Ängste vor der Erkrankung oder vor Todesfällen, Unsicherheiten rund um die Impfung, durch die fehlenden sozialen Kontakte zu Freund*innen, zur Peergruppe oder zu getrenntlebenden Familienmitgliedern. *Homeschooling*, fehlende Infrastruktur und ausgesetzte Unterstützung erhöhten den familiären Stress. Kurzarbeit und unsichere Arbeitssituationen erhöhten die Sorgen um finanzielle Einbußen oder drohende Armut. Bestrebungen in Richtung

C. Culen (✉)
Österreichische Liga für Kinder- und Jugendgesundheit, Wien, Österreich
E-Mail: culen@kinderjugendgesundheit.at

N. Dimmel und G. Schweiger (Hrsg.), *Kinder und Jugendliche in pandemischer Gesellschaft*, https://doi.org/10.1007/978-3-658-39304-5_7

Autonomie wurden durch Lockdowns und Ausgangsbeschränkungen teilweise verunmöglicht, Zukunftsperspektiven verdüsterten sich.

Zusammenhang Armut und Gesundheit

Österreich ist ein reiches Land. Dennoch können auch bei uns viele Menschen ihre täglichen Kosten nur schwer bestreiten. Kinderbetreuungspflichten und damit verbundene Einkommensverluste spielen dabei eine große Rolle, Kinder von Alleinerziehenden sind davon besonders oft betroffen. Die geringeren Einkommen von Frauen, Unterhaltsbeiträge in oft unzureichender Höhe und die Tatsache, dass Alleinerziehende neben der Betreuungsarbeit schwerer eine gut bezahlte und abgesicherte Arbeit finden, verstärken diese Probleme. Die Folgekosten von Armut, sozialer Ungleichheit und geringer Bildung für das Gesundheitswesen sind bekannt. Kinder in Armut werden öfter krank (Wickham u. a. 2017). Höheres Einkommen geht in der Regel mit einem besseren, niedriges mit einem schlechteren Gesundheitszustand einher. Verhaltensweisen wie Ernährung oder körperliche Aktivität, nicht beeinflussbare Gegebenheiten wie genetische Prädisposition oder das Alter, Faktoren wie soziale Unterstützung und nicht zuletzt der Zugang zu medizinischer Versorgung stellen wesentliche Einflussfaktoren auf Gesundheit und Wohlbefinden dar (Klimont und Baldaszti 2015). All diese Aspekte sind eng mit sozialen Teilhabemöglichkeiten und finanziellen Kapazitäten verbunden. Armut wirkt sich negativ auf die Gesundheitschancen der Menschen aus, denen weniger Ressourcen zur Förderung und Erhaltung ihrer Gesundheit zur Verfügung stehen. Die Lebenserwartung – nicht nur – in Österreich ist stark sozial determiniert. Zum anderen können auch gesundheitliche Einschränkungen selbst die Einkommenschancen nachteilig beeinflussen: Krankheiten und körperliche Einschränkungen führen oft zu verminderten Erwerbsmöglichkeiten, einem niedrigeren Einkommen und erhöhtem Risiko von Armut verbunden mit sozialer Ausgrenzung. (Lampert u. a. 2013).

Ausgaben für Gesundheitsleistungen

Personen aus einkommensschwachen Haushalten sind bereits ab dem Kindesalter bei der Inanspruchnahme von mit Kosten verbundenen Gesundheitsleistungen benachteiligt. Aufgrund der Korrelation von Einkommen und Bildung ist ein ähnlicher Zusammenhang zwischen niedriger bzw. hoher Bildung und schlechtem bzw. gutem Gesundheitszustand zu finden. Das gilt für eine Reihe von Gesundheitsdeterminanten wie Übergewicht/Adipositas, Bluthochdruck, Gesundheitskompetenz, Obst- und Gemüsekonsum, gesundheitswirksame Bewegung, Lebenserwartung, Lebenserwartung in Gesundheit, selbsteingeschätzte Gesundheit, chronische Krankheiten, Karies, gesundheitsbedingte Einschränkungen im Alltag und Lebensqualität (OECD Gesundheit 2015; Lamei u. a. 2015).

Kinder und Jugendliche in Österreich erhalten im akuten Erkrankungsfall oder auch bei schweren Erkrankungen meist sehr gute und kostengünstige bzw. kostenfreie Behandlung vor allem im Spitalskontext. Im niedergelassenen Bereich schaut es anders aus. Es gibt in Österreich eine rasche Entwicklung zu mehr Wahlärzt:innen und Privatärzt:innen, auch im Kinder- und Jugendbereich: vertraglich geregelte Arbeitszeiten mit Mindestöffnungszeiten dafür aber geringe finanzielle Abgeltung durch die Sozialversicherungen, viele Patient:innen und wenig Ressourcen für die Beratung und Behandlung machen die Arbeit als Kassenarzt oder Kassenärztin zunehmend unattraktiv für junge Mediziner:innen.

Die Versorgungswirksamkeit durch Wahlärzt:innen ist nicht leicht abzuschätzen, weil nicht alle privat bezahlten Rechnungen bei den Sozialversicherungen eingereicht werden. Die reine Anzahl von Wahlärzt:innen korreliert nicht mit einer bestimmten Anzahl von Leistungsstunden, da Arbeits- und Ordinationszeiten frei wählbar sind. Nach Schätzungen der Gesundheitsökonomie (Maria M. Hofmarcher, zitiert in *Der Standard* vom 20. April 2022) geben Österreicher:innen pro Jahr 550 Mio. für Wahlärzt:innen aus. Insgesamt stiegen die privaten Ausgaben für Gesundheit in den letzten Jahren etwas schneller als die Gesundheitsausgaben gesamt. Der Rechnungshofbericht von 2021 zeigte auf, dass zwischen 2008 und 2018 die Wahlärzt:innenhonorare von 4,6 % auf 6,4 % der gesamten Arzthonorare stiegen („Bericht des Rechnungshofes Ärztliche Versorgung im niedergelassenen Bereich" 2021).

Die Volkshilfe wertete im Jänner 2022 Angaben von über 500 Familien aus, die ein Jahr lang an dem Projekt „Existenzsicherung für armutsbetroffene und armutsgefährdete Kinder und Jugendliche in der Pandemie" teilgenommen hatten. Geplante Ausgaben im Bereich Gesundheit wurden von den wenigsten Familien genannt (zehn Prozent). Wenn doch, dann wurden Schwierigkeiten verbunden mit den Kosten für notwendige Therapien erwähnt. Dieses Ergebnis zeigt die Lücken in der Versorgung in Österreich auf und spiegelt den Mangel an kassenfinanzierten Therapieplätzen sowie der fehlenden Kostenübernahme durch die Krankenkassen bei anderweitigen Therapieangeboten wieder (Volkshilfe Österreich 2022).

2   Die familiäre Situation von Kindern und Jugendlichen in der Pandemie

Viele Familien meisterten die Zeit während der Eindämmungsmaßnahmen im ersten Lockdown im Frühjahr 2020 überwiegend gut (Schlack u. a. 2020). Eine der wichtigsten Ressourcen für die Bewältigung der Ausnahmesituation waren tragfähige Beziehungen innerhalb und außerhalb der Kernfamilie (Zartler et al. 2022). Mit zunehmender Dauer der Pandemie hinterließen die unterschiedlich kombinierten Maßnahmen zur Eindämmung der Covid-19 Infektionen wie erneute Schulschließungen, Ausgangsbeschränkungen, Homeofficevorgaben, Reiseeinschränkungen und Besuchsregelungen in Gesundheitseinrichtungen jedoch zunehmend Spuren bei allen Menschen, auch und verstärkt bei jungen Menschen.

Die Ausgangsbeschränkungen verbunden mit der Schließung von Schulen, Parks, Freizeiteinrichtungen, Jugendzentren u. v. m. bedeuteten wenig Ausweichchancen. Beengte Wohnungsverhältnisse, fehlende Ausweichmöglichkeiten und eingeschränkte Privatsphäre während der Quarantänemaßnahmen konnten so zu erhöhtem familiärem Stress und gehäufter familiärer Aggression sowie zu häuslicher Gewalt führen.

Insbesondere Jugendliche im Alter zwischen 16 und 19 Jahre erlebten das Zusammenleben mit der Familie als unangenehm. Fast die Hälfte von 1000 Befragten gaben an, dass die Familienmitglieder einander zunehmend auf „die Nerven gingen". Junge Menschen aus bildungsfernen oder sozioökonomisch weniger gut gestellten Umwelten blickten öfters düster in die Zukunft als bildungsnahe oder finanziell gut gestellte (Jugendwertestudie 2020: Der Corona-Report).

Die Schließungen der Betreuungs- und Bildungseinrichtungen und der damit einhergehende Verlust der gewohnten Tagesstruktur, Kontaktabbrüche durch *Social Distancing* und *Homeschooling,* dem eigenständigen Lernen zu Hause und vor dem Bildschirm, stellten hohe Anpassungsleistungen und erhebliche Herausforderungen für betroffene Kinder, Jugendliche und deren Familien dar (Schlack u. a. 2020).

Diese Ergebnisse spiegeln sich in einer qualitativen Längsschnittstudie des Instituts für Soziologie der Universität Wien, in der die Belastung durch die Beschränkung auf die eigenen vier Wände und die daraus entstehenden Konflikte beschrieben wurden. Die Datenerhebung begann mit Woche 1 des ersten Lockdowns im Frühjahr 2020. Homeoffice, Homeschooling und Familienleben waren kaum zu vereinbaren. Die Hälfte der Befragten erlebten mehr familiäre Konflikte als vor der Coronakrise. Kinderbetreuung war für über 40 % ein Problem, ergänzt durch die Aussetzung von therapeutischen oder psychosozialen Unterstützungsleistungen. Finanzielle Sorgen und Stress vervollständigten das

Bild. Alleinerziehende sowie Kinder, Jugendliche und Familien in Armutslagen zeigten sich besonders belastet (Zartler et al. 2022).

Ähnlich zeigen Daten aus Deutschland, dass Bildung und Einkommen mit der Höhe der Belastung durch die Pandemie korrelieren. Immerhin gaben 75 % der Familien mit formal höherer Bildung in einer repräsentativen Elternbefragung an relativ gut durchzukommen, während dies nur die Hälfte der Familien mit niedrigerem Bildungsniveau von sich behaupteten. In Bezug auf Homeschooling und ausreichende Förderung der Kinder von zu Hause aus trauten sich dies nur 10 % der Familien mit geringerem Bildungsniveau zu. Im Vergleich waren dies 25 % der Eltern mit hohem Bildungsniveau („Familien in der Corona-Zeit: Herausforderungen, Erfahrungen und Bedarfe" 2020).

Nicht zuletzt auch in der Covid-19 Kinderstudie der Tirolkliniken wurde beobachtet, dass bei Familien, die über eine bessere finanzielle Ausstattung verfügen, mehr Platz in Haus oder Wohnung haben und sich die entsprechenden mobilen Geräte für den digitalen Unterricht zu Hause leisten können, die Belastung insgesamt geringer gewesen war. Allerdings zeigten sich auch bei gut situierten Familien emotionale Belastungen und Stress durch Homeschooling (Exenberger, Wenter, and Sevecke, n. d.; Wenter et al. 2022).

Unterstützung in den Bereichen akademische Bildung und sozialem Lernen, aber auch konkrete Entlastung bei den Betreuungspflichten fiel in Lockdown- und Quarantänephasen für die meisten Familien komplett aus (Egan u. a. 2021).

3   Körperliche Gesundheit von Kindern und Jugendlichen in der Pandemie

Die Covid-19 Pandemie wurde von Anfang an als geringes Gesundheitsrisiko für Kinder und Jugendliche eingestuft. Kinder wurden eher als Überträger:innen des Virus und damit als Risiko für ihre erwachsenen und betagten Bezugspersonen gesehen. Dennoch war auch bei Kindern und Jugendlichen v. a. bei jenen mit chronischen oder seltenen Erkrankungen aber auch bei gesunden Kindern die Gesundheitsversorgung nur eingeschränkt möglich. Routineuntersuchungen, Kontroll- und Impftermine wurden verschoben, therapeutische Interventionen verspätet eingeleitet, in manchen Fällen Therapien auch abgesagt (Sturz u. a. 2020; GÖG 2020). Die Erwartung, dass sich fehlender Bewegungsmangel (Schmidt u. a. 2021) und geändertes Essverhalten (Skotnicka u. a. 2021) während der Lockdowns auch negativ auf die Gesundheit auswirken könnten, wurde schon früh im Verlauf der Pandemie geäußert.

Nach der Datenerhebung der WHO in Österreich im Rahmen der Childhood Obesity Surveillance Initiative (COSI) (Holzer 2020) ist jeder dritte Acht- bis

Neunjährige in österreichischen Volksschulen übergewichtig. Geringer Gemüse-konsum, Fertiggerichte wie Pizza und fehlende Bewegungsräume für Kinder und Jugendliche sind in Zusammenhang mit zu hohem Gewicht zu finden. Hinweise auf die Langzeitfolgen der Pandemie und Korrelationen zu Armutslagen müssen noch genauer untersucht werden.

Auswirkungen der Corona-Pandemie auf junge Menschen mit chronischen und seltenen Erkrankungen

Kinder mit chronischen und seltenen Erkrankungen erleben ohnehin schon einen erschwerten Alltag, teilweise mit eingeschränkter sozialer Inklusion aufgrund von verminderter körperlicher Belastbarkeit, aufwendiger Therapiemaßnahmen, medizinischer Kontrolltermine, Schmerzen, Diätvorschriften, mit teilweise ver-mehrtem Betreuungs- und Pflegebedarf uvm. In der Corona-Pandemie verstärkten sich die bestehenden Probleme und es zeigten sich viele zusätzliche Heraus-forderungen. Für den gesundheitlichen Zustand der Kinder war die medizinische und therapeutische Versorgungslage ein Problem: teilweise wurden ärztliche Kontrolltermine oder funktionelle Therapien wie Physio- Ergo- oder Logo-therapien nicht oder nur eingeschränkt angeboten. Hier wurde kaum Ausnahmen oder Sonderregelungen getroffen (Sturz u. a. 2020; GÖG 2020). Gerade für Kinder mit chronischer Erkrankung fehlten das selbstverständliche Zusammen-sein mit Gleichaltrigen, das in Kindergärten und Schulen stattfindet. Freund-schaften, mit chronischer und seltener Erkrankung oft schwerer zu pflegen, schliefen über die soziale Distanz hinweg ein. Im Kindes- und Jugendalter sind schon einige Tage Trennung ein langer Zeitraum, nicht zu sprechen von vielen Wochen und Monaten. Viele Freizeitaktivitäten, die Freude machen und gesund-heitsfördernd sind, konnten nicht unternommen werden.

4   Psychische Gesundheit von Kindern und Jugendlichen in der Pandemie

Hintergrundwissen zu psychischer Gesundheit

Rund 50 % aller psychischen Erkrankungen zeigen sich bis zum 14. Lebensjahr erstmalig. Bis zum 25. Lebensjahr treten bis zu 75 % aller Erkrankungsfälle auf (Jones 2013). In Österreich leben ca. 1,73 Mio. junge Menschen unter 19 Jahren (Statista, Statista. Anzahl der Kinder und Jugendlichen in Österreich von 2012 bis 2022). Nach der Mental Health in Austrian Teenagers-Studie (MHAT-Studie) der Medizinischen Universität Wien aus den Jahren vor Ausbruch der Covid-19 Pandemie litten rund 24 % der Kinder und Jugendlichen in Österreich im Laufe ihrer jungen Leben an Symptomen zumindest einer psychischen Erkrankung. Dazu zählen Depressionen, Angstzustände, Zwangsverhalten, Essstörungen, suizidale Gedanken, nicht-suizidales selbstverletzendes Verhalten und Aggressionen. Gleichzeitig war schon zum Zeitpunkt der damaligen Erhebung ein großer Teil der Betroffenen ohne Diagnose und ohne Behandlung (Wagner u. a. 2017). Einer Schätzung von psychosozialen Einrichtungen zufolge waren in den Jahren vor der Pandemie nur ein Bruchteil davon, nicht einmal 40.000, aufgrund psychischer Probleme in professioneller Behandlung. Gleichzeitig gaben Jugendliche schon vor dem Jahr 2020 laut Berichten der Schulpsychologie und des Berufsverbandes der Österreichischen Psychologinnen und Psychologen an gegenüber aufsuchenden und unterstützenden psychosozialen Angeboten offen und positiv eingestellt zu sein.

Armut als Risiko für psychische Gesundheit

Armut ist auch mit einem erhöhten Risiko für psychische Probleme verbunden und soziale Ungleichheit spiegelt sich bei der Inzidenz psychischer Erkrankungen wider. In Familien mit geringen sozioökonomischen Ressourcen zeigen Kinder 2,5 Mal öfter psychische Auffälligkeiten als in Familien mit hohen sozioökonomischen Ressourcen. Kinder aus Familien mit mittlerem Bildungsniveau haben ein um 20 bis 30 % erhöhtes Risiko an einer Angststörung oder einer Depression zu leiden im Vergleich zu Kindern aus einem Elternhaus mit hoher formaler Bildung (Hölling u. a. 2012; Otto u. a. 2021). Dennoch erhalten viele Familien mit erhöhtem Risiko und Bedarf an professioneller Behandlung aufgrund von systemischen, logistischen und finanziellen Hindernissen keine professionelle Behandlung. Themen rund um Stigmatisierung von psychischen Erkrankungen und Armut wirken sich nach wie vor nachteilig auf die Versorgung der Betroffenen aus (DeCarlo Santiago, Kaltmann, und Miranda 2012). In Österreich lebten schon vor der Covid-19 Pandemie etwa 300.000 Kinder in manifester Armut oder in Armutsgefährdung, die Tendenz stieg gegen 400.000 Kinder und Jugendliche im Laufe des Jahres 2021 (www.armutskonferenz.at).

Studienlage Corona und Psyche

Schon kurz nach dem ersten Lockdown im Frühjahr 2020 wiesen Publikationen auf nachteilige Auswirkungen der Pandemiemaßnahmen auf die Psyche speziell bei Kindern und Jugendlichen hin. Aufgrund schon in anderen Zusammenhängen beobachteter Reaktionen im Zuge von Quarantänemaßnahmen erwarteten internationale Studien, dass bei rund 10 % der Kinder und Eltern posttraumatische Symptome zu sehen sein würden. Typische Reaktionen auf Quarantänemaßnahmen betreffen gedrückte Stimmung, erhöhte Reizbarkeit, Traurigkeit, Ängste und Schuldgefühle (Brooks u. a. 2020; Xie u. a. 2020; Upadhyay u. a. 2020).

Erste internationale und nationale Studien zeigten bald ein deutliches Bild. Aufgrund der gesundheitlichen Bedrohung und der häuslichen Isolation wurden bei Kindern und Jugendlichen, aber auch Erwachsenen, Belastungssymptome wie Angst und Depression, eingeschränkte Schlafqualität sowie einer geminderte Lebensqualität beschrieben (Xie u. a. 2020; Rajkumar 2020). *Rat auf Draht,* die Telefonberatungsstelle des SOS-Kinderdorfs berichtete schon im Frühjahr 2020 von rund 30 % mehr Anrufen. Ausgelöst durch die Maßnahmen zur Eindämmung der Pandemie standen die Themen Überforderung mit Schule und Homeschooling, Schlafstörungen, depressive Verstimmung und Ängste im Vordergrund. Vermehrt wurden auch Essstörungen und Suizidgedanken thematisiert.

Die Jugendwertestudie „Was kommt nach Corona", die im März und April 2020 (Jugendwertestudie 2020) online eine Quotenstichprobe nach Alter, Geschlecht, Bildung, Wohnbundesland und Migrationshintergrund mit 1000 jungen Menschen durchführte, identifizierte zu dem damaligen Zeitpunkt drei großen Angstbereiche der jungen Österreicher:innen:

- Angst vor Arbeitslosigkeit und Arbeitsplatzverlust
- Angst vor materieller Not und Verlust der Lebensqualität
- Angst vor Verzögerungen und Qualitätseinbußen der Ausbildung und damit der Verminderung der persönlichen Konkurrenzfähigkeit am Arbeitsmarkt

In einer online Umfrage der Donauuniversität Krems nach dem ersten Semester Homeschooling unter 3052 jungen Menschen im Alter zwischen 14 und 20 Jahren zeigten sich bei 55 % eine depressive Symptomatik, bei knapp der Hälfte Angststörungen, bei über 60 % Symptome von Essstörungen, bei 23 % Schlafstörungen und eine Zunahme an täglichen suizidalen Gedanken (Pieh, Budimir, u. a. 2021a). Allerdings liegen hier keine Daten aus ähnlichen Studien mit gleichen Erhebungsinstrumenten zum Vergleich aus den Jahren vor der Pandemie vor.

Die COPSY-Studie aus Deutschland dagegen bietet gute Vergleichsdaten zu den Zeiten von vor der Pandemie. Die Daten aus den Erhebungen vor 2020 wurden mit den Daten aus zwei Erhebungswellen (1.Welle Mai/Juni 2020 und 2.Welle Dezember/2020 bis Jänner/2021) im Laufe der Pandemie verglichen.

Schon vor der Pandemie zeigten 2 von 10 Kindern psychische Auffälligkeiten. Im Laufe der zwei Befragungswellen stiegen die Zahlen auf 3 von 10 Kindern. Die Lebensqualität der Kinder sank rapide im Laufe der Pandemiemonate. Fand man vor der Pandemie bei 3 von 10 Kindern eine eingeschränkte Lebensqualität, so sank diese in der ersten Befragungswelle für 6 von 10 Kindern. In der 2. Welle konnten umgekehrt nur mehr 3 Kinder von sich eine gute Lebensqualität angeben, während 7 von 10 Kindern sich belastet fühlten. Sorgen, Ängste, psychosomatische Beschwerden und depressive Symptomatik hatten zugenommen. Auch das Gesundheitsverhalten hatte sich weiter verschlechtert. Besonders starke Verschlechterungen zeigten sich bei Kindern aus Familien mit niedrigem sozioökonomischen Status, mit Migrationshintergrund und denjenigen, die in beengten Wohnverhältnissen leben (Ravens-Sieberer u. a. 2021).

Die Ergebnisse einer Studie des Institute of Social Research and Consulting (SORA) im Auftrag der Arbeiterkammer Oberösterreich vom Frühjahr 2022 bestätigen die vorigen Studien. Bei rund 40 % der Oberösterreicher:innen hatte sich die psychische Gesundheit während der Pandemie verschlechtert. 18 % berichteten von Suizidgedanken an zumindest einzelnen Tagen in den letzten Wochen vor der Befragung – bei den jungen Menschen bis 25 Jahre waren es sogar 35 %. 29.500 junge Menschen in Oberösterreich bräuchten psychosoziale Unterstützung. (Zandonella und Hoser 2022).

Geschlechtsspezifische Unterschiede durch die Pandemiebelastungen

Im ersten Halbjahr 2021 konnten massive Einbrüche der psychischen Gesundheit in weiteren österreichischen Untersuchungen festgemacht werden. Erhöhter Stresspegel zeigte sich in einer erneuten online Umfrage der Donauuniversität Krems bei einem Drittel der befragten Student:innen im Frühjahr 2021. Bei den weiblichen Befragten wurde der vermehrte Stress zweimal so häufig angegeben wie bei den männlichen Befragten (Pieh, Plener, u. a. 2021b). Eine groß angelegte online-Umfrage in Salzburg unter dem Titel „Jetzt sprichst Du!" ließ 5483 jungen Menschen im Alter von 6 bis 18 Jahren in Bezug auf die Coronakrise zu Wort kommen. Eine Häufung negativer Gefühle wie Angst, Wut, Einsamkeit und Traurigkeit wurde angegeben. Im Zuge der anhaltenden herausfordernden Situation mit der angespannten pandemischen Lage über Monate hinweg machte sich auch der Verlust von Zukunftsperspektive breit. Zusätzlich zeigte sich eine massive Verschlechterung der Schlafqualität. Insgesamt schienen auch in dieser Umfrage die Mädchen und jungen Frauen nochmal etwas stärker belastet als die auch stark belasteten männlichen Teilnehmer:innen. Keine gesonderten Aussagen wurden für diejenigen Teilnehmer:innen gemacht, die sich auf die Frage nach der Geschlechtszuordnung als divers bezeichneten (Schabus und Eigl 2021).

Diese geschlechterspezifischen Unterschiede ließen sich auch in der Covid-19 Kinderstudie der Tirolkliniken nachweisen. Mädchen spürten schon 2020 die Belastung stärker als Buben, teilweise von den Müttern unbemerkt. 2021 stieg die Zahl der Aufnahmen wegen akuter Gefahren (Selbstverletzungen, Angstzustände, uä.). Sie nahmen um rund 25 bis 30 % zu verglichen mit den Zeiträumen vor der Pandemie (Wenter u.a. 2022).

Die österreichische Sozialversicherung gibt im Jahr 2022 an, dass rund 900.000 Personen das Gesundheitssystem aufgrund psychischer Belastungen und Erkrankungen in Anspruch nahmen. Das sind rund 10 % der österreichischen Bevölkerung (Österreichische Sozialversicherung).

5 Politische Unterstützungsmaßnahmen für Kinder und Jugendliche

Maßnahmen zur psychischen Entlastung junger Menschen in OECD-Ländern und in Österreich

Maßnahmen zur Unterstützung junger Menschen in den OECD Ländern umfassten unter anderem den Ausbau oder Aufbau von Telefonhotlines und -helplines speziell für das Thema Psyche und Belastungen durch die Pandemie (mental health hotlines). In allen Ländern waren NGOs in der Verantwortung der Durchführung. Analog dazu wurden in Österreich z. B. die Ressourcen für die Telefon- und Chatberatung von *Rat auf Draht* des SOS Kinderdorf aufgestockt. Jugendzentren wurden EU-weit als wichtige Einrichtungen für integrierte Unterstützung für junge Menschen und damit auch ausreichende Ressourcen, Infrastruktur und Finanzierung als ein Muss anerkannt. Regierungen und Politik bemühten sich – spät aber doch – um den Zugang zu niederschwelligen und kostenfreien *mental health services* (Psychotherapie, Psychologie) über einmalige Leistungspakete zu ermöglichen (z. B.„chèque psy" in F, in GB adolescent mental health services) (OECD 2020; 2021). In Österreich ist das Gesund aus der Krise (GadK)-Projekt in diesem Zusammenhang einzuordnen. Über das Projekt *Gesund aus der Krise* (GadK, www.gesundausderkrise.at) werden rund 12 Mio. € für den Zeitraum Frühjahr 2022 bis 2023 bereitgestellt. Geförderte psychologische oder psychotherapeutische Beratung und Behandlung soll als Unterstützungsleistung bis zu 7600 Kindern und Jugendlichen zugutekommen, die im

Kontext der Covid-19 Pandemie Belastungssymptome entwickelt hatten und sich die kostenintensive Behandlung sonst nicht leisten könnten.

Maßnahmen zur finanziellen Unterstützung von Kindern, Jugendlichen und Familien

Vonseiten der Politik wurden in Österreich im Jahr 2021 rund 20 Mio. € zur COVID-19-Armutsbekämpfung für Projekte von gemeinnützigen Organisationen, z. B. für arme Kinder, für Alleinerziehende, zur medizinischen und psychosozialen Basisversorgung, im Bereich der Gewaltprävention und zur Versorgungssicherheit bei Lebensmitteln und Bedarfsgütern eingesetzt. Ebenso wurden 20 Mio. € für Mindestsicherungs-/Sozialhilfebezieher:nnen eingesetzt, wovon jeweils 100 € pro Kind und weitere 100 € für Energiekosten an alle Mindestsicherungs-/Sozialhilfehaushalte gingen. Weitere 14 Mio. € wurden mit 200 € pro Kind an Mindestsicherungs-/Sozialhilfebezieher:innen ausbezahlt. Nochmal 12 Mio. € gab es für besonders armutsbetroffene Gruppen wie Alleinerzieher:nnen und 10 Mio. € für Projekte und Vorhaben im EU- und internationalen Kontext im Bereich Gesundheitsprävention und Armut.

Strategien gegen Kinderarmut

Konzepte gegen Kinderarmut und zur Verbesserung von Kindergesundheit gibt es zahlreiche. Nationale Aktionspläne z. B. zu den Themen seltene Erkrankungen, Behinderung, Ernährung und Bewegung denken Kinder und Jugendliche mit. Die Kinder- und Jugendgesundheitsstrategie des Sozialministeriums wurde im Jahr 2011 erstmals formuliert, 2021 evaluiert und befindet sich in Überarbeitung im heurigen Jahr 2022. Auch die Kindergesundheitsstrategie der Österreichischen Sozialversicherung soll angesichts der Entwicklungen der letzten Jahre adaptiert und neu aufgesetzt werden. Gleichzeitig entstehen neue Strategien z. B eine Mobilitätsstrategie für Kinder und Jugendliche in der Klimabewusstsein, Nachhaltigkeit, Autonomie, vermehrte Bewegung und Chancengleichheit durch Leistbarkeit für alle mitgedacht werden.

Eine wichtige Initiative auf EU-Ebene ist die *Europäische Garantie für Kinder* (EU-Kindergarantie). Die EU Kindergarantie wird in Österreich *Nationaler Aktionsplan Programm Kinderchancen* genannt und wurde 2021 mit der Zielsetzung Armut und soziale Ausgrenzung von Kindern zu verhindern und zu bekämpfen, ausgerufen.

Kernelemente der Strategie bilden das Bestreben nach effektivem, hochwertigem und kostenlosem Zugang zu.

- frühkindlicher Betreuung, Bildung und Erziehung
- zu Bildungsangeboten und schulbezogenen Aktivitäten
- zu mindestens einer gesunden Mahlzeit pro Schultag sowie
- zu Gesundheitsversorgung, wo auch Prävention, Behandlung und Rehabilitation mitgemeint sind.

Zusätzlich soll

- gesunde Ernährung mit einer warmen Mahlzeit pro Tag und
- angemessener Wohnraum

sichergestellt werden. Diese Strategie sollte im Laufe des Frühjahres 2022 in Form eines Nationalen Aktionsplans an die EU übermittelt und bis 2030 umgesetzt werden.

6   Zusammenfassung

Kinder und Jugendlichen spürten in vielerlei Hinsicht die Auswirkungen der Covid-19 Pandemie. In vielen Fällen mit negativen Konsequenzen auf einer entwicklungspsychologischen, psychosozialen und gesundheitlichen Ebene.

Kinder und Jugendliche, die schon vor der Pandemie gut dastanden und sich in ihren Familien gut aufgehoben fühlten kamen tendenziell besser durch die Krise. Eltern trugen maßgeblich dazu bei, ihre Kinder durch die Coronakrise zu begleiten. Sie leisteten Essentielles für die Gesellschaft. Dennoch können sie nicht alle Bedürfnisse von Kindern und Jugendliche abdecken. Kinder aus Familien mit Risikofaktoren wie niedriger sozioökonomischer Status drohten eher Motivation, Lernfreude und Lebensqualität zu verlieren (Ravens-Sieberer u. a. 2021).

Armut unterstützt Krankheit – dieses Wissen ist mittlerweile überall angekommen und dennoch wird zu wenig getan. Die untersten sozialen Schichten weisen die schwersten Krankheiten auf und haben nach wie vor die geringste Lebenserwartung. Sozial schwache Familien sind von den steigenden Kosten zur Abdeckung der täglichen Bedürfnisse von Kindern (Energie, Essen, Wohnen, Kleidung, Bildungsmaterial) besonders betroffen und bekamen die Auswirkungen der Covid-19 Pandemie hart zu spüren.

Die wichtigen Funktionen, die im Bereich Bildung, Freizeit und Sozial-
kontakten von öffentlichen Stellen erbracht werden, fehlten in der Pandemie
massiv. Kinder in Armutslagen sind nochmals stärker auf die Unterstützung durch
außerhäusliche Angebote angewiesen als Kinder aus finanziell gut abgesicherten
Familien. Geschlossene Kindergärten, Schulen und Nachmittagsbetreuungsein-
richtungen hinterlassen als strukturgebende Einrichtungen bei vielen Familien
ein Vakuum. Schulen erwiesen sich nicht nur als Lernort, sondern vor allem als
soziale Systeme extrem wichtig. Sie wurden damit während der Pandemie zu
einer Art „Sehnsuchtsort" so mancher Kinder und Jugendlicher.

Psychische Belastungssymptome stiegen im Zuge der Pandemiedauer massiv
an. Im November 2021 wies die österreichische Gesellschaft für Kinder- und
Jugendpsychiatrie (Paul et al. 2021) darauf hin, dass der Prozentsatz an Kindern
mit klinischen psychiatrischen Symptomen in Österreich zwischen März 2020
und Sommer 2021 von sechs auf 23 % angestiegen war. Überfüllte Betten-
stationen, drohende Triagierung und zahlreiche Medienberichte waren die Folge.
Neben einer Zunahme an psychischen Erkrankungen im engen Sinne konnte auch
eine deutliche Zunahme an subklinischen Symptomen beobachtet werden. Wohin
diese Entwicklung führt ist derzeit noch nicht abzusehen. Besonders betroffen
sind die schon vorbelasteten Kinder und Jugendlichen. Sie haben Unterstützung
dringend nötig. Studien legen nahe, dass Personen mit geringem Einkommen
und Armutsrisiko nachhaltig und signifikant von professioneller Behandlung
profitieren würden (DeCarlo 2012).

7 Schlussfolgerungen

Das Thema psychische Gesundheit von Kindern und Jugendlichen ist eindrücklich in den Fokus gerückt. Das muss als Chance wahrgenommen werden und
damit sowohl Entstigmatisierung als auch ein Neudenken der Versorgung eingehen. In Österreich gibt es einige Gesundheitsstrategien. Die psychische
Gesundheit wurde in den kinderspezifischen Strategien oft nur als Randthema
behandelt. Mittlerweile sind diese Strategien denn auch in die Jahre gekommen
und werden überarbeitet, den neuen Bedingungen und Erkenntnissen (hoffentlich)
angepasst. Kostenfreie psychologische und psychotherapeutische Angebote in
ganz Österreich für alle Kinder und Jugendlichen, ambulant, stationär, jedenfalls
niederschwellig, sind an der Zeit.

Der Zugang zu bestmöglicher Gesundheitsversorgung muss allen Kindern und
Jugendlichen gleichberechtigt möglich sein. Finanzielle Ressourcen dürfen nicht
den Unterschied zwischen Behandlung oder Nicht-Behandlung machen. Genauso

müssen Kinder und Jugendliche, die in Umständen aufwachsen, die das Risiko emotionaler Verarmung, Vernachlässigung oder Gewalt bergen, durch Netzwerke und durch direkte Unterstützungsangebote aufgefangen werden.

Nicht nur in Bezug auf die globale Verteilung von Impfstoffen wurde die Ungleichheit in der Gesundheitsversorgung deutlich. Chancengerechtigkeit für Kinder und Jugendliche ist auch in Österreich nach wie vor nicht selbstverständlich. Die Bekämpfung der Kinderarmut muss weiter ein Ziel bleiben und darf trotz vieler neuer Herausforderungen nicht politisch geopfert werden.

Bei allen derzeitigen und zukünftigen Krisen müssen die Bedürfnisse von Heranwachsenden und deren Familien bei allen Maßnahmen stärker berücksichtigt werden. Hier braucht es koordinierende Stellen, die das Kindeswohl und die Gesundheitsfolgenabschätzung mit Blick auf Kinder und Jugendliche verantworten, z. B. ein Kinderministerium.

Literatur

Armutskonferenz, https://www.armutskonferenz.at/news/news-2021/neue-daten-289-000-menschen-arm-trotz-erwerbsarbeit-146-000-haushalte-davon-mit-kindern.html.

„Bericht des Rechnungshofes Ärztliche Versorgung im niedergelassenen Bereich". 2021. Reihe BUND 2021/30. Wien: Rechnungshof Österreich. www.rechnungshof.gv.at.

Brakemeier, Eva-Lotta, Janine Wirkner, Christine Knaevelsrud, Susanne Wurm, Hanna Christiansen, Ulrike Lueken, und Silvia Schneider. 2020. „Die COVID-19-Pandemie als Herausforderung für die psychische Gesundheit: Erkenntnisse und Implikationen für die Forschung und Praxis aus Sicht der Klinischen Psychologie und Psychotherapie". *Zeitschrift für Klinische Psychologie und Psychotherapie* 49 (1): 1–31. https://doi. org/10.1026/1616-3443/a000574.

Brooks, Samantha K, Rebecca K Webster, Louise E Smith, Lisa Woodland, Simon Wessely, Neil Greenberg, und Gideon James Rubin. 2020. „The Psychological Impact of Quarantine and How to Reduce It: Rapid Review of the Evidence" 395: 10.

DeCarlo Santiago, Catherine, Stacey Kaltmann, und Jeanne Miranda. 2012. „Poverty and Mental Health: How Do Low-Income Adults and Children Fare in Psychotherapy?" *Journal of Clinical Psychology* Volume 69 (Issue 2): 115–26. https://doi.org/10.1002/jclp.21951.

Egan, Suzanne M., Jennifer Pope, Mary Moloney, Clara Hoyne, und Chloé Beatty. 2021. „Missing Early Education and Care During the Pandemic: The Socio-Emotional Impact of the COVID-19 Crisis on Young Children". *Early Childhood Education Journal* 49 (5): 925–34. https://doi.org/10.1007/s10643-021-01193-2.

Exenberger, Silvia, Anna Wenter, und Kathrin Sevecke. o. J. „Wie bedrohlich ist die Corona-Krise für die psychische Gesundheit der Kinder?", 8.

„Familien in der Corona-Zeit: Herausforderungen, Erfahrungen und Bedarfe". 2020. 1. Auflage. Bundesministerium für Familie, Senioren, Frauen und Jugend. www.bmfsfj.de.

GÖG. 2020. „Gesundheit von Kindern und Jugendlichen während der Coronapandemie". Wien: Gesundheit Österreich GmbH.

Hölling, H., R. Schlack, P. Kamtsiuris, M. Butschalowsky, M. Schlaud, und B.M. Kurth. 2012. „Die KiGGS-Studie Bundesweit repräsentative Längs- und Querschnittstudie zur Gesundheit von Kindern und Jugendlichen im Rahmen des Gesundheitsmonitorings am Robert Koch-Institu". *Springer-Verlag*, Bundesgesundheitsbl 2012 · 55:836–842, , Juni. DOI https://doi.org/10.1007/s00103-012-1486-3.

Holzer, Michael. 2020. „Childhood Obesity Surveillance Initiative (COSI)". Bundesministerium für Soziales, Gesundheit, Pflege und Konsumentenschutz (BMSGPK).

Jones, P. B. 2013. „Adult Mental Health Disorders and Their Age at Onset". *British Journal of Psychiatry* 202 (s54): s5–10. https://doi.org/10.1192/bjp.bp.112.119164.

Jugendwertestudie 2020 der Corona-Report https://jugendkultur.at/jugendwertestudie-2020-der-corona-report/. Zugegriffen: 14.Juni 2022.

Jugendwertestudie 2020 Was kommt nach Corona? https://jugendkultur.at/jugendwertestudie-2020-was-kommt-nach-corona/. Zugegriffen: 14.Juni 2022.

Klimont, Jeanette, Erika Baldaszti. 2015. Österreichische Gesundheitsbefragung 2014. Hauptergebnisse des Austrian Health Interview Survey (ATHIS) und methodische Dokumentation. Hg. v. Bundesministerium für Gesundheit. Wien.

Lamei, Nadja, Thomas Glaser, Susanne Göttlinger, Richard Heuberger, Anneliese Oismüller, Romana Riegler, und Esther Greußing. 2015. „Lebensbedingungen in Österreich – ein Blick auf Erwachsene, Kinder und Jugendliche sowie (Mehrfach-)Ausgrenzungsgefährdete". Studie der Statistik Austria BMASK-57158/0001-V/B/4/2015. Wien: Bundesministeriums für Arbeit, Soziales und Konsumentenschutz.

Lampert, T., L.E. Kroll, E. von der Lippe, S. Müters, und H. Stolzenberg. 2013. „Sozioökonomischer Status und Gesundheit: Ergebnisse der Studie zur Gesundheit Erwachsener in Deutschland (DEGS1)". *Bundesgesundheitsblatt – Gesundheitsforschung – Gesundheitsschutz* 56 (5–6): 814–21. https://doi.org/10.1007/s00103-013-1695-4.

OECD. 2020. „Youth and COVID-19: Response, recovery and resilience". https://www.oecd-ilibrary.org/content/paper/c40e61c6-en.

OECD. 2021. „Tackling the mental health impact of the COVID-19 crisis: An integrated, whole-of-society response". https://www.oecd-ilibrary.org/content/paper/0ccafa0b-en.

OECD Gesundheit. 2015. „Health at a Glance Austria, Gesundheit auf einen Blick 2015". https://www.oecd.org/austria/Health-at-a-Glance-2015-Key-Findings-AUSTRIA-In-German.pdf.

Österreichische Sozialversicherung. https://www.sozialversicherung.at/cdscontent/?content id=10007.844616&portal=svportal Zugegriffen: 19. Juni 2022.

Otto, Christiane, Franziska Reiss, Catharina Voss, Anne Wüstner, Ann-Katrin Meyrose, Heike Hölling, und Ulrike Ravens-Sieberer. 2021. „Mental Health and Well-Being from Childhood to Adulthood: Design, Methods and Results of the 11-Year Follow-up of the BELLA Study". *European Child & Adolescent Psychiatry* 30 (10): 1559–77. https://doi.org/10.1007/s00787-020-01630-4.

Paul L. Plener, Claudia M. Klier, Leonhard Thun-Hohenstein, und Kathrin Sevecke. 2021. Psychische Versorgung von Kindern und Jugendlichen in Österreich neu aufstellen: Dringender Handlungsbedarf besteht JETZT! Neuropsychiatr (2021) 35:213–215. https://doi.org/10.1007/s40211-021-00409-6.

Pieh, Christoph, Sanja Budimir, Elke Humer, und Thomas Probst. 2021a. „Comparing Mental Health During the COVID-19 Lockdown and 6 Months After the Lockdown in

Austria: A Longitudinal Study". *Frontiers in Psychiatry* 12 (März): 625973. https://doi.org/10.3389/fpsyt.2021a.625973.

Pieh, Christoph, Paul L. Plener, Thomas Probst, Rachel Dale, und Elke Humer. 2021b. „Assessment of Mental Health of High School Students During Social Distancing and Remote Schooling During the COVID-19 Pandemic in Austria". *JAMA Network Open* 4 (6): e2114866. https://doi.org/10.1001/jamanetworkopen.2021.14866.

Rajkumar, Ravi Philip. 2020. „COVID-19 and Mental Health: A Review of the Existing Literature". *Asian Journal of Psychiatry* 52 (August): 102066. https://doi.org/10.1016/j.ajp.2020.102066.

Ravens-Sieberer, Ulrike, Anne Kaman, Michael Erhart, Janine Devine, Robert Schlack, und Christiane Otto. 2021. „Impact of the COVID-19 Pandemic on Quality of Life and Mental Health in Children and Adolescents in Germany". *European Child & Adolescent Psychiatry*, Jänner. https://doi.org/10.1007/s00787-021-01726-5.

Schabus, Manuel, und Esther-Sevil Eigl. 2021. „„Jetzt Sprichst Du!': Belastungen und psychosoziale Folgen der Coronapandemie für österreichische Kinder und Jugendliche". *Pädiatrie & Pädologie* 56 (4): 170–77. https://doi.org/10.1007/s00608-021-00909-2.

Schlack, Robert, Laura Neuperdt, Heike Hölling, Freia De Bock, Ulrike Ravens-Sieberer, Elvira Mauz, Benajmin Wachtler, und Ann-Kristin Beyer. 2020. „Auswirkungen der COVID-19-Pandemie und der Eindämmungsmaßnahmen auf die psychische Gesundheit von Kindern und Jugendlichen". *Journal of Health Monitoring* 5(4). 0.25646/7173.

Schmidt, Stefanie J., Lara P. Barblan, Irina Lory, und Markus A. Landolt. 2021. „Age-Related Effects of the COVID-19 Pandemic on Mental Health of Children and Adolescents". *European Journal of Psychotraumatology* 12 (1): 1901407. https://doi.org/10.1080/20008198.2021.1901407.

Skotnicka, Magdalena, Kaja Karwowska, Filip Kłobukowski, Eliza Wasilewska, und Sylwia Małgorzewicz. 2021. „Dietary Habits before and during the COVID-19 Epidemic in Selected European Countries". *Nutrients* 13 (5): 1690. https://doi.org/10.3390/nu13051690.

Statista. Anzahl der Kinder und Jugendlichen in Österreich von 2012 bis 2022. https://de.statista.com/statistik/daten/studie/998401/umfrage/kinder-und-jugendliche-in-oesterreich/. Zugegriffen: 04. Juni 2022.

Sturz, Dominique, Irene Promussas, Thomas Kroneis, und Claas Röhl. 2020. „Statement zur Versorgung von Menschen mit seltenen und/oder chronischen Erkrankungen in Zeiten von COVID-19", April, 3.

Upadhyay, Raja, Sweta, Bhupendra Singh, und Upendra Singh. 2020. „Psychological Impact of Quarantine Period on Asymptomatic Individuals with COVID-19". *Social Sciences & Humanities Open* 2 (1): 100061. https://doi.org/10.1016/j.ssaho.2020.100061.

Volkshilfe Österreich. 2022. „Existenzsicherung für armutsbetroffene und armutsgefährdete Kinder und Jugendliche in der Pandemie". https://www.volkshilfe.at/wer-wir-sind/aktuelles/newsaktuelles/9-von-10-armutsbetroffenen-familien-fehlt-geld-fuer-kleidung-essen-und-wohnen/.

Wagner, Gudrun, Michael Zeiler, Karin Waldherr, Julia Philipp, Stefanie Truttmann, Wolfgang Dür, Janet L. Treasure, und Andreas F. K. Karwautz. 2017. „Mental Health Problems in Austrian Adolescents: A Nationwide, Two-Stage Epidemiological Study Applying DSM-5 Criteria". *European Child & Adolescent Psychiatry*, Mai. https://doi.org/10.1007/s00787-017-0999-6.

Wenter, Anna, Maximilian Schickl, Kathrin Sevecke, Barbara Juen, und Silvia Exenberger. 2022. „Children's Mental Health During the First Two Years of the COVID-19 Pandemic: Burden, Risk Factors and Posttraumatic Growth – A Mixed-Methods Parents' Perspective". *Frontiers in Psychology* 13 (Juni): 901205. https://doi.org/10.3389/fpsyg.2022.901205.

Wickham, Sophie, Margaret Whitehead, David Taylor-Robinson, und Ben Barr. 2017. „The Effect of a Transition into Poverty on Child and Maternal Mental Health: A Longitudinal Analysis of the UK Millennium Cohort Study". *The Lancet Public Health* 2 (3): e141–48. https://doi.org/10.1016/S2468-2667(17)30011-7.

Xie, Xinyan, Qi Xue, Y. Zhou, K. Zhu, Q. Liu, J. Zhang, und R. Song. 2020. „Mental Health Status Among Children in Home Confinement During the Coronavirus Disease 2019 Outbreak in Hubei Province, China". *JAMA Pediatrics* 174(9):898–900 (April). https://doi.org/10.1001/jamapediatrics.2020.1619.

Zandonella, Martina, und Bernhard Hoser. 2022. „Zur psychosozialen Situation der Oberösterreicher*innen während der Pandemie", April, 44.

Zartler, Ulrike, Vera Dafert, und Petra Dirnberger. 2022. „What Will the Coronavirus Do to Our Kids? Parents in Austria Dealing with the Effects of the COVID-19 Pandemic on Their Children". *Journal of Family Research* 34 (1): 367–93. https://doi.org/10.20377/jfr-713.

Caroline Culen studierte Psychologie und absolvierte ihr Doktoratsstudium an der Medizinischen Universität Wien im Programm Public Health. Als Geschäftsführerin der Österreichischen Liga für Kinder- und Jugendgesundheit sind ihr bestmögliche Bedingungen für das Aufwachsen aller Kinder ein Anliegen.

Offene Jugendarbeit in der Pandemie

Florian Arlt und Nicole Walzl-Seidl

1 Einleitung

Der folgende Beitrag möchte mit Rückblick auf die letzten Jahre bis hin zum Ausbruch der Covid-19-Pandemie, die Besonderheit des Handlungsfeldes Offene Jugendarbeit und die Potenziale sowie die Resilienz, die der Praxis innewohnen unterstreichen und Potenziale herausarbeiten.

Denn – so vorweg – es ist unbestritten, dass Krisen oder Katastrophen immer auch Chancen sind, Potenzial zur Veränderung mit sich bringen und – wie nun auch hinsichtlich der Pandemie besonders deutlich wurde – als Brennglas für bereits vor der Krise aufgetretene Herausforderungen und Probleme fungieren. Krisen stellen immer einen Wendepunkt dar und bieten sowohl die Chancen für eine Neuorientierung als auch die Gefahren einer Verschärfung der Situationen.

Langfristige Auswirkungen der Corona-Pandemie auf die Gesellschafts-ordnung ist noch nicht abschätzbar, ihre Verstärkerwirkung von sozialen Phänomenen und Problemlagen ist aber inzwischen anhand zahlreicher Studien belegt (vgl. z. B. Kinderliga 2020; Institut für Jugendkulturforschung 2020, 2021; Jugendforschung Pädagogische Hochschulen Österreichs 2021; Holz-Dahrenstaedt 2021; Pieh 2021 etc.). Gerade Jugendliche sind durch die Corona-Krise stärker betroffen und herausgeforderter als viele Erwachsene. Ihre

F. Arlt (✉) · N. Walzl-Seidl
Steirischer Dachverband der Offenen Jugendarbeit,
Offene Jugendarbeit in der Pandemie, Graz, Österreich
E-Mail: florian.arlt@dv-jugend.at

N. Walzl-Seidl
E-Mail: nicole.walzl-seidl@dv-jugend.at

© Der/die Autor(en), exklusiv lizenziert an Springer Fachmedien Wiesbaden GmbH, ein Teil von Springer Nature 2023
N. Dimmel und G. Schweiger (Hrsg.), *Kinder und Jugendliche in pandemischer Gesellschaft*, https://doi.org/10.1007/978-3-658-39304-5_8

Möglichkeiten, mit dieser Krise umzugehen, sind begrenzter, ihre Lebenssituation anfälliger für Gefährdungen und Brüche. Dabei kommt der Offenen Jugendarbeit ein wichtiger Stellenwert zu, Situationen und Bedürfnisse von Jugendlichen auf-zuzeigen und notwendige Rahmenbedingungen aktiv einzufordern und mitzu-gestalten.

2 Offene Jugendarbeit – ein unterschätztes Handlungsfeld im Kontext der Pandemie?

Am 11. März 2020 erklärte die Weltgesundheitsorganisation die Epidemie zur Pandemie, am 16. März 2020 folgte dann der erste bundesweite Lockdown in Österreich. Mit Start der Ausgangsbeschränkungen war es notwendig, die Ein-richtungen der Offenen Jugendarbeit vorübergehend zu schließen. Die steirische Jugendarbeit stellte soweit als möglich unmittelbar ihre vielschichtigen Aktivi-täten auf Online-Formate um, um weiterhin für junge Menschen kreative und innovative Angebote zu bieten und mit ihnen in Kontakt zu bleiben.

Nach diesem ersten Lockdown, der die Gesellschaft zunächst noch mehr in Schockstarre bis hin zur Handlungsunfähigkeit führte, folgten zahlreiche Öffnungen und Schließungen der realen Angebote für Jugendliche. So kann von einer höchst turbulenten Zeit gesprochen werden, in der gerade jungen Menschen kein stringentes Angebot ermöglicht werden konnte. Zudem waren Kinder und Jugendliche vor allem in der Öffentlichkeit verschiedenen Zuschreibungen ausgesetzt, die nur marginal mit diesen reflektiert und bearbeitet werden konnten. Darunter zunächst der Tenor, dass Kinder und Jugendliche Hauptüber-träger*innen oder so genannte *SuperSpreader* sein könnten wie es bei anderen bekannten Virusinfektionen auch der Fall ist. Zudem wurden sukzessive Stimmen lauter, die von einer *Verlorenen Generation* sprachen. In diesem Kontext wurden zunächst vermehrt Schüler*innen in den Fokus genommen bzw. mögliche Aus-wirkungen durch die Schulschließungen. Mit gestiegenem Bewusstsein, dass die Pandemie den Alltag noch unabsehbar lange beeinflussen wird, öffnete sich auch der Blick auf mögliche psychische Auswirkungen bei jungen Menschen.

Sehr schnell wurde deutlich, dass das Handlungsfeld der Offenen Jugend-arbeit mehr denn je Vernetzung zu betreiben hat und die zusehends auftretenden psychischen Folgen nur in Kooperation der verschiedenen Systeme bearbeitet werden können. Es haben sich dazu Vernetzungskreise unter den Jugend-arbeit Tätigen herausgebildet, bei denen es vor allem um die Wiederaufnahme der Angebote und um die Herausforderungen, Eindrücke, Einschätzungen und Empfehlungen unter Berücksichtigung der geltenden Maßnahmen zur Eindämmung der Pandemie ging. Nicht zuletzt sollte damit auch ein erstes Vernetzungsgremium geschaffen werden, um die eigene Situation als im Feld Tätige reflektieren zu können. Im ersten Jahr der Pandemie berichteten die Fachkräfte von Irritationen seitens der Kinder und Jugendlichen wegen der stetig ändernden Maßnahmen sowie der unterschiedlichen Handhabung in den verschiedenen Bereichen (Gastronomie vs. Jugendarbeit u. ä.). Des Weiteren zeigte sich bereits im Juni, dass die Zeit der Schließungen wie auch die Setzung digitaler Formate sehr unterschiedlich verlief, so auch die Ideen, in welchem Ausmaß ein virtueller Auftritt während der Wiederöffnung möglich ist und Sinn macht. Es handelte sich dabei vor allem nicht stringent um dieselben Nutzer*innen. Selbst bei den digitalen Formaten zeigte sich eine deutliche Differenzierung. Von den Fachkräften wurden vor allem zwei Gruppen genannt, die durch digitale Formate gut erreicht werden konnten – Mädchen und ältere Jugendliche bzw. junge Erwachsene.

Konsens bestand darin, dass digitale Formate keinen Ersatz für Face-to-Face-Interaktionen darstellen können und bereits eine *Online-Ermüdung* einzusetzen begann – sowohl bei den im Feld Tätigen als auch bei den jungen Menschen. Gleichzeitig bestand seitens der im Feld Tätigen Aufholbedarf in der Umsetzung digitaler Formate. Bewährt haben sich nach Angabe der Fachkräfte Formate und Tools, die bereits vor der *Coronakrise* Anklang bei den Jugendlichen fanden.

Schlussendlich machten sich bereits im ersten Jahr Sorgen breit wie es in den nächsten Monaten weitergehen wird und ob das Bekenntnis zur Jugendarbeit schwinden könnte, die jungen Menschen weniger gesehen und gehört werden könnten.

Dies zeigte sich nicht zuletzt an einer verabsäumten Danksagung an die Kinder und Jugendlichen, die in ihrer Lebensphase zur Weiterentwicklung auf reale soziale Kontakte angewiesen und damit in der Bewältigung ihrer Entwicklungsaufgaben besonders gefordert waren und sind.

3 Jugendphase als Krise

Die Lebensphase Jugend ist wie bereits in den einleitenden Kapiteln angeführt durch eine Reihe von Entwicklungsaufgaben gekennzeichnet. Die Bewältigung dieser prägt die Ausbildung einer Ich-Identität und nimmt damit Einfluss auf den Platz in der Gesellschaft sowie auf den gesamten weiteren Lebenslauf. Führen diese Bewältigungs- und Bearbeitungsprozesse zu keinem eindeutigen Ergebnis kommt es laut Stufenmodell der psychosozialen Entwicklung von Erikson (1950) zu einer Identitätsdiffusion bzw. einer entwicklungsspezifischen Krise, die wenig Neues zulässt.

Die Auseinandersetzung mit der körperlichen und psychischen Innenwelt sowie mit der sozialen und gegenständlichen Außenwelt läuft in einer besonders intensiven, oft auch turbulenten Form ab. Die Lebensphase Jugend eröffnet große Freiräume für die Gestaltung der Lebensführung, diese allerdings produktiv zu nutzen erfordert hohe Kompetenzen. Etwa ein Fünftel jeden Jahrgangs zeigt in diesem Zusammenhang mehr oder weniger deutliche Überforderungssymptome. Dabei handelt es sich vor allem um junge Menschen aus Familien mit einem niedrigen sozioökonomischen Status und auffällig viele männliche Jugendliche (vgl. Steirischer Dachverband der Offenen Jugendarbeit 2020).

Entwicklungsaufgaben

Die Aktivitäten und Angebote, die das Handlungsfeld der Offenen Jugendarbeit während der Pandemie setzt(e), sind für die Jugendlichen ein unzureichendes Angebot, um den Herausforderungen, die sich aus der Bearbeitung der Entwicklungsaufgaben im Jugendalter, herauskristallisieren, gut begegnen zu können.

Das von Havighurst (1953) entwickelte Konzept der Entwicklungsaufgabengeht von spezifischen, altersentsprechenden Aufgaben aus, die sich in den jeweiligen Lebensperioden des Individuums stellen. Die Bewältigung führt im Idealfall zu mehr Zufriedenheit, während eine Nichtbewältigung sowohl eine individuelle Unzufriedenheit hervorrufen, als auch auf Ablehnung durch die Gesellschaft stoßen und zu Schwierigkeiten bei der Bewältigung späterer Aufgaben führen kann. Die aufeinander einwirkenden Faktoren, die maßgeblich über die Bewältigung der Aufgaben entscheiden, liegen in den biologischen Anlagen des Individuums, in den Anforderungen seitens der Gesellschaft und in allgemeinen Werten bzw. in Zielen, die sich das entwickelnde Individuum selbst setzt (vgl. Havighurst 1953).

Hurrelmann (2012) entwickelte Havighursts Konzept weiter und formulierte für das Jugendalter vier wichtige Entwicklungsaufgaben:

1. Entwicklung einer intellektuellen sowie sozialen Kompetenz, um selbstverantwortlich schulischen und beruflichen Anforderungen nachzukommen und so die Voraussetzung für eine selbstständige Lebensführung als Erwachsene*r sichern zu können.
2. Entwicklung der eigenen Geschlechtsrolle sowie des sozialen Bindungsverhaltens zu Gleichaltrigen eines anderen sowie des eigenen Geschlechts,

Aufbau einer Partner*innenbeziehung als langfristige Voraussetzung für die Erziehung und Obsorge nachfolgender Generationen.

3. Entwicklung eines eigenen handlungsleitenden Werte- und Normensystems sowie eines ethnischen und politischen Bewusstseins.

4. Entwicklung eigener Handlungsmuster für den Umgang mit Konsumwaren und Produkten des kulturellen Freizeitmarktes (einschließlich Medien und Genussmittel), um einen eigenen Lebensstil zu entwickeln und autonom sowie bedürfnisorientiert mit entsprechenden Angeboten umgehen zu können (vgl. Hurrelmann und Quenzel 2013).

Sozialisation und gesellschaftliche Rahmenbedingungen von Jugend

Im folgenden Teil werden im Anschluss zu den Entwicklungsaufgaben auch zentrale Grundannahmen der Sozialisationstheorie des Jugendalters nach Hurrelmann und Quenzel (vgl. 2013, S. 90–101) in Form von zehn erkenntnisleitenden *Maximen* dargelegt werden. Die Maximen erschließen dabei Perspektiven für inhaltliche Arbeitsschwerpunkte und methodische Strategien im Handlungsfeld der Offenen Jugendarbeit (vgl. ebd.):

Erste Maxime: Die Persönlichkeitsentwicklung gestaltet sich wie in jeder Lebensphase im Jugendalter in einem Wechselspiel von Anlage und Umwelt.

Zweite Maxime: Wie auch schon im Kontext der Entwicklungsaufgaben erwähnt, erreicht der Prozess der Sozialisation, verstanden als die produktive Verarbeitung der inneren und äußeren Realität, eine besonders intensive Phase.

Dritte Maxime: Junge Menschen sind schöpferische Konstrukteur*innen ihrer Persönlichkeit mit einer sich schrittweise erweiternden Kompetenz zur selbstverantwortlichen Lebensführung.

Vierte Maxime: In der Lebensphase Jugendbesteht erstmalig die Chance eine Ich-Identität im Austarieren von persönlicher Individuation und sozialer Integration herauszubilden.

Fünfte Maxime: Gelingt es nicht, die Anforderungen der Individuation und der Integration aufeinander zu beziehen und miteinander zu verbinden, kann ein sich aufstauender Entwicklungsdruck entstehen.

Sechste Maxime: Um die eben beschriebenen Herausforderungen zu meistern, benötigt es sowohl personaler als auch sozialer Ressourcen (z. B. Unterstützungsleistungen).

Siebte Maxime: Neben Familie und Schule, vermitteln und unterstützen auch außerschulische Jugendarbeit, Gleichaltrige sowie Medien als *Sozialisationsinstanzen* den Entwicklungsprozess.

Achte Maxime: Die Lebensphase Jugend hat ihren früheren Charakter als Übergangsphase vom Kind zum Erwachsenen verloren und ist als eigenständige Phase im Lebenslauf zu identifizieren.

Neunte Maxime: Ein großes Ausmaß an sozialer und ethnischer Vielfalt sowie eine immer stärker werdende ökonomische Ungleichheit prägen zunehmend auch die Jugendphase und führen zu einer Spaltung jugendlicher Lebenswelten.

Zehnte Maxime: Die Geschlechterzugehörigkeit und ein entsprechender Identitätsdiskurs prägen die Bewältigung der Herausforderungen im Bereich der Persönlichkeitsentwicklung und umgekehrt (vgl. Hurrelmann und Quenzel 2013, S. 90–101).

Jugendliche sind nach Böhnisch, Lenz und Schröer 2009 in vielen Bereichen von *Entgrenzungen* betroffen, die es gilt in Bezug auf Sozialisation besonders zu beachten. Darunter beispielsweise die *Bedeutung der Familie (Entstehung neuer Milieus), das Ende der Normalbiografie, Demografischer Wandel (Jugendliche werden zu einem seltenen Gut), Bildung und Schule (zunehmend Herausbildung von Ganztagsschulen), Peers, Digitalisierung und Kommerzialisierung, Lebenssituation von Mädchen und Burschen* (unterschiedliche Lebenssituationen und Interessen von Mädchen und Burschen sind stets zu berücksichtigen, da es noch keine geschlechtsneutrale Wirklichkeit gibt), Migration, Armut und Räume (mangelnde Freiräume, ländliche Räume, urbane Räume).

4   Handlungsfeld Offene Jugendarbeit

Offene Jugendarbeit ist ein komplexes (sozial)pädagogisches Handlungsfeld im Gesamtkomplex der professionellen Sozialen Arbeit. Ihr wohnen ein sozialräumlicher Bezug und ein jugend- und bildungspolitischer Auftrag inne. Offene Jugendarbeit bezieht sich auf die in den vorangegangenen Kapiteln behandelten Entwicklungsaufgaben und Maximen, was eine Begleitung und Förderung von Jugendlichen auf ihrem Weg in die erwachsene Selbstständigkeit und Mündigkeit impliziert. Dabei werden gesellschaftliche Gestaltungs-, Aneignungs- sowie Bildungsprozesse integriert. Dies alles macht das Handlungsfeld zu einem unverzichtbaren Bestandteil einer kommunalen öffentlichen Infrastruktur. Einerseits ist es für Offene Jugendarbeit unerlässlich und selbstverständlich, den massiven gesellschaftlichen Veränderungen und den Bedarfen von Jugendlichen und ihren Lebenswelten in pädagogischer, rechtlicher und organisatorischer Hinsicht mit ihren Angeboten gerecht zu werden, andererseits steht das Handlungsfeld vor der großen Herausforderung, bei Verteilungsdiskussionen ihren qualitätsvollen Anspruch als notwendiges kommunales Angebot für Jugendliche geltend zu machen.

Das Stärken und Implementieren von Jugendpolitik sind damit Querschnittsaufgaben und *weicher Standortfaktor* für zukunftsfähige Kommunen. Hierzu gilt es, gute Rahmenbedingungen, darunter Angebote Offener Jugendarbeit, für das Aufwachsen von jungen Menschen zu schaffen.

Die für die Angebotsausrichtung zentralen Handlungsprinzipien sind dabei die Beteiligung junger Menschen an Gestaltungsprozessen, die Unterstützung ihrer Selbstorganisationsfähigkeit und die Artikulation ihrer Interessen in unterschiedlichen Zusammenhängen. Beteiligung findet in vielfältiger Art und Weise in der täglichen Arbeit der Jugendzentren und Jugendräume statt. Die jungen Menschen und ihre Bedürfnisse ernst zu nehmen, sie auch tatsächlich mitreden, mitentscheiden und mitplanen zu lassen sowie auch einen partnerschaftlichen und demokratischen Umgang zu fördern ist auf allen Ebenen möglich und wichtig. Gerade im Kontext der Corona Pandemie zeigte sich, dass junge Menschen von den Auswirkungen der Maßnahmen zur Eindämmung besonders betroffen waren, Mitsprache in der Ausgestaltung wurde ihnen allerdings kaum gewährt. Selbiges Phänomen zeigt sich beispielsweise auch in Bezug zur Klimakrise (Steirischer Dachverband der Offenen Jugendarbeit 2020, S. 5).

Ethische Grundlagen der Offenen Jugendarbeit

Gerade der im letzten Unterkapitel angesprochene Aspekt der Selbstbestimmung und Mitsprache, Beteiligung geht nicht zuletzt auf den humanitären und demokratischen Idealen hervor, die der Offenen Jugendarbeit als eigenständiges Feld der Sozialen Arbeit innewohnen. Sie basiert auf dem Respekt vor der Gleichheit, Besonderheit und Würde aller Menschen. Ethische Prinzipien auf der Grundlage der Allgemeinen Menschenrechte sind die Basis für professionelles Handeln in der Sozialen Arbeit (vgl. dazu Staub-Bernasconi 2007). Wichtige rechtliche Grundlagen dieser Orientierung bilden die

- Allgemeine Erklärung der Menschenrechte
- UN-Kinderrechtskonvention
- UN-Behindertenrechtskonvention
- Ottawa-Charta zur Gesundheitsförderung der WHO
- Jugendpolitische Vereinbarung der Europäischen Union

Diese Grundlagen enthalten Rechte, die jedem Menschen zustehen, ohne Unterscheidung etwa nach Herkunft, Hautfarbe, Geschlecht, Sprache, Religion, politischer oder sonstiger Überzeugungen.

Das Handlungsfeld der Offenen Jugendarbeit verfolgt ein politisches Mandat und bringt sich in normative Diskurse der Gesellschaft ein. Jeder Mensch soll am gesellschaftlichen Leben teilhaben und sich individuell in soziale und politische Prozesse einbringen können. Mit der Zielsetzung Missstände bzw. Ungerechtigkeiten abzubauen, gilt es Menschen zu unterstützen, mehr Kontrolle über ihre Lebenssituation zu erlangen, ihnen Mut zu machen und sie zu befähigen, sich für ihre Ziele einzusetzen und sich mit anderen zusammenzutun. Zentral geht es also darum, den Zugang zu Ressourcen in unserer Gesellschaft, die Mitgestaltung demokratischer Prozesse und die Unterstützung kollektiver Teilhabe und Prozesse der Selbstbestimmung zu ermöglichen (vgl. Rieger 2015, S. 1). Für das Handlungsfeld der Offenen Jugendarbeit sind die wichtigsten Grundorientierungen die Menschenrechte, das Konzept des Gender Mainstreaming, Diversität und Inklusion sowie Humanismus und Demokratie.

Grundprinzipien in der Offenen Jugendarbeit

Von den ethischen Grundlagen geprägt, handelt die Offene Jugendarbeit nach spezifischen Grundprinzipien, die sich aus der Tradition der Sozialen Arbeit herausgebildet haben. *Grundprinzip* meint in diesem Zusammenhang *Grundsatz* oder *Leitlinie,* ein *Ziel,* das weitgehend verwirklicht werden soll. Diese Prinzipien wurden auch während der besonders herausfordernden Zeiten im Kontext der Pandemie von großer Relevanz. Gerade, wenn es darum ging, das Angebot neu auszurichten und anzupassen (vgl. bOJA 2017, S. 42–44).

- *Offen:*

Angebote der Offenen Jugendarbeit Offenheit beziehen sich auf die kulturelle, weltanschauliche und politische Ungebundenheit. Sie sind für alle offen – unabhängig von Geschlecht, sozialem Status, ethnischer oder religiöser Zugehörigkeit. Die Adressat*innen mit ihren unterschiedlichen Lebenslagen, Lebensstilen und Lebensbedingungen bestimmen die Themen und Inhalte, die auch in der pädagogischen Praxis vor Ort in Zusammenarbeit behandelt werden. Doch das Grundprinzip der Offenheit bezieht sich auch auf Prozesse, Abläufe und

Ergebnisse. Es geht nicht darum, diese konkret im Vorfeld zu definieren, sondern viel mehr um die Ermöglichung der Bearbeitung der Themen und Anliegen der jungen Menschen.

- *Niederschwellig:*

Niederschwelligkeit bezeichnet die Eigenschaften der Angebote von Offener Jugendarbeit, darunter vor allem den einfachen und freien Zugang. Dies bedeutet in der praktischen Umsetzung, dass von den Adressat*innen einen geringes Vorwissen verlangt wird und im Idealfall kein weiter Weg zum Angebot auf sich genommen werden muss. Generell setzt diese voraus, dass wenige Bedingungen definiert werden (ebd.).

- *Überparteilich und überkonfessionell:*

Die Angebote Offener Jugendarbeit sind für alle offen, was grundsätzlich eine überparteiliche sowie überkonfessionelle Ausrichtung verlangt.

- *Freiwillig:*

Die Adressat*innen nutzen die Einrichtungen und das Angebot prinzipiell freiwillig. Des Weiteren entscheiden sie auch selbst, wie viel Information sie über sich preisgeben und zu welchem Zeitpunkt sie das tun wollen.

- *Kostenlos:*

Angebote und Aktivitäten Offener Jugendarbeit grenzen sich von schulischen oder verbandlichen Formen der Jugendarbeit ab, indem diese kostenfrei und ohne die Verpflichtung einer Mitgliedschaft genutzt werden können.

- *Geschlechtergerecht:*

Geschlechterreflektierende Arbeit versucht, Benachteiligung abzubauen und Gleichberechtigung zu fördern. Ziel ist es, eine selbstbestimmte Geschlechtsidentität mit vielfältigen Facetten zu fördern.

- *Partizipativ:*

Partizipation bedeutet wie in diesem Beitrag mehrfach angeführt die aktive Mitgestaltung der Angebote und deren Formen. Aufgrund der wechselnden Gruppenstrukturen, der Freiwilligkeit des Kommens und Gehens müssen Ziele und Inhalte der Angebote mit den Beteiligten immer wieder neu verhandelt werden. Dabei wird die Meinung jedes*jeder Einzelnen ernst genommen und in den Aushandlungsprozess einbezogen, sodass demokratische Erfahrungen der jungen Menschen gestärkt werden.

- *Bildungsgerecht:*

Allen Adressat*innen müssen die gleichen Rechte auf Bildung zugestanden werden. Offene Jugendarbeit ermöglicht dabei unterschiedliche Bildungsangebote, indem sie ihnen in unterschiedlichen Settings Selbstwirksamkeitserfahrungen bietet und sie anhand von Partizipationsmöglichkeiten zu einer selbstbestimmten Lebensführung befähigt. Kritisch-emanzipatorische Bildung in der Offenen Jugendarbeit im Sinne von Ermöglichung von Partizipation durch Aneignung von Raum und das Aushandeln von Regeln ist kein neues Phänomen. Dass die Offene Jugendarbeit wichtige Bildungsmomente ermöglicht, macht die fortlaufende Professionalisierung erkennbar.

- *Beziehungskontinuierlich:*

Beziehungskontinuität fördert pädagogische Interventionsmöglichkeiten im Sinne eines Erziehungs- und Bildungsauftrags. Jugendliche reiben sich immer wieder an Grenzen und fordern Sanktionen von den Fachkräften heraus. Diese Sanktionen oder Konsequenzen werden aber als nicht endgültige Reaktion erlebt, sondern auch als Bildungs- und Erziehungsangebot, sich fachlich begleitet weiterzuentwickeln im Sinne einer alternativeren Meinungsbildung und erweiterten Handlungsoptionen (vgl. bOJA 2017).

- *Verbindlich:*

Ein Merkmal des professionellen Beziehungsangebotes an die Jugendlichen sind Verbindlichkeit und Kontinuität. Die Offene Jugendarbeit bedarf dafür ihrerseits verlässlicher Rahmenbedingungen, um diese Kontinuität gegenüber den Jugendlichen sowie auch gegenüber der Politik und des Gemeinwesens gewährleisten zu können.

- *Inklusiv:*

Inklusion in der Offenen Jugendarbeit bedeutet, eine vielfältige und tolerante Gesellschaft zu prägen, in der alle Jugendlichen dieselben Chancen und Rechte auf die aktive und selbstbestimmte Gestaltung ihres Lebens haben.

Rahmenbedingungen in der Offenen Jugendarbeit

Neben zahlreichen Auswirkungen, die die Corona-Pandemie möglicherweise mit sich bringt und die zusehends auch empirisch erhoben werden, ist es notwendig, dass die Fachkräfte der Offenen Jugendarbeit auf grundlegende Bedarfe und Erfordernisse (weiter und stärker denn je) aufmerksam machen und damit auch einer ihrer Kernaufgaben nachkommen – nämlich im Sinne der Interessenvertretung die Stimme für junge Menschen öffentlich zu erheben.

Inzwischen ist davon auszugehen, dass die Pandemie ein Stück Alltagsrealität wird, die Zukunftsaussichten für junge Menschen, einen angestrebten Status in der Gesellschaft erreichen zu können oder sich mit seinen Fähigkeiten, Kompetenzen und Potenzialen einen adäquaten Platz zu finden, wird deutlich erschwert. Gerade auch bei jungen Menschen in Bildungsübergängen bestehen Unsicherheiten und Zukunftsängste hinsichtlich ihres weiteren Werdegangs (vgl. Bundesjugendkuratorium 2021).

Aufgrund der nicht absehbaren Verweildauer der Pandemie muss die Jugendpolitik die Auswirkungen bei jungen Menschen ernst nehmen und konsequente Maßnahmen setzen. Aktive Jugendpolitik gestaltet positive Rahmenbedingungen für eine kinder-, jugend- und familienfreundliche Gesellschaft. Gerade die öffentliche Infrastruktur der Offenen Jugendarbeit mit ihren unterschiedlichen sozialräumlichen Angeboten muss gut ausgestattet und krisensicher allen Jugendlichen zur Verfügung stehen. Die spezifischen Angebote Offener Jugendarbeit bieten vielfältige Erziehungs- und Bildungsmöglichkeiten, insbesondere für die Entwicklung und/oder Entfaltung sozialer und personaler Kompetenzen, die an anderen Sozialisationsorten nicht ausreichend vermittelt werden können. Das Handlungsfeld der Offenen Jugendarbeit orientiert sich an einem subjektorientierten, demokratischen Bildungsbegriff, der zudem durch die Berücksichtigung von Diversität unter Jugendlichen ein hohes Integrationspotenzial aufweist. Entsprechende individuelle sowie auch gesellschaftliche Chancen und Ressourcen für die Zukunft liegen sowohl auf Einrichtungsebene wie auch im Öffentlichen Raum und der Öffentlichkeit. Gemeinsam mit den Fachkräften Offener Jugendarbeit gilt es, Interessen, Bedarfe und Blickwinkel auszudrücken und aufzuzeigen. (vgl. Krisch und Schröer 2020). Notwendigkeiten und

Herausforderungen, die sich aus der Pandemie heraus ergeben haben, sind z. B. die Unterstützung bei der Bewältigung von Ungleichheiten, das Bereitstellen und Begleiten von Begegnungs- und Gestaltungsräume, das Konzipieren von lebensweltlichen Alltagsbildungsmöglichkeiten, Beteiligungsformate sozialräumlich ermöglichen, Chancengleichheit und Bildungsperspektiven schaffen und sichern, Infrastruktur anbieten und Gemeinschaft leben.

5 Aktuelle Themenfelder & Potenziale

Politische Bildung und Partizipation

Wie nun in den vorangehenden Unterkapiteln ersichtlich, ist es gerade in Zeiten, in denen Jugendliche ihre persönlichen Kontakte untereinander einschränken müssen, sich nur eingeschränkt im öffentlichen Raum bewegen dürfen, wichtig, darauf zu achten, dass sie weiterhin gehört werden, ihre Bedürfnisse einbringen und ihre Lebenswelt aktiv mitgestalten können. Betroffen sind vor allem junge Menschen, die von Mehrfachausgrenzung betroffen sind (durch Armut, Schulversagen und/oder soziale Desintegration) und verstärkt unter der Krise leiden. Hinzu kommt, dass sich der nahe Raum, die Lebenswelt zur Entwicklung und Gestaltung eigener Zukunftsperspektiven besonders gut anbietet. Es ist notwendig, der zunehmenden Perspektivenlosigkeit, aber auch der drohenden politischen Resignation entgegenzutreten und möglichst schnelle und unbürokratische Projekte in den Kommunen für junge Menschen anzubieten und umzusetzen.

Informationskompetenz

Informationskompetenz findet in der Regel in der Offenen Jugendarbeit in Form unterschiedlicher Beratungstätigkeiten statt. Es wird also nicht nach festgelegten Kriterien eines Beratungsgesprächs (Anamnese, Ziele, Zielerreichung, Dokumentation) vorgegangen, sondern Beratungen ergeben sich spontan, anlassbezogen aus Gesprächen heraus, auch *zwischen Tür und Angel* (vgl. Hollstein-Brinkmann und Knab 2016). Je nach Brisanz des Anlasses, z. B. einer konflikthaften Situation, führt der*die Jugendarbeiter*in dann ein Einzelgespräch unter vier Augen in einem eigenen Raum oder Gespräche mit Beratungselementen werden in der Gruppe im Rahmen des Offenen Betriebs geführt. Der Übergang zwischen Gespräch und Beratung ist gewissermaßen fließend und wird vom*von der Jugendarbeiter*in sensibel gehandhabt (Gspurning und

Heimgartner et al. 2016, S. 38). Ein Beispiel einer Situation, die zu einer niederschwelligen Beratung führen kann, sind etwa abfällige Bemerkungen im Offenen Betrieb des Jugendzentrums gegenüber nicht geimpften Jugendlichen uä.

Ein wesentlicher Teil der Beratung besteht in der Vermittlung junger Menschen zu geeigneten Stellen, wenn es sich beispielsweise um spezifische Frage- und Problemstellungen handelt. Dies kann Suchtprobleme oder auch Fragen zu Ausbildung und Beruf betreffen, für die eigens vorgesehene Expert*innen oder auch Angebote und Einrichtungen zur Verfügung stellen. Dies setzt eine Kenntnis von und die Kommunikation mit jugendrelevanten sozialen Einrichtungen sowie Personen und Einrichtungen im Gemeinwesen voraus. Im Sinne von Schnittstellenarbeit vermitteln Fachkräfte der Offenen Jugendarbeit Jugendliche etwa zur Suchtberatung, zum Jugendcoaching oder zum Eisschützenverein der Kommune.

Trotz der medialen Präsenz Offener Jugendarbeit auf diversen Social-Media-Plattformen, grenzt sie sich vom Anspruch, dort Online-Beratungen durchzuführen, deutlich ab. Im Vordergrund steht vielmehr der niederschwellige, schnelle, direkte und partizipative Dialog mit den User*innen (vgl. Pranic 2019, S. 130).

Identität & Diversität

Junge Menschen sind wie wir mehrfach behandelt haben, seit der Pandemie besonders gefordert. Die öffentliche Diskussion um eine entsprechende Impfung hat zu einer deutlichen Spaltung der Gesellschaft geführt und zu vielen unterschiedlichen Meinungen wie Menschen mit diesem Thema umgingen. Dementsprechend wurde den jungen Menschen eine diffuse Situation dargeboten, was mehr zu Irritationen führte. Die Offene Jugendarbeit sieht es im Kontext ihres Erziehungs- und Bildungsauftrags als zentrale Aufgabe an, Jugendliche zu informieren, aufzuklären und Bildungsprozesse zu fördern im Sinne eines kritisch-emanzipatorischen Bildungsverständnisses. Jugendliche lernen in geschütztem Rahmen abzuwägen, Meinungen zu diskutieren und auch frei zu äußern, sich selbst zu reflektieren uä. Offene Jugendarbeit bot hierzu den jungen Menschen die erforderliche Orientierung, um sich entscheiden zu können.

Jugendkulturarbeit

Kulturelle Bildung bedeutet Bildung zur kulturellen Teilhabe und meint damit die Partizipation am kulturellen Geschehen einer Gesellschaft. Sie gehört zu den Voraussetzungen für ein gelingendes Leben in unterschiedlichen Dimensionen.

Kulturelle Bildung ist konstitutiver Bestandteil von allgemeiner Bildung und vor allem für Kinder und Jugendliche ein unverzichtbarer Bestandteil ihrer Entwicklung.

Diverse Bildungsaufträge von Schule, Museen, Kulturinitiativen, Jugendarbeit oder Gemeinwesenarbeit beinhalten die Vermittlung und Förderung von kulturellen Milieus, kultureller Praxen und kultureller Bildung für junge Menschen. Mittels Musik, Tanz, Theater, Performance, Fun-Sport und der neuen Medien lernen sie kulturelle Ausdrucksformen kennen und gestalten ihre eigenen Lebenswelten.

Jugendkulturelle Aktionsräume sind jedoch zunehmend einem Verdrängungswettbewerb ausgesetzt. Die Corona-Pandemie hat diesen Prozess beschleunigt und vertieft. Dabei sind es gerade Spaßformate und Geselligkeitsformate, nach denen junge Menschen dürsten. Es benötigt eine laufende Unterstützung von jugendkulturellen Aktivitäten, Support für junge Musikschaffende und Jugendszenen. Beispielsweise sind Auftrittsmöglichkeiten wichtige und notwendige Angebote, die auch wieder vermehrt in der Offenen Jugendarbeit (Jugendzentren, Jugendtreffs usw.) Verortung finden müssen – gerade um auch von diesem problemorientierten Blick, der aufgrund der Pandemie ebenfalls wieder verstärkt wurde, wegzuführen. Lokale Kulturinitiativen sind dabei kulturelle Nahversorger*innen vor Ort. Sie vermitteln zeitgenössische Kunst und Kultur der Bevölkerung. Künstler*innen können künstlerischen Prozesse begleiten, verfügen über Wissen der jeweiligen Kunst- und Kulturszenen und können in Zusammenarbeit mit den Fachkräften der Offenen Jugendarbeit stets neue Zugänge und Techniken in den Prozess einbringen.

Öffentlicher Raum

Für Jugendliche ist der öffentliche Raum schon jeher ein wichtiger Erfahrungs- bzw. Lernort gewesen und somit von großer Bedeutung für ihre Sozialisation. Für ein gelingendes Hineinwachsen in die Gesellschaft und die Bewältigung der Entwicklungsaufgaben im Jugendalter im Sinne von Identitätsentwicklung, Aneignung und Selbstermächtigung ist *Öffentlichkeit* ein zentraler Faktor. Dabei spielt auch die sozialräumliche Erfahrung sowie eine Verortung darin eine große Rolle, um sich als Teil eines größeren Ganzen zu verstehen und seine Handlungsspielräume zu erweitern (vgl. Krisch und Schröer 2020).

Öffentliche Räume sind Treffpunkte, Bühnen der Repräsentation und Selbstinszenierung, Rückzugs- oder Erkundungsräume, Orte des Explorierens und der

Auseinandersetzung mit der Gleichaltrigen- und der Erwachsenenwelt (vgl. Wehmeyer 2016).

Nach Thiersch (2020) hat der Öffentliche Raum unterschiedliche Qualitäten zu bieten: es ist der Raum für Inszenierung, für Verweilen in Gelegenheitsstrukturen sowie ein Raum, der Aneignungsmöglichkeiten, in dem die Adressat*innen sich ausprobieren können. Gerade in warmen Jahreszeiten und *Pausen* der Pandemie bietet hierfür der Öffentliche Raum gute Rahmenbedingungen und Angebote. Hier sind Jugendliche eher unbeobachtet und oftmals eingebettet in ihren Milieus, Cliquen oder soziokulturellen Interessensgruppen. Sie können sich dabei auch niederschwellig, ohne Konsumzwang und damit unabhängig von finanziellen Ressourcen oder anderen Voraussetzungen darin aufhalten.

6   Resümee

Ausgehend von den Erfahrungen seit Ausbruch der Corona-Pandemie ist eine fixe Verankerung des Handlungsfeldes der Offenen Jugendarbeit in künftigen Diskursen um diverse Maßnahmen- und Sicherungspakete zur Eindämmung der Pandemie erforderlich.

Jugendkulturelle Angebote, Lernbegleitung, Bewegungsangebote im Freien, Beziehungsangebote, Informationsangebote (gerade hinsichtlich der Förderung von Gesundheitskompetenz) und letztlich soziales Gruppenlernen erscheinen im Kontext der bestehenden Krise dringend vonnöten, um weitere Negativfolgen für Jugendliche zu verhindern bzw. abzumildern.

Die Offene Jugendarbeit unterstützt junge Menschen dabei, positive Zukunftsperspektiven zu entwickeln. Gerade in Zeiten der verstärkten Perspektivenlosigkeit sind beziehungskompetente Jugendarbeiter*innen zugegen, um die schwierige Situation gemeinsam auszuhalten und ihre Unterstützung anzubieten. Im Sinne der behandelten Grundprinzipien und Potenziale erscheint es mit Blick auf eine Verteilungsgerechtigkeit als notwendig, die Angebote Offener Jugendarbeit flächendeckend auszubauen, sodass allen jungen Menschen gleichermaßen die Möglichkeit eines Angebots in ihrem Sozial- und Lebensraum zur Verfügung steht und die Bewältigung der aus Krisen (sei es nun die Krise, die sich aus der Jugendphase ohnehin ergibt – sei es die Klimakrise oder Krieg) entstandenen Herausforderungen im Sinne einer Erziehungs- und Bildungsverantwortung gegenüber der nächsten Generationen ausreichend und fachlich begleitet erfolgen kann.

Literatur

Böhnisch, L., Lenz, K. & Schröer, W. 2009. *Sozialisation und Bewältigung. Eine Einführung in die Sozialisationstheorie der zweiten Moderne.* Weinheim & München: Juventa.

bOJA – Bundesweites Netzwerk Offene Jugendarbeit. 2017. *Qualitätshandbuch für die Offene Jugendarbeit in Österreich.* 4. Aufl. Wien.

Erikson, E. H. 1950. *Childhood and Society.* New York: Nor-

Bundesjugendkuratorium. 2021. *Soziale Ungleichheit in Kindheit und Jugend.* BJK-Fachveranstaltung beim 17. DJHT. https://bundesjugendkuratorium.de/presse/soziale-ungleichheiten-in-kindheit-und-jugend.html. Zugegriffen: 08. September 2021.

Gspurning, W. & Heimgartner, A. et al. 2016. *Offene Jugendarbeit in Österreich.* Graz: Eigenverlag Universität Graz.

Havighurst, R. J. 1953. *Human development and education.* New York: David McKay.

Hollstein-Brinkmann, H. & Knab, M. (Hrsg.). 2016. *Beratung zwischen Tür und Angel. Professionalisierung von Beratung in offenen Settings.* Wiesbaden: Springer VS.

Holz-Dahrenstaedt, A. 2021. *Kinder und Jugendliche aus der Krise holen!* Salzburg: KIJA – Kinder- und Jugendanwaltschaften Österreichs 2021. https://www.kija.at/images/APA_Aussendung_KinderJugendliche_aus_Krise.pdf. Zugegriffen: 25.03.2021.

Hurrelmann, K. 2012. *Sozialisation. Das Modell der produktiven Realitätsverarbeitung.* Weinheim & Basel: Beltz Juventa.

Hurrelmann, K. & Quenzel, G. 2013. *Lebensphase Jugend. Eine Einführung in die sozialwissenschaftliche Jugendforschung.* 12., korrigierte Aufl. Weinheim & Basel: Beltz Juventa.

Institut für Jugendkulturforschung (Hrsg.). 2021. *Leisure is Pleasure – Welle 2: Freizeitkulturen 16- bis 29-Jähriger in der Pandemie.* Wien.

Institut für Jugendkulturforschung (Hrsg.). 2020 & 2021. *Kids- und Teens-Special: Freizeit im Lockdown.* Wien.

Jugendforschung Pädagogische Hochschulen Österreichs (Hrsg.). 2021. *Lebenswelten 2020. Werthaltungen junger Menschen in Österreich.* Innsbruck & Wien: StudienVerlag.

Kinderliga – Österreichische Liga für Kinder- und Jugendgesundheit. 2020. *11. Bericht zur Lage der Kinder- und Jugendgesundheit.* Wien: Österreichische Liga für Kinder- und Jugendgesundheit. https://www.kinderjugendgesundheit.at/site/assets/files/1237/jb_kinderliga_2020_komprimiert.pdf. Zugegriffen: 25.03.2021.

Krisch, R. & Schröer, W. 2020. Entgrenzte Jugend – sozialräumlich orientierte Jugendarbeit! In Krisch, R. & Schröer, W. (Hrsg.). *Entgrenzte Jugend – Offene Jugendarbeit. Jugend ermöglichen im 21. Jahrhundert,* S. 229–247, Weinheim & Basel: Beltz Juventa.

Pieh, C. 2021. *Mental Health during a COVID-19 Lockdown Over the Christmas Period in Austria.* Donau-Universität Krems.

Pranic, A. 2019. Die Nutzung von Social Media in der jugendpolitischen Kommunikation. In *jugendarbeit: analog und digital. Versuch einer interdisziplinären Auseinandersetzung,* hrsg. Land Steiermark – A6 Bildung und Gesellschaft; FA Gesellschaft – Referat Jugend, 127–133. Graz: Verlag für Jugendarbeit und Jugendpolitik.

Rieger, J. 2015. *Werte und Haltung in der Sozialen Arbeit.* eNewsletter Wegweiser Bürgergesellschaft 17/2015 vom 16.12.2015.

Staub-Bernasconi, S. 2007. Soziale Arbeit: Dienstleistung oder Menschenrechtsprofession? Zum Selbstverständnis Sozialer Arbeit in Deutschland mit einem Seitenblick auf die internationale Diskussionslandschaft. In *Ethik Sozialer Arbeit: Ein Handbuch,* hrsg. Lob-Hüdepohl, A. & Lesch, W., 20–54. Wien & Paderborn: Schöningh.

Steirischer Dachverband der Offenen Jugendarbeit (Hrsg.). 2020. *Handbuch der Offenen Jugendarbeit Steiermark.* Grundlagen in Theorie und Praxis. Neuauflage 2020. Graz: Verlag für Jugendarbeit und Jugendpolitik.

Thiersch, H. 2020. *Lebensweltorientierte Soziale arbeit – revisited.* Weinheim: Beltz.

Wehmeyer, K. 2016. Entgrenzte Jugend im begrenzten öffentlichen Raum. In *Ent-Grenztes Heranwachsen, hrsg.* Becker, U. et al. Wiesbaden: Springer VS.

Florian Arlt ist Sozial-und Kulturpädagoge, Geschäftsführer des Steirischen Dachverbands der Offenen Jugendarbeit und Vorstandsmitglied des bOJA.

Nicole Walzl-Seidl ist Erziehungs- und Bildungswissenschafterin, Mitarbeiterin beim Steirischen Dachverband der Offenen Jugendarbeit und Lehrbeauftragte an der Uni Graz.

Familien in der Krise? Zwischen Destabilisierung, Refamilialisierung und Retraditionalisierung

Melanie Holztrattner, Maria Amancay Jenny, Anna-Maria Penetsdorfer und Birgit Bütow

1 Einleitung

„Corona" steht sinnbildlich für tiefgreifende Veränderungen und Herausforderungen weiter gesellschaftlicher Bereiche der letzten Jahre. Familien standen[1] oftmals im Zentrum öffentlicher Debatten, unter Zugriff vielfältiger Logiken, Ansprüche und Zuschreibungen, die jedoch nur in geringem Ausmaß auf die tatsächlichen Bedarfe von Kindern, Jugendlichen und Eltern abzielten (Richter 2020), sondern stärker auf gesellschaftsstabilisierende Funktionen hin ausgerichtet waren. So ging es allem voran um die Sicherstellung der Arbeitskraft der Eltern – insbesondere in sog. „systemrelevanten" Berufen – und, damit

---

[1] Der vorliegende Text wurde im Juni 2022 verfasst. Wir entschieden uns für eine – teilweise – Verwendung der Zeitform Präteritum, in der Hoffnung, dass die Pandemie zum Zeitpunkt des Erscheinens des Artikels bereits mit einer Vergangenheitsperspektive beleuchtet werden kann.

M. Holztrattner (✉) · M. A. Jenny · A.-M. Penetsdorfer · B. Bütow
Universität Salzburg, Salzburg, Österreich
E-Mail: melanie.holztrattner@plus.ac.at

M. A. Jenny
E-Mail: mariaamancay.jenny@plus.ac.at

A.-M. Penetsdorfer
E-Mail: anna-maria.penetsdorfer@plus.ac.at

B. Bütow
E-Mail: birgit.buetow@plus.ac.at

© Der/die Autor(en), exklusiv lizenziert an Springer Fachmedien Wiesbaden GmbH, ein Teil von Springer Nature 2023
N. Dimmel und G. Schweiger (Hrsg.), *Kinder und Jugendliche in pandemischer Gesellschaft*, https://doi.org/10.1007/978-3-658-39304-5_9

verbunden, um die Gewährleistung einer *("Not-")Betreuung* von Kindern. Bedarfe von familialen Akteur*innen wurden im Zuge der Corona-Politik lediglich ausschnitthaft auf die Agenda gesetzt, oftmals anderen Interessen nachgereiht und blieben somit uneingelöst. Die Bewältigung der aus der pandemischen Lage und dem politischen Kurs resultierenden Konsequenzen fiel dabei auf den Zuständigkeitsbereich der Familie zurück.

Kindern und Jugendlichen wurde als eine gleichzeitig besonders gefährdete und gefährdende Personengruppe begegnet, um die es sich in besonderer Weise zu sorgen galt: Einerseits wurde der jüngeren Generation besondere Betroffenheit durch die medizinisch legitimierten Maßnahmen attestiert („social distancing", „home schooling", „Bildungsverlierer*innen"). Andererseits wurden sie – gerade in der frühen Phase der Pandemie – auch als potenzielle Gefährder*innen (Lutz 2021, S. 1045) angesprochen („Superspreader, „Corona-Partys"). Gleichzeitig wurde *ein* bestimmtes, gesellschaftlich konstruiertes und gemeinhin verhandeltes Verständnis von Familie in den diskursiven Adressierungen deutlich sichtbar: das einer traditionellen, an einem heteronormativ und bürgerlich orientierten Ideal der (Kern-)Familie. In geringem Ausmaß wurden alleinerziehende Familien genannt, während alle anderen Familienstrukturen und pluralen Modelle im gesellschaftlichen Diskurs scheinbar völlig unterbelichtet blieben (Döring und Walter 2020; Klapeer 2021; Rothmüller 2021; Seek 2020).

Die Konsequenzen der Pandemie führ(t)en einmal mehr vor Augen, was im wissenschaftlichen Diskurs als beinahe gemeingültig setzbar ist: Kindheit, Jugend, Elternschaft und Familialität vollziehen sich seit jeher nicht im „luftleeren Raum", sondern sind in gesellschaftliche, ferner historische, kulturelle als auch politische Kontexte sowie in das spannungsreiche Verhältnis von Öffentlichkeit und Privatheit eingebettet (bspw. Eßer 2013, S. 164). Letzteres Spannungsfeld erfuhr jedoch im Kontext der Pandemie eine erhebliche Transformation, indem Adressierungen, Zuständigkeiten und Verantwortlichkeiten neu – insbesondere zu Beginn der Pandemie beinahe ausschließlich in eigener, familialer Zuständigkeit – im Privaten verhandelt und bearbeitet werden mussten.

Familie konstituiert und (re-)produziert sich in einem generational und geschlechtsspezifisch konturierten Raum, indem Zuschreibungen, Adressierungen, Aufgaben, Verantwortlichkeiten und Rollenverhältnisse verhandelt werden müssen. Im vorliegenden Beitrag nehmen wir vor diesem Hintergrund Familien aus einer sozialpädagogischen Perspektive[2] in den Blick und fragen dabei ins-

---

[2] Sozialpädagogik kann als ein vielfältiges, diskursives, insbesondere auf die Kinder- und Jugendhilfe gerichtetes Feld verstanden werden (Winkler 2004, S. 924). Sie „beschreibt eine ‚Kultur des Aufwachsens', die sich in schwierigen Lebenslagen zwischen familialer

besondere nach den Bedingungen des Aufwachsens im Gefüge generationaler (Kap. 2) und Gender-Verhältnisse (Kap. 3). Nach einer schlaglichtartigen Referierung ausgewählter Studienergebnisse aus dem deutschsprachigen Raum, wird empirisches Material aus Interviews mit Müttern* vorgestellt, welches einen exemplarischen Einblick in familiäre Binnensichten erlaubt (Kap. 4). In einem abschließenden Fazit werden diese bezüglich ihrer gesellschaftlichen Bedeutung in Transformationsprozessen reflektiert (Kap. 5).

2 Kinder und Jugendliche: Von der Bedeutung der Pandemie für die „junge Generation"

Im Schnittpunkt vieler Untersuchungen liegt die empirische Evidenz, dass die Pandemie erhebliche Veränderungen für Kinder und Jugendliche in verschiedensten Bereichen ihres alltäglichen – privaten und öffentlichen – Lebens auf vielfältige Weise und in unterschiedlichen Ausprägungen mit sich brachte (bspw. Zartler 2021). Diese Entwicklungen verweisen auf jene beiden zentralen Prozesse, die das moderne Kindheitskonzept vor dem Hintergrund generationaler Ordnung (bspw. Bühler-Niederberger 2020) entscheidend prägen: *Familialisierung* und *Institutionalisierung* (Bollig et al. 2018) resp. *Scholarisierung*, „also die Trennung von Familie und Arbeit [sowie] Schulbesuch" (Deckert-Peaceman 2022).

Gerade jene Institutionen, die auf Kinder als Adressat*innen abzielen und darin als „historisch akkumulierte und relativ beständige Muster sozialer Ordnungsbildung" (Bollig et al. 2018, S. 9) verstanden werden können, werden seit jeher gesellschaftlich – und insbesondere auch politisch – sehr breit im Hinblick auf ihre Betreuungsfunktion bzw. einer Lösung des ‚elterlichen Vereinbarkeitsproblems' von Familie und Beruf diskutiert. Diese Debatten sind wiederum in das spannungsreiche Verhältnis von Öffentlichem und Privatem, ferner von (Arbeits-) Markt, Familie und Staat eingelagert und als Strukturproblem postindustrieller Gesellschaften zu verstehen (Joos 2006, S. 109 f.). Hierin sind normative

---

Privatheit, öffentlichen, sozialstaatlich garantierten Rahmenbedingungen, individuell persönlichem Engagement und professionellem Handeln aufspannt, welches moderne Gesellschaften figurieren, wenn sie auf die Entwicklungstatsache reagieren. Themen eines solchen theoretischen Begriffs sind die Möglichkeiten, die Anforderungen und Belastungen, die mit dem Aufwachsen einhergehen, dann die institutionellen Angebote, welche Gesellschaften für dieses Aufwachsen im Verhältnis von Familie und öffentlicher Erziehung bereitstellen, endlich die Positionierung der Beteiligten in einem so formierten Feld." (ebd., S. 925 f.)

Vorstellungen von Familie und materieller Existenzsicherung eingelassen, die auf heteronormativen Geschlechterbildern und Zuschreibungen von Zuständigkeiten im Kontext allgegenwärtiger neoliberaler Marktlogik fußen (ebd., S. 110). Institutionalisierungen verweisen somit „auf gesellschaftlich oder feldspezifisch universalisierte Erwartungshorizonte, die sich wiederum in Form einer gewissen Regelmäßigkeit der Herstellung und Objektivierung sozialer Wirklichkeiten abzeichnen" (Bollig et al. 2018, S. 9). Diese Perspektive auf Institutionalisierungsprozesse gestattet es wiederum, „Kindheit als ein gleichermaßen historisch kontingentes wie vergesellschaftetes Phänomen zu denken, das in besonderer Weise in und durch pädagogische Regimes – Familie, Schule, Kindertagesbetreuung, sozialpädagogische Hilfen – geformt wird" (ebd., S. 10).

Die Pandemie führte – so unsere hier vertretene These – zu einer Destabilisierung des Verhältnisses von Öffentlichkeit und Privatheit – insbesondere im Kontext von Kindheit, Jugend und Familie. Deckert-Peaceman (2022, S. 37) beschreibt die Elemente *Familialisierung* und *Scholarisierung* – die vor der Pandemie gesellschaftlich ordnend und stabilisierend wirkten – als „komplett außer Kraft gesetzt" (ebd.). Vor diesem Hintergrund lassen sich die Folgen der „Krise", die sich bspw. in regionalen, landes- oder bundesweiten Lockdowns, in *home office* (von Eltern in entsprechenden Berufen[3]) und *home schooling* (von Kindern und Jugendlichen im öffentlichen Bildungswesen) sowie auch im Rückgang freizeitlicher Aktivitäten (bspw. stillgelegte oder reduzierte Angebote von Sport- und Musikvereinen oder der offenen Jugendarbeit) artikulierten, als Herausforderungen beschreiben, die auf einschneidende und eindrückliche Weise auf Ebene der handelnden Akteur*innen wirkten und letztlich (implizit) auf eine individuelle Bearbeitung sowie Bewältigung abzielten (bspw. Zartler et al. 2021).

Ging mit den durch die Krise ausgelösten Transformationsprozessen bereits im Allgemeinen eine erhebliche Veränderung – und oftmals auch Belastung – des (familiären) Alltags einher (ebd.), so bedeutete dies im Besonderen auch eine Verschärfung der Lebensbedingungen all jener Personen, die als *vulnerabel* adressiert resp. konstruiert werden. An dieser Stelle ist – bezugnehmend auf Diskurse der Kindheitsforschung, bspw. vor dem Hintergrund der Debatten

---

[3] Home office *konnte* bzw. *musste nicht* von allen erwerbstätigen Eltern in gleichem Ausmaß in Anspruch genommen werden. Während dies für etwa 52 % aller Akademiker*innen möglich war, mussten Beschäftigte in *systemrelevanten Berufen*, bspw. im Gesundheits- und Sozialwesen, weiterhin am üblichen Arbeitsplatz tätig sein (Schönherr, Schenk & Zandonella 2021, S. 4; vgl. auch Kap. 3).

um *agency* bzw. im Spannungsfeld von *being* und *becoming* (Qvortrup 2009) – kritisch zu fragen, inwieweit Kinder (und Jugendliche) per se als vulnerabel adressiert werden *können* und *sollen* und in welcher Weise bzw. welchem Maße ihnen – sofern man sie als gesellschaftliche Gruppe(n) versteht – besonderer Schutz zukommen sollte. Dieser Diskurs erfährt durch die Pandemie eine spannende Wendung, indem die Generation der Kinder und in besonderem Maße der Jugendlichen plötzlich als potenziell (andere Vulnerable) *gefährdend* bespielt wurde (Deckert-Peaceman 2022, S. 36 f.; Lutz 2021, S. 1045).

Die hierin verhandelte Generation der Kinder und Jugendlichen gilt in deren Alltag – gerade und vor allem auch in Zeiten der Pandemie – als von besonders erschwerten Bedingungen „betroffen", wenngleich diese auch bereits zuvor im Kontext sozialer Ungleichheit – auf unterschiedlichen Ebenen benachteiligt – aufwachsen und zurande kommen mussten (bspw. bezugnehmend auf Gewalt, Armut).

3   Aufwachsen im Kontext sozialer Ungleichheit

Die multiplen Benachteiligungen im Kontext sozialer Ungleichheit scheinen in der Krise noch weiter von einer Verschärfung bis Potenzierung begriffen zu sein. So kann bspw. auf die weitgehende Schutzlosigkeit hingewiesen werden, die sich durch den zeitweise flächendeckenden Wegfall öffentlicher (Bildungs-) Institutionen ergab: Risiken durch häusliche Gewalt, eingeschränkte Bildungsmöglichkeiten und (erneut) reduzierte peerkulturelle Erfahrungen betrafen Kinder und Jugendlichen eben gerade nicht in gleichem Ausmaß (Deckert-Peaceman 2022, S. 36 ff.), vielmehr bedarf es daher einer differenzierten Perspektive auf Folgen sozialer Ungleichheit. Bereits Studien aus vorpandemischen Zeiten konnten belegen, dass dem Bildungssystem eine wichtige Funktion bei der Bearbeitung sozialer Ungleichheit zukommt, indem der Institution Schule stabilisierende und inkludierende Wirkungen potenziell inhärent sind, etwa im Hinblick auf die Förderung von Peer-Beziehungen (Höblich 2020).

Folgend wollen wir exemplarisch und kursorisch auf die Situation von Kindern und Jugendlichen eingehen, die von Armut betroffen oder gefährdet sind (vgl. auch Beitrag von Hanna Lichtenberger und Judith Ranftler in diesem Band), denn gerade diese Gruppe scheint in ihren Benachteiligungslagen oftmals „unsichtbar" zu sein. So werden sie zumeist kaum als solche wahrgenommen, bspw. von Lehrkräften (Kromer 2017). Zudem sind sie in vielen Studien unterrepräsentiert, sodass Aussagen empirisch oft nur erschwert getroffen werden können (exemplarisch: Langmeyer et al. 2020) und/oder Ergebnisse verzerrt zu sein scheinen.

Die Auswirkungen der Pandemie verschärften für von Armut betroffene oder gefährdete Kinder und Jugendliche die Situation zum Teil erheblich. Die geringen, in der Familie vorhandenen finanziellen Ressourcen führten bspw. dazu, dass sie nicht über eine – für das *distance learning* erforderliche – ausreichende Lernumgebung, technische Ausstattung und/oder Internetverbindung verfügten und eine Teilnahme am – wenn stattfindenden – Online-Unterricht nicht oder nur unter Einschränkung möglich war und/oder Arbeitsaufträge nicht (vollständig) erbracht werden konnten (Schönherr et al. 2021, S. 6). Da die finanziellen Kosten mit dem Fortgang im Bildungssystem im Anstieg begriffen sind und die Kosten – relativ zum Familieneinkommen betrachtet – ohnehin ungleich verteilt sind, ist eine längerdauernde Ausbildung – insbesondere in der Sekundarstufe II – für armutsbetroffene oder -gefährdete Familien zunehmend schwer realisierbar (Schönherr et al. 2021, S. 3 f.). Auch die im Schnitt bereits vor der Pandemie in geringerem Ausmaß vorhandenen Peer-Beziehungen konnten – wurden die teils strikten Kontaktbeschränkungen eingehalten – nur unter sehr erschwerten Bedingungen gepflegt werden. Zu vermuten ist hierbei einmal mehr, dass bspw. das ohnehin oft nur gering verfügbare Datenvolumen, das zur Nutzung digitaler Kommunikationsmöglichkeiten erforderlich ist, durch den erhöhten – insbesondere durch home schooling gesteigerten – Bedarf vermutlich nicht (zur Gänze) gedeckt werden konnte.

Dass sich die soziale Ungleichheit unter Bedingungen der Krise und dem politischen wie gesellschaftlichen Umgang damit noch zuspitzt, ist ein Befund, der sich in vielen Studien abbildet und jene als dominantes Moment durchzieht. Konkret bedeutet dies, dass Kinder aus ohnehin benachteiligten Familien in der Pandemie eben besondere Prekarität erfahren, während Kinder privilegierter familiärer Herkunft eher von der Ausnahmesituation zu profitieren scheinen (Deckert-Peaceman 2022, S. 38). Jugendliche und junge Erwachsene mit geringeren finanziellen Mitteln und Ressourcen erleben die Pandemie hingegen als belastender, Zukunftsängste und Unsicherheiten als gravierender (Andresen et al. 2022, S. 16).

4   Gender-Perspektiven im Kontext der Pandemie

Alte Fragen – neue Krise?

Schon seit Beginn der Pandemie im Frühjahr 2020 reklamierten Forscher*innen die Notwendigkeit einer genderspezifischen Perspektive auf die Pandemie und der damit einhergehenden Konsequenzen. Bekannte soziale Problemlagen aus der

Frauen- und Geschlechterforschung fanden nun auch in einer breiteren Öffentlichkeit Aufmerksamkeit. Unter Schlagwörtern wie „Vereinbarkeit", „Systemrelevanz" oder „Mehrfachbelastung" bzw. „Erschöpfung" (vgl. Lutz 2020) wurden Themen im öffentlichen Diskurs verhandelt, die schon lange Gegenstand von spezifischen Gender-Perspektiven sind. Die Konsequenzen der Pandemie machten in aller Härte oftmals als selbstverständlich erachtete Zusammenhänge bezüglich privater/professioneller, bezahlter/unbezahlter, sichtbarer/unsichtbarer Care-Tätigkeiten und Rollenverständnisse evident, die u. a. auch in den Medien verhandelt wurden[4].

Dieses neu aufflammende Interesse an „alten" Grundsatzdebatten um Marginalisierung und Unsichtbarkeit von Care- und Reproduktionsarbeit führte auch zu einer Reihe von Stellungnahmen im wissenschaftlichen Bereich, die, von Beginn der Corona-Krise an, einen öffentlichen Diskurs „weit über Fragen von Sichtbarkeit oder öffentlicher Wertschätzung hinaus" (DGfE 2020, S. 1) forderten; gerade auch deshalb, weil sich soziale Ungleichheit in Zeiten der Pandemie verstärkte (Universität Bayreuth 2020) und sich althergebrachte Differenzen bezüglich geschlechtlich codierter Care-Arbeit vergrößerten (Villa 2020, S. 446). Dabei wurde insbesondere die Fragilität mühsam errungener Geschlechterparitäten sichtbar: Patriarchale Gesellschaftsstrukturen hatten sich noch nicht soweit bzw. ausreichend geändert, wie öffentlich vermutlich angenommen (Universität Bayreuth 2020).

Ein Gender-Blick auf Forschungsperspektiven

Bereits in der ersten Phase der Pandemie ließen sich Forschungsbemühungen festmachen, die sich dem Phänomen „Corona" auf vielfältige Weise und aus unterschiedlichsten Disziplinen und Paradigmata widmeten. Forschungsprojekte, die Kindheit, Jugend, Familie und Elternschaft sozialwissenschaftlich perspektivierten, griffen dabei oftmals auf Online-Befragungen zurück. Ein erstes, zwar möglicherweise wenig überraschendes, aber dennoch zu thematisierendes Ergebnis lässt sich bereits mit Blick auf die Samplingstruktur vieler Studien darlegen: Weitgehend nahmen Mädchen* und Frauen* an jenen teil und zeigten sich auskunftsbereit. So liegen die Beteiligungsquoten exemplarisch bei etwa 70 % Mädchen* und jungen Frauen* (Adressierung: Jugendliche und junge Erwachsene) in den JuCo-Studien (Andresen et al. 2022) und knapp 90 % bei Müttern* (Adressierung: Eltern) in

---

[4] exemplarisch: https://www.derstandard.at/story/2000135948152/sollen-sie-kuchen-backen.

Studien der österreichischen Volkshilfe (Fenninger et al. 2021) und des Deutschen Jugendinstituts (Langmeyer et al., 2020).

Eine zweite Erkenntnis bezieht sich auf die Adressierung von Mädchen* und Frauen* als *vulnerable Gruppe(n)*, wie sie sich in vielen Studien findet (bspw. Jiménez et al. 2022). Anschließend an die Überlegungen aus Kap. 2 – hier entlang der gesellschaftlichen Strukturdimension *Generation* – lässt sich bezugnehmend auf *Gender* fragen, inwieweit es sinnvoll und angemessen ist, Frauen* und Mädchen* per se *Vulnerabilität* zuzuschreiben. Einerseits ist es notwendig, (soziale) Ungleichheiten, die auf – oft (implizit) binär angelegten – geschlechtsspezifischen Unterscheidungen beruhen, zu thematisieren, um sie damit aus der Unsichtbarkeit herauszulösen; andererseits besteht hierin auch die Gefahr, Geschlechternormative und -stereotype fortzuschreiben, etwa wenn Mädchen* und Frauen* generell als stärker von Angst oder psychischen Belastungen betroffen bezeichnet resp. (re)konstruiert werden (bspw. Exenberger et al. 2021, S. 147; Schabus und Eigl 2021, S. 172).

Ein Trend zur Retraditionalisierung von Rollenverhältnissen?

Wie in den vorangegangenen Kapiteln schon ausgeführt, bedeutete die Pandemie für die Familien eine Transformation des (bisher als normal bzw. normalisiert erlebten) Alltags, mit erheblichen Konsequenzen im Hinblick auf eine notwendig gewordene Re- und Neu-Organisation (Zartler et al. 2021). Maßnahmen wie *home schooling* und *home office* wurden fast flächendeckend ohne lange Vorlaufzeiten eingesetzt und führten für Familien zur gleichzeitigen Entgrenzung und Vermengung des Privaten und Öffentlichen bzw. der Verschiebung unterschiedlicher Anforderungen in den Bereich des Privaten. Der Umgang mit den aus der Krise resultierenden Herausforderungen musste in erster Linie mit und von den familialen Akteur*innen geleistet, gestaltet und bewältigt werden. Die bisher (funktionierende) öffentliche Infrastruktur resp. Unterstützungsangebote waren nicht oder nur mehr sehr erschwert verfügbar, oft auch unabhängig davon, ob sie prä-pandemisch in Anspruch genommen worden waren (Richter 2020) – womit insbesondere Familien in prekarisierten Verhältnissen besonderen Belastungen ausgesetzt waren. Auch die (potenzielle Gefahr der) Erkrankung selbst und alle daraus folgenden, einschränkenden Konsequenzen für Gesundheit, Produktions- und Reproduktionsarbeit, Bewegung und Begegnung im privaten und öffentlichen Raum, mussten (auch) von familialen Akteur*innen getragen werden (ebd.).

Mit diesen Entwicklungen wurden auch genderspezifische Adressierungen (neu) aufgeworfen, die weitgehend auf traditionelle Geschlechterparitäten verweisen (Stichwort *doppelte Vergesellschaftung von Frauen**; Becker-Schmidt 2010). Mit diesem *Rückzug ins Private* „wird eine elterliche bzw. vor allem mütterliche Responsibilisierung beobachtbar, die seither als gesellschaftliche ‚Re-Traditionalisierung‘ von Familialität öffentlich verhandelt wird" (ebd., S. 2). Zwar wurden zu Beginn der Pandemie Stimmen laut, die durch veränderte Rahmenbedingungen eine hoffnungsvolle Möglichkeit sahen, neue, (gender-) gerechtere Formen der Verteilung von Erwerbs- und Sorgearbeit nachhaltig und strukturell herbeizuführen; die Pandemie bzw. die Lockdowns könnten – so die damalige Auffassung – als „Gleichberechtigungsbeschleuniger" wirken (Mader et al. 2020; Zucco und Lott 2021).

Mehrere Studien widmeten sich vor diesem Hintergrund den Verschiebungen des Privaten und Öffentlichen, die von Familien bearbeitet werden musste, mit dem weitgehenden Ergebnis, dass der erhoffte Effekt der Förderung gerechter Aufteilung von Produktions- und Reproduktionsarbeit *nicht* einsetzte (Mader et al. 2020). Die Hauptverantwortung in Erziehung, Sorge und Reproduktion lag vorwiegend bei Frauen* (Richter 2020), bspw. im Hinblick auf aufgewendete Zeit (Berghammer 2020).

Offensichtlich wird dies etwa bei einem Vergleich von Müttern* und Vätern* in Vollzeitbeschäftigung: Selbst bei ähnlich hohem Erwerbsausmaß werden primär die Mütter* für die Kinderbetreuung adressiert (ebd., o. S.).

Und es ließe sich ergänzen: Dieser Befund änderte sich über mehrere Lockdowns hinweg nur kaum bzw. nur in Richtung noch stärker retraditionalisierender Geschlechterrollen (Jessen et al. 2021; Schönherr et al. 2021). Im Zusammenhang stehen diese Ergebnisse einerseits mit prä-pandemischen Praktiken im Hinblick auf egalitäre Arbeitsteilung in Familien resp. zwischen Müttern* und Vätern*, aber auch mit deren unterschiedlichen Wahrnehmung (Jessen et al. 2021): So gaben bspw. 24 % der befragten Frauen* einer Studie an, dass die Sorgearbeit während der Pandemie „(fast) vollständig" von ihnen übernommen wird. Hingegen stimmten nur 5 % der Männer* jenem Item zu (ebd.).

Zu berücksichtigen ist in diesem Kontext jedoch auch, dass *der* familiale Alltag sehr unterschiedlich bewältigt wird und ein ausschließlich gender-spezifischer Blick nicht ausreicht, um die Vielfältigkeit abzubilden, sondern intersektionale Perspektiven erforderlich werden: Während bspw. privilegiertere Eltern oft im home office arbeiten konnten, waren Eltern benachteiligter Milieus häufiger in sog. *systemrelevanten Berufen* verortet – und entsprechend mit anderen, oft noch prekäreren Fragen der Vereinbarkeit von Erwerbs- und Carearbeit konfrontiert (Richter 2020).

Was zu Beginn der Pandemie noch als „Befürchtung" formuliert wurde, scheint sich im zeitlichen Verlauf nach und nach zu verfestigen: Ein Trend zur Retraditionalisierung von Geschlechterverhältnissen, im Sinne „materiell weitgehend unabgesicherten Rückfalls in alte Zeiten" (Allmendinger 2022, o. S.) lässt sich nach mehrjähriger Krise immer genauer nachzeichnen. Die mittlerweile umfangreiche Datenlage lässt folgenden Schluss zu:

Die Pandemie trifft Familien mit Kindern härter als Haushalte, in denen keine Kinder leben. Sie trifft Mütter deutlich stärker als Väter. Abzulesen ist dies an der Entwicklung von mindestens vier unser Leben bestimmenden Faktoren: Erwerbstätigkeit, Gesamtarbeitszeit, Gesundheit und Lebenszufriedenheit (Allmendinger 2022, o. S.).

Jutta Allmendinger (2022) formuliert hieran anschließend Thesen zur Genese dieser Entwicklungen: Durch den Wegfall staatlicher Unterstützungsformen in Bezug auf Erziehungs-, Bildungs- und Betreuungsinstitutionen wurden Familien unmittelbar als verantwortlich adressiert. Mit Vidot (2022, S. 96) zeigen sich hier Prozesse der *Refamilialisierung* im Sinne einer Rückverlagerung der Betreuungsaufgaben in die Familie; dazu kamen prekäre Rahmenbedingungen im Kontext der Erwerbsarbeit (Speck 2020). Zudem wirkten sich diese strukturellen Veränderungen auf die Geschlechterrollen aus: Der noch vor einigen Jahren geltende Trend zu egalitären Rollenverständnissen wurde zumindest gebremst, teilweise erhielten auch traditionelle(re) Rollenbilder, bspw. in Bezug auf die Erwerbstätigkeit von Müttern*, vermehrte Zustimmung (vgl. auch Danzer et al. 2021; Richter 2020).

Eine produktive Deutung der beschriebenen Trends schlägt Susanne Maurer (2020) vor: Care-Aufgaben und -Praktiken im Sinne einer *Da-seins-Fürsorge* – verstanden als alles jene, was Lebensumstände ermöglicht – erhielten durch die Pandemie deutlich erhöhte gesellschaftliche Aufmerksamkeit. Zwar beobachtet auch Maurer das Phänomen der *Retraditionalisierung* in fast allen sozialen Bereichen – im Sinne eines „Zurückfallens" in alte, scheinbar überholte und zugleich dennoch selbstverständliche Muster; aber diese Entwicklungen vollziehen sich nicht friktionsfrei, sondern widerständig. Über die Benennung als „Retraditionalisierung" wird ein Problem markiert, das Eingang in den öffentlichen, medialen, gesellschaftlichen Diskurs finden konnte und daher ein Moment der Thematisierung und Bearbeitung erfährt. Jenes kann als Potenzial wahrgenommen werden, durch die Krise – aller gegenläufiger Entwicklungen zum Trotz – produktive Transformationsprozesse anzustoßen, die die Lebensumstände von Menschen gerechter und nachhaltiger verändern könnten.

5 Ein empirischer Blick auf Mütter* im Kontext geschlechtsspezifischer Herausforderungen der Pandemie

Vor dem Hintergrund der vielfältigen Herausforderungen, mit denen sich Familien und insbesondere Mütter* durch die Konsequenzen der Pandemie konfrontiert sehen, widmet sich das folgende Kapitel der Frage, wie sich der Alltag auf der Ebene familialer Akteur*innen konkret vollzieht resp. wie Mütter* die multiplen Adressierungen und Anforderungen im Kontext von (Care- und Erwerbs-)Arbeit bei gleichzeitigem Rückgang institutioneller Strukturen erleben und zur Sprache bringen. Dabei wird auf narrative Interviews (Küsters 2009) aus einer Bachelorarbeit zurückgegriffen, welche sich den Alltagsverhältnissen von Müttern* während des ersten Corona-Lockdowns im Frühjahr 2020 zuwendete und geschlechtlich eingeschriebene Herausforderungen im Kontext der *Corona-* bzw. der *Care-Krise* rekonstruktiv beleuchtete (Penetsdorfer 2021). Folgend werden zwei ausgewählte Fälle vorgestellt.

Daniela – „also da war ganz klar ich bin daheim ich mach die Kinder (.) und ähm er geht arbeitn @.@"

Daniela lebt mit ihrer Familie in einem Haus im ländlichen Raum. Daniela geht beinahe Vollzeit einer *systemrelevanten* Erwerbsarbeit nach (Erzieherin in einer Kita) und absolviert zudem eine Ausbildung. Ihre drei Kinder besuchen zum Zeitpunkt des Interviews elementare und primäre Bildungsinstitutionen. Danielas männlicher* Partner ist ebenfalls fast Vollzeit erwerbstätig. Seiner Stelle wird das Attribut *systemrelevant* nicht zugeschrieben. Das Familienmodell und die Alltagsgestaltung sind auf institutionelle Arrangements – insbesondere im Hinblick auf deren Bildungs-, Betreuungs- und Erziehungsfunktion – hin ausgerichtet und angewiesen. Die prä-pandemisch intendierten Bemühungen um die Herstellung gleichberechtigter Elternschaft respektive egalitärer Aufgabenteilung im Hinblick auf Sorge- und Reproduktionsarbeit, erfährt mit Beginn des ersten Corona-Lockdowns einen Bruch:

also mir san tatsächlich so aso w wir a arbeitn beide nicht ganz Vollzeit nur knapp Vollzeit damit ma uns des eignlich sehr fifty fifty teiln können (.) und des war von jetz auf gleich ehrlich gsagt vorbei

Mit Verweis auf die scheinbare Selbstverständlichkeit der Übernahme und Organisation privater Care-Arbeit – auf Kosten des beruflichen Fortgangs (entsprechend mangelnder Ressourcen für die Prüfungsvorbereitung und die Erwerbstätigkeit) – wird eine implizite Reduktion auf Danielas Rolle und Funktion als Mutter abbildbar. Das schon vor der Krise bestehende hohe Arbeitspensum in Danielas Alltag (systemrelevante Erwerbsarbeit, Ausbildung und Sorgearbeit) erfährt eine erneute Belastung während der Pandemie. Demgegenüber steht die Rolle des Partners, welche als relativ entspannt und produktiv beschrieben wurde und zugleich darauf verweist, dass weitgehend unausgesprochene, internalisierte und zugleich wirkmächtige tradierte Rollenbilder in einer krisenhaften Phase reaktiviert wurden.

und (.) des (.) J A war ned ohne sich da da irgendwie so in neue Rollen äh zu finden die ma eignlich gar ned hom mecht (.) @oiso@ (.) [deutliches Einatmen] des war durchaus eigenartig (.) muasi song

Dieser Rückfall in tradierte Muster wurde von der Interviewpartnerin im Hinblick auf pandemische Auswirkungen auf die Beziehung auch als solcher benannt: „*was jetzt uns Eltern ogeht hods uns eher °a bissl zruckgwoaffa*". Mit dem Verweis auf das vorab gelebte Familienmodell, welches sich progressiv ausrichtete und sich um eine gleichberechtigte Teilung von Produktions- und Reproduktionsarbeit beider Elternteile bemühte, wird die Diskrepanz zu den während der Pandemie realisierten Praktiken sichtbar: Genau jene explizit abgelehnten patriarchalen Muster familiären Zusammenlebens, welche als bereits überwunden gerahmt worden waren, wurden im Kontext der Krise reaktiviert.

Der Wegfall institutioneller Arrangements führte somit zu einer erheblichen Transformation des familiären Alltags: Essenzielle, unterstützende und familienergänzende Strukturen brachen zeitweise völlig weg, worauf die familialen Akteur*innen mit einem Rückgriff auf etablierte, gesellschaftlich anerkannte und geschlechtlich codierte Verteilungsmuster re-agierte, was sich bspw. in einer erheblichen psychischen Belastung Danielas – „*also do hobi daun echt ähm woa i kurz vorm Burn-Out*" – und ihrer Beendigung der Erwerbsarbeit, zugunsten der Sicherung familialer resp. mütterlicher* Bildungs-, Betreuungs- und Erziehungsleistungen, artikulierte.

Christine – „i k konn die Kinder bewöltigen da Phillip äh (.) schafft des dassa des mit da Abat macht"

Christine lebt zusammen mit ihrem männlichen* Ehepartner, zwei Kindern im Kleinkind- und Grundschulalter sowie im Kreise der (Ur-) Großeltern sowie Schwiegereltern - im Sinne generationaler Eingebundenheit - in einem Haus in einer besonders ländlichen Region. Nach dem Studium und mit Geburt des ersten Kindes entschied Christine, sich ausschließlich der familialen Sorgearbeit – im Kontext von Mutterschaft – zu widmen. Der Partner ist und war Vollzeit erwerbstätig und während des ersten Lockdowns vermehrt beruflich eingebunden. Auf institutionelle Arrangements ist die Familie aufgrund der Übernahme von Sorgearbeit durch Christine und dem familiär-verwandtschaftlichen Netzwerk nicht angewiesen.

Im Interview wird bereits eingangs ein Rückgriff auf etablierte Verteilungsmuster – entsprechend traditioneller, geschlechtlich codierter Verantwortlichkeiten – verwiesen. In Abgrenzung zu Daniela – welche im familiären Gefüge zwar jene patriarchalen Adressierungen reproduziert, diesen jedoch ablehnend gegenübersteht – formuliert Christine Gegenteiliges: Das bereits prä-pandemisch gelebte, traditionelle Familienmodell männlicher Erwerbsarbeit und weiblicher Sorgearbeit konnte während der Krise aufrechterhalten werden. Die Teilung von Produktions- und Reproduktionsarbeit resp. die geschlechtsspezifischen Praktiken von Christine und ihrem Partner entsprachen beider Vorstellungen; Rollenbilder konnten in der Logik der Akteur*innen kohärent realisiert werden.

Während Daniela der erheblichen Belastung während des ersten Lockdowns narrativ Ausdruck verleiht, benennt Christine nur wenige Herausforderungen im Alltag. So wird bspw. eine potenzielle – sich der eigenen Kontrolle entziehenden – Corona-Infektion innerhalb der Familie als Bedrohung artikuliert. Hingegen wird die intensivierte Care-(Allein-)Zuständigkeit als erleichternd beschrieben, da sie die Kontrolle von externen Einflüssen auf ihre Kinder ermöglicht. In Summe wird die Zeit des Lockdowns äußerst positiv bewertet.

In den Erzählungen der Interviewpartnerin wird über das eigene Rollenverständnis als Mutter hinaus eine strukturelle Forderung nach geschlechtsspezifischer – weiblich adressierter – Care-Zuständigkeit deutlich, welche sich entlang der Kritik an alternativen, progressiv(er) ausgelegten Familienformen entfaltet. Hierbei wird auch ein Unverständnis gegenüber (prä-pandemischen) Defamilialisierungsprozessen ausgedrückt sowie eine Art Appell an all jene formuliert, der unterstellten „naturgegebenen Bestimmung von Frau als Mutter" nachzukommen.

sondern dass wirklich die Mamas vielleicht so an Art äh so a Art Erleuchtung grieng so quasi „mein Gott i bin jo eignlich wirklich do damit i mi um mei Kind kümmer"

Gleichzeitig werden mit tradierten Familienbildern und geschlechtsspezifischen Zuschreibungen entsprechende Bemühungen um die Schaffung öffentlicher, institutioneller Angebote von Bildung, Erziehung und Betreuung konterkariert.

weil a Familie is nämlich ned des dass ma seine Kinder in da Friah um sieme ind Kita bringt und Namidoch um fünfe obholt (.) aiso des is ned Familie //mh// (.) aiso find i aiso für mein

Während die Pandemie zu erheblichen, belastenden Veränderungen des familiären Alltags bei Daniela führte, scheint jene bei Christine kaum Verschiebungen bedingt zu haben, da auf die bereits zuvor gelebten, etablierten geschlechtsspezifisch ausgestalteten Verteilungsmuster zurückgegriffen wurde. Folglich konnte eine Bestärkung der Befragten in ihrer tradiert patriarchalen, traditionell ausgerichteten Vorstellung von Familialität und Mutterschaft – auch aufgrund der Lockdown-bedingten Rückberufung auf das Häusliche, sowie der Bekräftigung der Zuschreibung einer höheren Wertigkeit – rekonstruiert werden.

6   Fazit

Die eben vorgestellten Fälle zeigen exemplarisch und auf einer individuellen Ebene des Erlebens die Bedeutung der Konsequenzen der Pandemie für Familien, im Schnittfeld von *Generation* und *Gender,* auf. Die durch den (hier ersten) Lockdown hervorgerufene Verschiebung – zuvor – öffentlicher Aufgaben und Funktionsübernahmen von Bildungs-, Betreuungs- und Erziehungseinrichtungen hinein in die private Sphäre, rief zur Bearbeitung auf einer individuellen Ebene der familialen Akteur*innen auf.

Im Kontext dieser Refamilialisierung musste der komplex strukturierte Alltag u. a. vor dem Hintergrund des Wegfalls von Institutionen und veränderter Bedingungen der Erwerbsarbeit neu organisiert werden, wobei insbesondere Mütter* in die Verantwortlichkeit familialer Sorgearbeit gerufen wurden. Bereits prä-pandemisch bestehende Belastungen sowie soziale Schieflagen verstärkten sich erheblich; tradierte Muster geschlechtlich codierter Arbeitsteilung wurden in der krisenhaften, destabilen Situation reaktiviert.

In der Gesamtsicht lässt sich konstatieren: Komplexe Verwobenheiten öffentlicher und privater Sphären, machtvolle gesellschaftliche Strukturen sowie Auswirkungen sozialer Ungleichheit wurden im Kontext der Pandemie zwar an vielen Stellen sichtbar, sie erfuhren jedoch keine Entschärfung, sondern viel mehr eine neue Dynamik und Verstärkung. Tradierte Ideale und Normative hinsichtlich Familialität und Geschlecht wurden neu aufgerufen und bespielt. Am Beispiel von *Christine* wird aber deutlich: Traditionell-konservative, als überholt geglaubte Vorstellungen wurden und werden nach wie vor von (einigen) familialen Akteur*innen gelebt. Darin zeigt sich die Wirkmächtigkeit einer bürgerlichen Konstruktion von *Caring*, die im Hinblick auf Christines

Fall von Passungsverhältnissen gekennzeichnet ist. Die geschlechtsspezifische Konnotation von Sorge führt hingegen bei *Daniela* zu einer Diskrepanz der eigenen progressiven Vorstellungen mit der gelebten Praxis während des Lockdowns. Stereotype familiale Praktiken müssen somit nicht *(Christine)*, können aber *(Daniela)* widerständig thematisiert und bearbeitet werden.

Familie steht eben bekanntermaßen im komplexen Spannungsfeld von Öffentlichkeit und Privatheit: Familie ist somit nicht nur gefordert, gesellschaftliche Probleme individuell zu bearbeiten; familiale Praktiken wirken nicht nur erheblich auf das Aufwachsen von Kindern und Jugendlichen im Besonderen, sondern auch auf gesamtgesellschaftliche (Ordnungs-)Prozesse und Phänomene im Allgemeinen zurück. Anknüpfend an Susanne Maurer (2020), bietet genau das kritische Thematisieren und Bearbeiten von brüchigen und widerständigen Momenten – jenseits einer naiven Affirmativität – ein produktives Potenzial zu nachhaltigen Veränderungen des Sozialen im Kontext von Kindheit, Jugend und Elternschaft, jedoch ohne die Verantwortlichkeit für Transformationsprozesse zu individualisieren.

Literatur

Allmendinger, J. (2022). Corona und Gleichstellung: Auf dem Rücken der Frauen. *Die Zeit*, online. Verfügbar unter: https://www.zeit.de/gesellschaft/2022-02/corona-gleichstellung-studien-frauen-geschlechterrollen Zugegriffen: 15.06.2022.

Andresen, S., Lips, A., Rusack, T., Schröer, W., Thomas, S. & Wilmes, J. (2022). *Verpasst? Verschoben? Verunsichert? Junge Menschen gestalten ihre Jugend in der Pandemie. Erste Ergebnisse der JUCO III-Studie – Erfahrungen junger Menschen während der Corona-Pandemie im Winter 2021.* Hildesheim: Universitätsverlag Hildesheim. https://hildok.bsz-bw.de/frontdoor/index/index/docId/1326 Zugegriffen: 02.06.2022.

Becker-Schmidt, R. (2010). Doppelte Vergesellschaftung von Frauen. In R. Becker & B. Kortendiek (Hrsg.), *Handbuch Frauen- und Geschlechterforschung* (3. erw. u. durchges. Aufl.). (S. 65–74). Wiesbaden: Springer VS.

Berghammer, C. (2020). *Alles traditioneller? Arbeitsteilung zwischen Männern und Frauen in der Corona-Krise.* https://viecer.univie.ac.at/corona-blog/corona-blog-beitraege/blog33/Zugegriffen: 12.06.2022.

Bühler-Niederberger (2020). *Lebensphase Kindheit. Theoretische Ansätze, Akteure und Handlungsräume* (2. Aufl.). Weinheim, Basel: Beltz Juventa.

Bollig, S., Neumann, S., Betz, T. & Joos, M. (2018). Einleitung: Institutionalisierungen von Kindheit. Soziale Ordnungsbildungen im Schnittfeld von Pädagogik, Wissenschaft und Gesellschaft. In T. Betz, S. Bollig, M. Joos & S. Neumann (Hrsg.), *Institutionalisierungen von Kindheit. Childhood Studies und Erziehungswissenschaft* (S. 7–20). Weinheim, Basel: Beltz.

Danzer, N., Huebner, M., Pape, A., Spieß, C. K., Wagner, G. (2021). Kita- und Schulschließungen haben bei westdeutschen Vätern Einstellung zur Erwerbstätigkeit von Müttern verändert. *DIW Wochenbericht 34*, 559–566. Verfügbar unter: https://doi.org/10.18723/diw_wb:2021-34-1.

Deckert-Peaceman, H. (2022). Die Zukunft der Kinder als gesellschaftliche Verhandlungs-zone und die Frage nach der Perspektive – Entwurf einer Kindheitsforschung in Anlehnung an die kritische Erziehungswissenschaft. In G. Beck, H. Deckert-Peaceman & G. Scholz (Hrsg.), *Zur Frage nach der Perspektive des Kindes* (S. 29–50). Opladen, Berlin, Toronto: Barbara Budrich.

Deutsche Gesellschaft für Erziehungswissenschaft (2020). Geschlechterverhältnisse der Krise und ihrer Bewältigung. Statement zum Umgang mit der Corona-Pandemie vom 05.05.2020. Sektion Frauen- und Geschlechterforschung in der DGfE. https://www.dgfe.de/sektionen-kommissionen-ag/sektion-11-frauen-und-geschlechterforschung-in-der-erziehungswissenschaft/tagungen Zugegriffen: 15.06.2022.

Döring, N. & R. Walter. (2020). Wie verändert die COVID-19-Pandemie unsere Sexuali-täten? Eine Übersicht medialer Narrative im Frühjahr 2020. *Zeitschrift Für Sexual-forschung, 33*, 65–75.

Eßer, F. (2013). Familienkindheit als sozialpädagogische Herstellungsleistung: Ethno-graphische Betrachtungen zu familienähnlichen Formen der Heimerziehung. *Diskurs Kindheits- und Jugendforschung* (2), 163–176.

Exenberger, S., Sevecke, K., Wentner A. & Wolf, V. (2021). Förderung der Resilienz. Wissenschaftliche Ergebnisse & praktische Tipps. In *Schulverwaltung aktuell Öster-reich* (5), 147–148.

Fenninger, E., Lichtenberger, H. & Ranftler J. (2021). Pressekonferenz 23.3.2021. Umfrage zu Corona & Kinderarmut. https://www.kinderarmut-abschaffen.at/fileadmin/user_upload/Media_Library/Bilder/Bilder_nach_Themen/Kinderarmut/2021_Umfrage/PK_Ergebnisse_Umfrage.pdf Zugegriffen: 15.06.2022.

Höblich, D. (2020). Peers – die Rolle von Gleichaltrigenbeziehungen. In P. Rahn & K.A. Chassé (Hrsg), *Handbuch Kinderarmut* (S. 199-207). Opladen & Toronto: Verlag Barbara Budrich.

Jiménez, P., Burger, A. & Vogl, D. (2022). Familienstudie Graz. Belastungen in Familien, bei Kindern und Jugendlichen in Graz durch die Corona Pandemie. Ein Forschungs-projekt der Stadt Graz gemeinsam mit der Universität Graz. Graz: Karl-Franzens-Uni-versität Graz. https://www.graz.at/cms/dokumente/10381998_7751526/703c8a56/Familienbericht_Graz_2022.pdf Zugegriffen: 02.06.2022.

Jessen, J., Spieß, C.K. & Wrohlich, K. (2021). Sorgearbeit während der Corona-Pandemie: Mütter übernehmen größeren Anteil – vor allem bei schon zuvor ungleicher Aufteilung. *DIW Wochenbericht 9/2021*, 131–139. https://doi.org/10.18723/diw_wb:2021-9-1.

Joos, M. (2006). De-Familialisierung und Sozialpädagogisierung. Eine Rekonstruktion der Kindheitsbilder und politischen Leitideen des Zehnten und Elften Kinder- und Jugend-berichts. In S. Andresen & I. Diehm (Hrsg.), *Kinder, Kindheiten, Konstruktionen. Erziehungswissenschaftliche Perspektiven und Sozialpädagogische Verortungen* (S. 109–134). Wiesbaden: VS.

Klapeer, Ch. (2021). Zwischen homonormativem Familialismus, queeren Verwandtschafts-utopien und „glücklichen" Regenbogenfamilien. Ambivalenzen der Anerkennung (nicht nur in Zeiten von COVID-19). In K. A. Trau, S. Baglikow (Hrsg.). *Wurzeln – Bande – Flügel. Familie als Ort der Sozialisation, Kontrolle und Emanzipation queerer Menschen*. Berlin: Männerschwarm.

Kromer, I. (2017). „Jedes Kinderlachen ladet meine Batterien wieder auf." Kinderarmut aus der Perspektive von Grundschullehrerinnen. *soziales kapital, 17*, 170–182.

Küsters, I. (2009). *Narrative Interviews: Grundlagen und Anwendungen* (2. Aufl.) Wiesbaden: VS.

Langmeyer, A., Guglhör-Rudan, A., Naab, T., Urlen, M. & Winklhofer, U. (2020). *Kind sein in Zeiten von Corona. Ergebnisbericht zur Situation von Kindern während des Lockdowns im Frühjahr 2020.* https://www.dji.de/fileadmin/user_upload/bibs2020/Ergebnisbericht_Kindsein_Corona_2020.pdf Zugegriffen: 20.06.2022.

Lutz, B. (2020). Erschöpfte Familien und die Folgen für Kinder. In Rahn, P. & Chassé, K.A. (Hrsg.) (2020). *Handbuch Kinderarmut* (S. 208–216). Opladen & Toronto: Verlag Barbara Budrich.

Lutz, T. (2021). Soziale Ausschließung in der KiJu-Hilfe – Entwicklungen im aktivierenden Staat und das Beispiel der Stufenmodelle. In R. Anhorn & J. Stehr (Hrsg.), *Handbuch Soziale Ausschließung und Soziale Arbeit* (S. 1043-1062). Wiesbaden: Springer.

Mader, K., Derndorfer, J., Disslbacher, F., Lechinger, V. & Six, E. (2020). Genderspezifische Effekte von COVID-19 https://www.wu.ac.at/vw3/forschung/laufende-projekte/genderspezifscheeffektevoncovid-19 Zugegriffen: 22.06.2022.

Maurer, S. (2020). Re-Traditionalisierung von Geschlechterverhältnissen. Podcast. In A. Böhmer, M. Engelbracht, B. Hünersdorf, F. Kessl, V. Täubig (Hrsg.). *Soz Päd Corona. Der sozialpädagogische Blog rund um Corona.* https://doi.org/10.25673/35245 Zugegriffen: 15.06.2022.

Penetsdorfer, A.-M. (2021). *Mütter im Kontext geschlechtsspezifischer Herausforderungen im Corona-Alltag. Zwang zur Übernahme tradierter geschlechtsspezifischer Rollenbilder und unausgesprochener Selbstverständlichkeiten von Care-Arbeit in der Krise?!* Unveröffentlichte Bachelorarbeit: Universität Salzburg.

Qvortrup, J. (2009). Are children human beings or becomings? A critical assessment of outcome thinking. *Rivista Internazionale di Scienze Sociali, 117* (3/4), 631-653.

Richter, M. (2020). (Un-)Sichtbare familiale Realitäten in der Corona-Pandemie. In A. Böhmer, M. Engelbracht, B. Hünersdorf, F. Kessl, V. Täubig (Hrsg.). *Soz Päd Corona. Der sozialpädagogische Blog rund um Corona.* https://doi.org/10.25673/35245 Zugegriffen: 15.06.2022.

Rothmüller, B.(2021). The grip of pandemic mononormativity in Austria and Germany. *Culture, Health & Sexuality, Vol. 23 (11)*, 1573–1590. https://doi.org/10.1080/136910 58.2021.1943534.

Schabus, M. & Eigl, E.-S. (2021). „Jetzt Sprichst Du!". Belastungen und psychosoziale Folgen der Coronapandemie für österreichische Kinder und Jugendliche. *Paediatrie & Paedologie, 56* (4), 170–177.

Seeck, F. (2020). „Von Heteronormativität durchzogen" – Ein Gespräch über die Corona-Krise mit Francis Seeck, Gender Blog der Humboldt-Uni-Berlin. https://genderblog.hu-berlin.de/corona-seeck/Zugegriffen: 15.06.2022.

Schönherr, D., Schenk, K. & Zandonella, M. (2021). AK-Schulkostenstudie 2020/21: Schule, Unterricht und Kinderbetreuung in der Corona-Pandemie. https://www.schulkosten.at/downloads/SORA_20033_Schulkostenstudie_Endbericht.pdf Zugegriffen: 22.06.2022.

Speck, S. (2020). Zuhause arbeiten. Eine geschlechtersoziologische Betrachtung des „Homeoffice" im Kontext der Corona Krise. In M. Volkmer, K. Werner (Hrsg.), *Die Corona-Gesellschaft* (S. 135–141). Bielefeld: Transcript.

Universität Bayreuth (2020). Expertin der Universität Bayreuth fordert mehr weibliche Stimmen in der Politikberatung. Pressemitteilung Nr. 074/2020. https://www.uni-bayreuth.de/pressemitteilung/weibliche-stimmen-politikberatung Zugriffen: 15.06.2022.

Vidot, (2022). Chancen in der Krise. Zur De- und Refamilialisierung in der Corona-Pandemie. In S. Betzelt & T. Fehmel (Hrsg.), *Deformation oder Transformation?* (S. 95–113). Springer Nature: Wiesbaden.

Villa, P.-I. (2020). Corona-Krise meets Care-Krise – Ist das systemrelevant? *Leviathan, 48* (3), 433–450. https://doi.org/10.5771/0340-0425-2020-3.

Winkler, M. (2004). Sozialpädagogik. In D. Benner, D. & J. Oelkers (Hrsg.), *Historisches Wörterbuch der Pädagogik* (S. 903–928). Basel: Beltz.

Zartler, U., Dirnberger, P. & Dafert, V. (2021). Corona und Kinder. Wie gehen Eltern mit den Folgen der Pandemie für ihre Kinder um? *Beziehungsweise, Informationsdienst des Österreichischen Instituts für Familienforschung, Dezember 2021,* 1–4.

Zucco, A. & Lott, Y. (2021). *Stand der Gleichstellung: Ein Jahr mit Corona. WSI Report (64).* Düsseldorf: Hans-Böckler-Stiftung.

Melanie Holztrattner ist wissenschaftliche Mitarbeiterin in der AG Sozialpädagogik am Fachbereich Erziehungswissenschaft an der Universität Salzburg.

Amancay Jenny ist Senior Scientist in der AG Sozialpädagogik am Fachbereich Erziehungswissenschaft an der Universität Salzburg.

Anna-Maria Penetsdorfer ist Studienassistentin in der AG Sozialpädagogik am Fachbereich Erziehungswissenschaft an der Universität Salzburg.

Birgit Bütow ist Professorin für Sozialpädagogik am Fachbereich Erziehungswissenschaft an der Universität Salzburg.

How did Educational Inequality Emerge During the Pandemic? An Analysis of Differential Effects of Students' Socioeconomic Background on Changes in Curricular and Leisure Activities During COVID-19-Related School Closures

Alexandra Postlbauer, Christoph Helm, Stephan Gerhard Huber and Cornelia S. Große

1 Introduction

In 2020 the world was struck by the COVID-19 virus pandemic that pushed society towards one of its biggest stress tests. In response, multiple measures were enacted to impede the spread of the virus – one of those was to replace traditional

Study 1: Alexandra Postlbauer and Christoph Helm designed and carried out the study. Study 2: Stephan G. Huber, Christoph Helm, Paula Günther, Nadine Schneider, Marius Schwander, Julia Schneider, and Jane Pruitt designed and carried out the study. Christoph Helm and Alexandra Postlbauer performed the data analyses. Alexandra Postlbauer and Christoph Helm were major contributors in writing the manuscript, assisted by Cornelia S. Große. All authors approved the submitted version.

Supplementary Information The online version contains supplementary material available at https://doi.org/10.1007/978-3-658-39304-5_10.

A. Postlbauer (✉) · C. Helm · C. S. Große
Johannes Kepler Universität Linz, Linz, Austria
E-Mail: alexandra.postlbauer@jku.at

education with distance learning. As a result, more than 1.5 billion children worldwide were affected by school closures (UNESCO 2020). In Austria, the closures of schools between March 2020 and January 2021 resulted on average in a loss of about 40% of regular school days in primary and lower secondary schools, and of approximately 60% on the upper secondary level. Primary school students spent about 12.5 weeks less time in school than originally planned for the 2019/20 school year. During the school year, the periods of distance learning ranged from 8.5 weeks (majority of provinces) to 11.5 weeks (Vienna and Lower Austria). Due to school closures around the world, concerns were raised that the reduction in regular school days and switching to distance learning would lead to learning losses and additional educational inequity. Indeed, empirical evidence on learning losses and increased educational inequality due to COVID-19-related school closures is growing. In a recent review (Helm et al. 2021b) of more than 30 large scale student assessments worldwide, learning losses and increased social disparities are documented. At the same time, little is known about underlying mechanisms explaining these increased disparities. The present study addresses this lack of research by analysing students' use of time during school closures. Measures to tackle the spread of the COVID-19 virus (e.g., contact bans, curfews, school closures) severely restricted the freedom of children and young people. Social activities, club activities, sports activities, etc. were prohibited or no longer possible. In particular, the closure of schools in 2020 and 2021 led to a marked expansion of students' leisure time. Hence, students' leisure activities gained strong impact on their scholastic development. While a few studies have already examined the degree to which students' daily learning time dropped due to school closures, the present study extends the existing empirical knowledge on students' use of time during the pandemic by the following aspects: 1) We examine not only changes in learning time (e.g., Dietrich et al. 2020), but also changes in leisure activities on which we have only one longitudinal study so far for Germany by Werner and Wößmann (2021). In doing so we distinguish between activities that are assumed to be conducive for learning (e.g., reading) and activities potentially detrimental for learning (e.g., watching TV). 2) We explore whether these changes

C. Helm
E-Mail: christoph.helm@jku.at

C. S. Große
E-Mail: cornelia.grosse@jku.at

S. G. Huber
Pädagogische Hochschule Zug, Zug, Switzerland
E-Mail: stephan.huber@phzg.ch

depend on the socioeconomic background of children and adolescents. To date, there are only a few findings in the field of learning time gap (e.g., Bonal and González 2020) analysis. In doing so, we provide new insight with respect to the extent to which educational inequality emerged via leisure activities that promoted or hindered students' learning during the pandemic.

The remainder of our contribution is structured as follows: In Sect. 2, we present theoretical considerations and existing empirical findings on (1) students' reduction in learning time and leisure activities related to times of school closure (2.1), and (2) mechanisms of educational inequality related to socioeconomic differences with regard to changes in students' curricular and leisure activities during school closures (2.2). From a theoretical perspective, our study is embedded in models that emphasize the role of learning time and leisure activities conducive to learning in academic achievement (e.g., the CIPO model by Scheerens 1990). In addition, we address established theories on the role of social origin on children's and adolescents' learning (i.e., Primary Origin Effect according to Boudon 1974, and Capital Theory according to Bourdieu 1983) to provide theoretical support for socioeconomic status (SES) effects on changes in student activities. From an empirical perspective, we provide a literature review on existing studies that investigate students' use of time during the pandemic (e.g., Werner and Wößmann 2021). In Sect. 3, we outline the design of the present study. Using data from a cross-sectional, representative parent survey and data from a longitudinal student survey, we aim to answer the following research questions: To what extent did curricular and leisure activities change due to the COVID-19-related lockdown over time? What kind of activities increased, which ones decreased? Are changes in students' curricular and leisure activities associated with indicators of students' socioeconomic (i.e., parental education, household income) and family background (i.e., number of children in the same household, single parent household)? In Sects. 4 and 5, we report our findings which we subsequently discuss against the theoretical background and empirical findings.

2 Theoretical Framework and Empirical Findings on the Role of Students' Activities for Learning (During the Pandemic)

Changes in Students' Activities due to COVID-19-Related Safety Measures

Reduction in learning time. Theoretical approaches explaining student achievement emphasize a high share of learning time and opportunities to learn as central to academic outcomes (see for example the CIPO-Model, Scheerens 1990, or the offer-and-use model, Helmke 2015). Thus, besides the quality of learning opportunities, the quantity of learning opportunities is postulated as a key predictor of learning success (e.g., Gruehn 2000). From a purely quantitative perspective, school performance can be simplified as a function of the amount of time spent on learning in relation to the amount of learning time required. Current research focuses particularly on classroom features (e.g., classroom management, structure) that contribute to maximising actual learning time (Klieme 2020). Curricular learning time/opportunities ceased during the pandemic due to school closures and were replaced by self-directed learning in which the learners were responsible for engaging independently in learning opportunities in the form of work assignments. A reduction of learning time seems conclusive against the background of missing school structures, and a high degree of personal responsibility on the part of the learners. Regulated learning time – in which it is ensured that task objectives are pursued even during difficult phases and when interest wanes and obstacles to action are to be overcome – is thus usually only possible for conscientious and willing students (Urhahne 2008). It can be assumed that this "new freedom in learning" was interpreted by many students as an additional vacation (cf. Huber et al. 2020). This was especially true because the situation for teachers, parents and students was unclear and ambiguous during the first weeks of the school closures. As a result, the amount of time spent on learning at home decreased. However, this only applies to the first lockdown in 2020.

Changes in other conducive and detrimental activities. According to research on effects of curricular and leisure activities (e.g., Bradley and Conway 2016; Muñoz-Bullón et al. 2017) students' leisure activities are distinguished into activities that are assumed to be detrimental to students' learning (e.g., watching TV) and activities that are assumed to be conducive to students' learning (e.g., reading). As school closures led to an expansion of students' leisure time, the importance of students' leisure behaviour for their learning success increased significantly during the COVID-19 pandemic. Grewenig et al. (2020) argue that distance education led to students being left on their own. Depending on the extent to which parents provided learning support, students had to acquire (new) content, (new) skills almost exclusively through self-regulated learning. Since knowledge acquisition builds on existing knowledge structures, Grewenig et al. (2020) assume that low-performing students fall behind during distance education; particularly if parents and schools do not or cannot compensate for the loss of learning support usually offered during regular schooling. Grewenig et al. (2020) also assume that in distance education, low-performing students tend to turn to non-school activities (such as playing computer games), which are comparatively more rewarding for them or offer more prospects of success.

School closures and their effects on students' learning have been researched intensively (see for example Helm et al. 2021a, for an overview on descriptive findings in Germany, Austria, and Switzerland, and Helm et al. 2021b, for an overview on learning losses and educational inequalities). In addition, there are several studies that focus on predicting students' learning time during the lockdowns (Dietrich et al. 2020; Grätz and Lipps 2021; Grewenig et al. 2020; Huber and Helm 2020; Züchner and Jäkel 2021). At student level, the findings of these studies indicate that the time students spent on learning is positively predicted by age (with older students spending more time on learning), performance, diligence, and positive emotions during school closure. At the contextual level, school type (with academic track students spending more time for learning), instructional quality, social support, and home/family resources positively predict students' learning effort (h/week). In addition, several studies (Anger et al. 2020; Bildungsdirektion Nidwalden 2020; Cecchini and Dutrévis 2020; Grote 2020; Huber et al. 2020; Porsch and Porsch 2020; Tengler et al. 2020; Wacker et al. 2020; Wößmann et al. 2020) report that the proportion of students who spent a maximum of two hours a day on school-related activities ranges up to nearly 60 percent (see Fig. 1).

To the best of our knowledge, the studies by Andrew et al. (2020) (decrease by 2.4 h per day), by Grätz and Lipps (2021) (decrease of 12.3 h per week), by Grewenig et al. (2020) (decrease of 3.8 h per day), and by Wößmann et al. (2020, 2021) (decrease by 3.8 and 3.1 h per day, respectively) are the only ones that analyse students' *change* in learning time. However, while the student sample used by Grätz and Lipps (2021) is not representative and thus does not allow conclusions beyond the study, Grewenig et al. (2020) only focused on students' learning time and did not analyse changes in time spent on leisure activities, which are only minimally examined. So far only Werner and Wößmann (2021) inspected longitudinal changes in students' curricular and leisure activities during the pandemic. However, they did not investigate the role of students' socioeconomic background in predicting these changes. Hence, additional studies are needed which analyse COVID-19-related changes in time spent for various curricular and leisure activities in more detail.

As confirmed by the available findings, COVID-19-related safety measures altered students' daily life, i.e., distance education, limited social contact, curfews, etc., thus, students' activities are assumed to have changed significantly. Nevertheless, we further assume that these activities are not equally distributed over social classes. While the theoretical mechanisms leading to educational

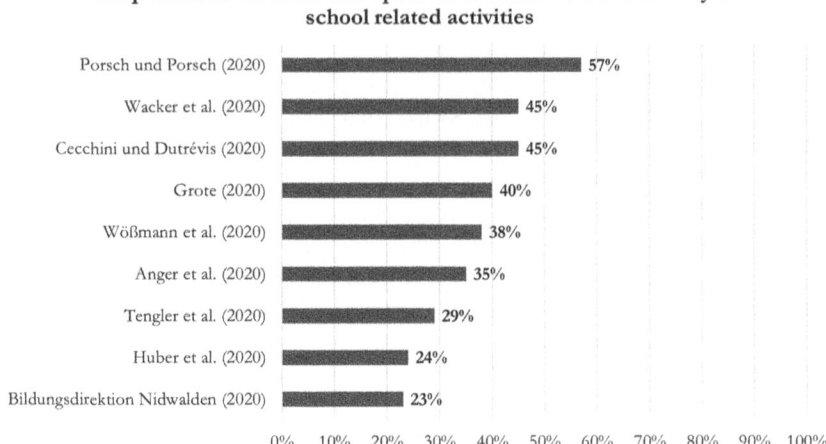

Fig. 1 Proportion of students who spent a maximum of 2 h a day on school-related activities

disadvantage due to school closures during the COVID-19 pandemic are diverse, students' curricular and leisure activities are assumed to represent a key driver of educational inequality.

Mechanisms of Educational Inequality Related to Changes in Students' Activities During School Closures

Theoretical explanations for the reproduction of educational inequality are provided in particular by the sociology of education. The concept of primary and secondary effects of origin according to Boudon (1974) is the most popular explanatory approach, on which more recent approaches such as the model of class-specific educational decisions according to Erikson and Jonsson (1996) and the value-expectation theoretical model of educational decision-making by Esser (1999) are also based.

Primary effects of origin are defined as socialisation processes "that are reflected in class-specific differences in the academic performance and competence of the child" (Becker 2017, p. 115). Socialisation processes refer to a bundle of characteristics of child rearing that are conducive to learning and that differ significantly between social classes. "Thus, as a result of upbringing, equipment and targeted support in the parental home, children from higher social classes are more likely to acquire skills and motivations that are advantageous in school and education." (Becker 2017, p. 115). Examples of such school- and education-relevant support, which varies depending on the social class, are the teaching of language, culture, appreciation of and motivation towards school and education, the ability to learn and act in a self-regulated manner, as well as learning habits, and many more aspects. The resulting competence advantages of children from higher social classes go hand in hand with a higher probability of transfer to secondary schools (grammar school) (Becker 2017). For primary origin effects, resources of origin play a central role (Blossfeld 2019). Three resources of origin are often distinguished against the background of the concept of capital theory according to Bourdieu (1983) (Becker 2017; Blossfeld 2019):

- Economic capital describes the financial resources of the family (e.g., tutoring, own room, own PC) that can be used for learning support.
- Cultural capital describes the permanent dispositions (e.g., competences), cultural goods and practices (e.g., books, reading) and credentials of acquired education (e.g., educational certificates) acquired in the socialisation process. Middle- and upper-class cultural resources are more likely to match teacher and school expectations.
- Social capital describes current and potential resources resulting from belonging to a group (e.g., friends, relatives). Parents can use these resources directly to support their children in school and learning in general, but they also influence children's educational aspirations indirectly, for example by projecting high educational expectations onto the children (Blossfeld 2019).

Qualitative (e.g., Frohn, 2020) and quantitative studies (e.g.,. Helm et al. 2021a) show that the concept of capital theory applies to distance learning in the same way. Students from lower social classes have less of all three types of capital and are thus exposed more strongly than their privileged peers to COVID-19-related educational disadvantages. Following Bourdieu's theory of capital, Frohn (2020) argues that the rise of COVID-19 related educational inequality is attributed, among other things, to students' leisure time behaviour. In the present study we investigate these assumptions.

There is a growing number of studies that indirectly address COVID-19-induced inequalities by focusing on various aspects of learning during school closures that may account for a widening achievement gap between students with different family backgrounds.

Several surveys addressed the question of whether low SES students became less involved in learning during school closures compared to more socioeconomically advantaged students (see Fig. 2). The results of a German study by Dietrich et al. (2020) showed that socioeconomically disadvantaged students spent less time on learning during school closures than their more affluent peers. Similar results are reported in a Spanish study by Bonal and González (2020) who showed SES-differences in an opportunity to learn measure, covering learning time, frequency of online lessons, and teacher contact during school closures. Also, considering pre-lockdown differences in learning time, Andrew et al. (2020) and Grewenig et al. (2020) analysed whether SES differences in learning time increased during lockdown. For England, Andrew et al. (2020) reported an increasing SES gap in learning time (about 70 min a day) for primary school students, but not for secondary school students. Another UK-based study by Pensiero et al. (2020) identified an SES gap in learning time around 50 min a day. German studies yielded inconsistent results: Grätz and Lipps (2021) found a statistically significant difference of more than four hours per week in the reduction in studying time between students with low and students with highly educated parents; in contrast, Grewenig et al. (2020) found no significant differences in the amount of time spent on school-related activities based on students' socioeconomic background. Using data from a

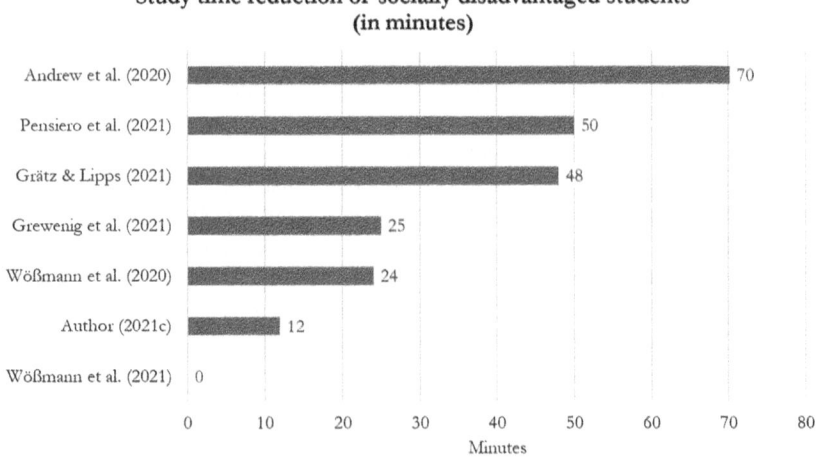

Fig. 2 Study time reduction of socially disadvantaged students (in minutes)

reading app, a Danish study by Reimer et al. (2021) reports that the time 4th and 5th graders spent using the reading app changed with the school closures. Notably, differences in reading time increased during the first lockdown phase (i.e., up until the Easter holidays) with socioeconomically advantaged peers showing a steeper increase in reading time. However, no differences in the second phase (i.e., after the Easter holidays) were found, during which students attended school on a limited schedule.

With regard to socioeconomic differences in the change of curricular and leisure activities that promote and hinder learning, we are only aware of the study by Langmeyer et al. (2020). Besides the age of the children, differences in the change of leisure activities are also reported with regard to the financial situation of the family. In addition to playing outside – which children and adolescents from households in more difficult financial situations do less frequently (27%) compared with children and adolescents in better-off families (40%) – this concerns engagement with television and digital media as well as school activities. Analogous to the differences with regard to the financial situation of the families, differences can also be shown with regard to parental education: parents with a maximum of intermediate education (32%) reported less frequently than parents with a (technical) university degree (39%) that their children play outside more often. On the other hand, parents with maximum intermediate education were more likely to report that their children's consumption of video games and surfing the net had increased (video games: 55% vs. 47%; surfing the net: 42% vs. 36%), but were also slightly more likely to say that their children "hang out" less often (11% vs. 6%). The children of parents with higher educational qualifications read more often (45% vs. 32%), and they also listened to the radio more often (58% vs. 47%).

Due to the lack of longitudinal studies on COVID-19-related changes in students' curricular and leisure activities, we take a closer look at changes in students' activities during the lockdowns based on two samples, i.e., cross-sectional parent data and longitudinal student data. Moreover, we investigate socioeconomic differences in these changes that were previously not analysed in depth.

3　　Research Design

We aim to answer the following research questions:

RQ 1: To what extent did curricular and leisure activities change due to COVID-19-related lockdowns over time? What kind of activities increased, which ones decreased?

RQ 2: Are changes in students' curricular and leisure activities (RQ 1) associated with indicators of students' socioeconomic and family background (i.e., parental education, household income, single parent household)?

Hypotheses

H1: We assume significant drops in students' learning time and activities that are assumed to be conducive to students' learning. In contrast, we assume significant increases in activities that are potentially detrimental to students' learning.

H2: We assume socioeconomic differences in the changes of students' activities. That is, we assume a significant association between students' socioeconomic background and the magnitude of changes observed in H1. More precisely, we assume that students from socially disadvantaged families have a higher drop in learning time, reading, playing a music instrument, playing with the family, engaging in sports, etc. (i.e., activities potentially conducive for learning) and a higher increase in watching TV, using online media, playing computer games, etc. (i.e., activities potentially detrimental for learning).

Sample

To answer our research questions, we employed two different data sets. In study 1, we exploit data from a representative parent survey ($N = 3,450$ parents) that was carried out after the third lockdown in Austria at the beginning of 2021. In study 2, we use longitudinal data of upper secondary students ($N = 200$) that was collected at the beginning (wave 1) and at the end (wave 2) of the school closures in spring 2020.

Data Collection Process

Both studies used online questionnaires to collect the data. In study 1, Austrian parents of children attending compulsory school represented the target group. To obtain a representative sample, the parent survey was carried out by a market research institute and additionally by a parent association. Furthermore, we used Iterative Proportional Fitting (also called raking) as a post-stratification procedure to ascribe weights to the data against the background of official statistics (Eurostat 2020; Statistics Austria 2020). In study 2, we focus on secondary students from Germany, Austria, and Switzerland. This sample represents an ad hoc sample that does not allow inferences about the population. However, in contrast to cross-sectional studies, the longitudinal dataset allows more robust conclusions regarding the causal impact of the school closures and students' socioeconomic background on the development of students' curricular and leisure activities.

Instruments

In both studies, students' curricular and leisure activities were collected via established scales (Huber et al. 2020; Werner & Wößmann 2021; Wößmann et al. 2020) that ask for different types of activities: learning time, reading, creative activities, sports, helping at home, watching television, playing computer or mobile games, playing with other family members, social media and online media (see Table 1 and 2).

Students' socioeconomic background was assessed using a range of indicators. In study 1, parents' employment status, parents' Highest International Socio-Economic Index of Occupational Status (HISEI), reported monthly net household income, and single-parent household status were used. In study 2, students were asked to rate the financial situation of their family (very good to very bad) and to report if their parents are exempt from payments for the school. Moreover, they were asked to report if their mother has an academic degree and whether they receive lots of parental support for school matters. Finally, we asked for an indicator of students' migration background by asking students to report on the language used at home. Although the language spoken at home does not necessarily indicate students' socioeconomic background, there is a higher probability that students with migration background also live in socially disadvantaged families.

Analytic Procedure

We analysed the two datasets by means of a bivariate latent change score modelling approach to answer RQ 1 (Fig. 3, without SES predictor). Regression analysis is applied in a second step to predict changes in students' activities by students' background variables (RQ 2; Fig. 3, with SES predictor). We applied the Bonferroni correction to counteract the problem of multiple testing, i.e., testing all possible effects of all assessed SES indicators on all assessed changes in students' curricular and leisure activities.

Note. The variable learning time is measured at two time points ($T1/ACT_1$ and $T2/ACT_2$). Change between the two timepoints is modelled as latent variable (ACT). ACT = Time spent for certain activities; SES = Students' socioeconomic background.

Table 1 Items Study 1

Item	Options	Categories
What activities does your child do on a typical school day (Monday to Friday) during the normal running of the school/during the school closures in January 2021?	doing sport	open question – Please round your figures to the nearest half hour
	going to school	
	learning for school	
	(online-)media	
	playing music	
	reading	
	relaxing	

Table 2 Items Study 2

Item	Options	Categories
I am currently spending …	… hours a week chatting	0–25 + hours per week
	… hours a week doing sport at home	0–25 + hours per week
	… hours a week helping at home	0–25 + hours per week
	… hours a week learning	0–25 + hours per week
	… hours a week playing computer games	0–25 + hours per week
	… hours a week playing with the family	0–25 + hours per week
	… hours a week reading	0–25 + hours per week
	… hours a week watching TV	0–25 + hours per week
	… hours a week video calls	0–25 + hours per week

4   Results

Descriptive Results

Study 1. Above all, parents report a drop in the amount of time their children spent at school (a decrease of more than three hours per day). In contrast, there is a rise in the amount of time children spent on learning at home (an increase of

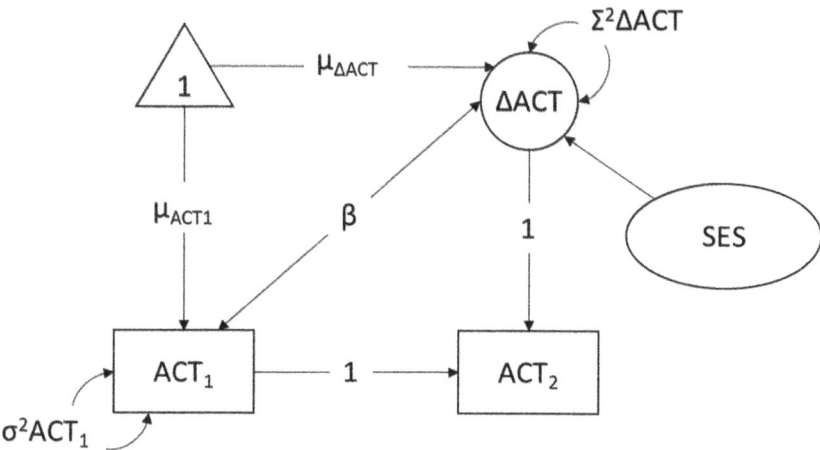

Fig. 3 Latent Change Score Model

more than 80 min per day) and with online media (an increase of nearly 45 min per day; see Fig. 4).

Study 2. Upper secondary students self-reported small increases in weekly reading time and weekly time spent helping at home over the course of the first school closure in spring 2020 (increases of 30 and 10 min per week, respectively). However, these findings did not reach statistical significance in our bivariate latent change score models. Finally, students reported a drop in time spent on learning at home in the course of the first school closures in spring 2020 (a decrease of almost 6 h a week). Contrary to expectations, there was also a reduction of time spent on video calls (a decrease of almost 1.9 h a week) and chatting (a decrease of more than 45 min a week).

These descriptive findings are consistent with the results of the series of bivariate latent change score models (see Table 3 and Table 4). Hence, our hypothesis 1 which postulated that learning time and conducive leisure activities did significantly drop and that detrimental activities did significantly increase was only partially confirmed by the data. That is, while learning time at home in general increased (parent survey) due to the switch to distance learning, the time spent on learning significantly decreased during the lockdown (student survey).

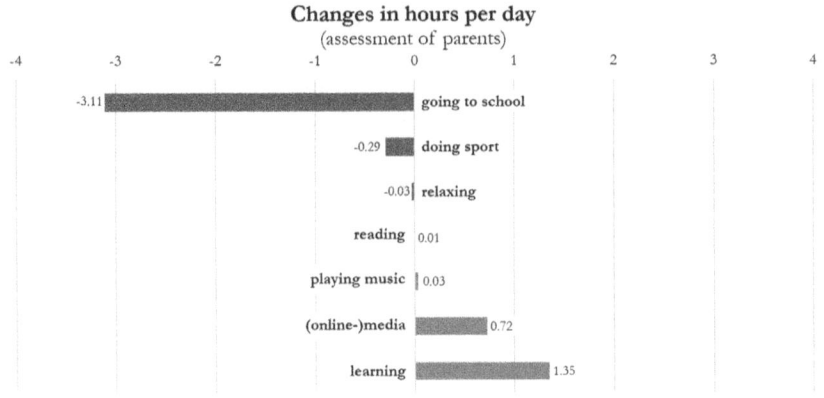

Fig. 4 Changes in hours per day (assessment of parents)

Table 3 Bivariate Latent Change Score Model – Study 1 (parents)

model	activity	N	AIC	BIC	Δ act (std)	p-value (std)	Δ act	p-value
1	doing sport	3465	21.933.027	21.963.780	−0.240	0.000	−0.291	0.000
2	going to school	3484	31.085.511	31.116.291	−1.016	0.000	−3.107	0.000
3	learning	3468	29.443.612	29.474.369	0.544	0.000	1.354	0.000
4	(online-) media	3461	24.970.654	25.001.400	0.490	0.000	0.724	0.000
5	playing music	3361	16.164.391	16.194.991	0.043	0.093	0.034	0.067
6	reading	3393	16.235.438	16.266.085	0.007	0.745	0.005	0.744
7	relaxing	3385	20.632.544	20.663.180	−0.025	0.284	−0.027	0.286

Note. Par $= 5$; Chi$^2 = 0$, df $= 0$, saturated model

Table 4 Bivariate Latent Change Score Model – Study 2 (students)

model	activity	AIC	BIC	Δ act (std)	p-value (std)	Δ act	p-value
1	chatting	2362.220	2378.661	−0.127	0.082	−0.781	0.085
2	doing sport at home	2011.316	2027.757	0.013	0.863	0.052	0.864
3	helping at home	2087.902	2104.343	0.037	0.618	0.161	0.625
4	learning	2586.764	2603.205	−0.540	0.000	−5.908	0.000
5	playing computer games	2291.703	2308.144	−0.093	0.244	−0.424	0.248
6	playing with the family	2224.291	2240.732	−0.061	0.447	−0.342	0.417
7	reading	2160.076	2176.517	0.108	0.132	0.512	0.138
8	watching TV	2294.855	2311.296	0.014	0.853	0.078	0.852
9	video calls	2178.255	2194.696	−0.338	0.000	−1.871	0.000

Note. N = 198; Par = 5; Chi^2 = 0, df = 0, saturated model

The same seems true for the use of online media and video calls. For all other activities the findings are either not significant or mixed (see Fig. 5).

Latent Change Score Model

The latent change score models (with the SES predictor) of study 1 revealed a significant influence of SES in 20 of 49 possible effects which have been modelled (see Table 5 and 7 in Electronic Supplementary Material). Nevertheless, the effect size is very low in all reported relevant aspects. The following SES indicators were most frequently significant: Highest International Socio-Economic Index of Occupational Status (HISEI, four times), monthly net household income (three times), and single-parent household (three times). Learning at home, (online-)media and relaxation time was positively influenced

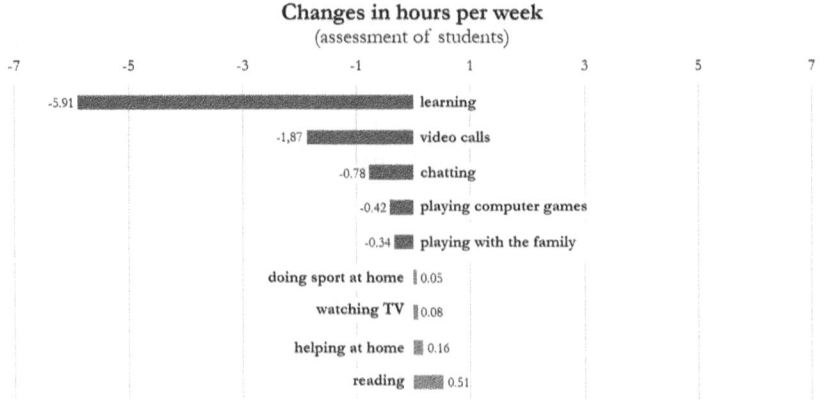

Fig. 5 Changes in hours per week (assessment of students)

by HISEI; school attendance was negatively influenced by HISEI. Parents' higher education was associated with (1) a smaller reduction in school attendance ($\beta = -.129$, $p < .001$), a higher reduction in relaxation time ($\beta = .069$, $p < .027$), and a higher increase in learning time at home ($\beta = .136$, $p < .001$) and online media use ($\beta = .102$, $p < .001$). Additionally, online media use and learning time at home were positively affected by the monthly net household income, which also had a negative effect on the time spent in school. The higher the monthly net household income, the lower the reduction in school attendance ($\beta = -.055$, $p < .037$) and the higher the increase in learning time at home ($\beta = .087$, $p < .001$) and online media use ($\beta = .078$, $p < .004$). Single-parent household status had a negative effect on (online-)media use ($\beta = -.048$, $p < .038$) and relaxation time ($\beta = -.084$, $p < .005$) and a positive effect on school attendance ($\beta = .040$, $p < .035$).

In addition, the age of the children was a significant factor. The older the students, the higher the increase in learning time at home ($\beta = .097$, $p < .001$) and online media use ($\beta = .064$, $p < .004$), the smaller the increase in reading time ($\beta = -.045$, $p < .047$) and the smaller the reduction in school attendance ($\beta = -.097$, $p < .001$).

The latent change score models (with the SES predictor) of study 2 showed no significant SES effects (see Table 6 and 8 in Electronic Supplementary Material). Notably, only age revealed a practical relevant impact on the change in several activities. The older the students, the smaller the reduction in video calls

Table 5 Latent Change Score Model with SES-Effects – Study 1 (parents, significant effects only)

model	activity	predictor	N	AIC	BIC	sesEffDiff	sesEffDiff_p
activities potentially conducive for learning							
1	going to school	age	3401	30.262.518	30.305.441	−0.097	0.000[b]
2	going to school	hisei	3422	30.477.204	30.520.169	−0.129	0.000[b]
3	going to school	income	3042	27.150.246	27.192.388	−0.055	0.037[a]
4	going to school	language	3465	30.913.289	30.956.342	0.056	0.015[a]
5	going to school	partner	3415	30.483.203	30.526.155	0.040	0.035[a]
6	learning	age	3387	28.486.377	28.529.271	0.097	0.000[b]
7	learning	employment	3439	29.232.772	29.275.772	−0.049	0.013[a]
8	learning	hisei	3408	28.801.944	28.844.881	0.136	0.000[b]
9	learning	income	3021	25.570.793	25.612.886	0.087	0.000[b]
10	learning	language	3449	29.271.339	29.314.36	−0.065	0.024[a]
11	reading	age	3315	15.506.705	15.549.449	−0.045	0.047[a]
12	doing sport	sex	3379	21.412.945	21.455.822	−0.053	0.020[a]
13	relaxing	hisei	3327	20.231.945	20.274.714	0.069	0.027[a]
14	relaxing	partner	3318	20.247.235	20.289.984	−0.084	0.005[a]
activities potentially detrimental for learning							
15	(online-)media	age	3380	23.920.866	23.963.745	0.064	0.004[a]
16	(online-)media	employment	3435	24.821.158	24.864.151	−0.053	0.011[a]

(Fortsetzung)

Table 5 (Fortsetzung)

model	activity	predictor	N	AIC	BIC	sesEffDiff	sesEffDiff_p
17	(online-)media	hisei	3400	24.370.234	24.413.155	0.102	0.000[b]
18	(online-)media	income	3018	21.793.082	21.835.169	0.078	0.004[a]
19	(online-)media	partner	3391	24.347.881	24.390.783	−0.048	0.038[a]
20	(online-)media	sex	3375	24.219.573	24.262.442	0.094	0.000[b]

Note. Par = 7; Chi^2 = 0, df = 0, CFI = 1; TLI = 1; RMSEA = 0; SRMR = 0; [a] p-value = .05, [b] p-value = .001 (Bonferroni correction)

Table 6 Latent Change Score Model with SES-Effects – Study 2 (students, significant effects only)

model	activity	predictor	N	AIC	BIC	sesEff	sesEff_p
activities potentially conducive for learning							
1	learning	homelang	186	2484.906	2507.487	0.146	0.036[a]
2	reading	eduback1	185	2062.388	2084.931	0.146	0.047[a]
activities potentially detrimental for learning							
3	playing computer games	age	187	2199.863	2222.480	−0.171	0.027[a]
4	watching TV	age	187	2209.004	2231.622	−0.212	0.012[a]
activities potentially conducive or detrimental for learning							
5	chatting	age	187	2253.860	2276.477	−0.150	0.037[a]
6	video calls	age	187	2091.479	2114.097	−0.263	0.000[b]

Note. Par = 7; $Chi^2 = 0$, df = 0, CFI = 1; TLI = 1; RMSEA = 0; SRMR = 0; a) p-value = .05, b) p-value = .001 (Bonferroni correction)

($\beta = -.263$, $p < .00$), chat ($\beta = -.150$, $p < .037$), and PC game time ($\beta = -.171$, $p < .027$), and the smaller the increase in TV time ($\beta = -.212$, $p < .012$). The reduction in study time is predicted by the language spoken at home ($\beta = .146$, $p < .036$; non-German speakers had a significantly higher reduction in study time). Furthermore, the increase in reading time is significantly positively predicted by family support for school matters ($\beta = .146$, $p < .047$).

Taking both studies into account, our hypothesis 2 on socioeconomic differences in the changes of students' activities was largely not confirmed. That is, students' socioeconomic background exerts only a limited and negligible impact on students' activities. In contrast, age seems to represent the main predictor of students' curricular and leisure activities during COVID-19-related school closures.

5 Discussion

Since COVID-19-related safety measures altered students' daily life, i.e., distance education, limited social contact, curfews, etc. students' activities are assumed to be strongly determining their academic outcomes during distance education.

An important finding from the analyses is how students used their spare time during school closures. Interesting insights emerged, for example, with respect to the influence of age and socioeconomic background on learning-related and leisure activities. Two studies present and combine the perspectives of parents and students, and taken together, a comprehensive view can be presented. Due to its novelty in the research field, the two studies presented have great potential to inform policy, practice, and research. This is particularly true because we are not aware of any research that relates changes in students' leisure activities during the pandemic to students' socioeconomic background. The datasets used here have several methodological merits that particularly strengthen the reliability of the findings. Firstly, the datasets are longitudinal. That is, the datasets allow a longitudinal comparison (before and during or after COVID-19-related school closures). Secondly, the datasets cover two different perspectives, i.e., the parents' and the students' perspectives. While the students' perspective is assumed to be valid, the use of parental reports is the only way to assess the situation of children at early primary school levels. Thirdly, the representativeness of the parent dataset and the trinational student dataset led to more robust findings. Hence, our studies significantly contribute to existing knowledge in the field.

With respect to existing findings concerning learning time in the first lockdown (see Fig. 1 and 2), study 1 provides divergent results, showing a lower reduction in learning time during school closures at the end of 2020/ early 2021. This can be attributed, at least in part, to habituation effects and better organisation of distance learning during the second and third lockdown by schools. Schools began to offer distance learning activities, assigned homework, wrote exams, so that students only had limited possibilities to reduce their own learning activities.

In comparison, study 2, which took place in the first lockdown, provides results matching the existing findings with respect to reduction in learning time during school closures. In addition, and contrary to expectations, the results show that leisure activities depended only slightly on SES background. Essentially, all children reported only minor changes in leisure behaviour, with few SES effects emerging. At first glance this contradicts the social capital theory (Bourdieu 1983), while on closer examination, underlying mechanisms can be identified. Firstly, the importance of the quality of learning activities should be considered: based on questionnaire data it is not possible to determine whether children read through materials only superficially, or whether they employ deep and sophisticated learning strategies. Secondly, lockdown is in no way comparable to regular school days as, on the one hand, almost no social contacts are possible outside of one's own household, and, on the other hand, the household members are very close – and quasi "inescapable" – to each other. Seen in this light, it is perhaps much more the constraints of the family that play a role here – parents' work activities "out of home", obligations in the household and in caring for siblings, etc. – that have a major influence on how young people spent the lockdown period.

The ways in which individual schools dealt with the closures, and the way they made learning opportunities available to their students, varied extremely. While some schools converted virtually the entire schedules 1:1 to online instruction, other schools barely organised any distance learning offerings. In the absence of more detailed information on how specific schools dealt with the closures, it is difficult to draw general conclusions. In addition, it would also be necessary to consider, for example, what childcare options were available to families, and to what extent parents did or did not work (at home), and whether (even younger) children had to stay home alone the whole day – and, in that case, had to organise and to structure their day on their own, possibly including preparing meals or taking care of younger siblings. While we now know predictors of learning time of students, we still know little about their personal reasons for behaving in a certain way.

6   Conclusion

The present study addresses the lack of research in the field of underlying mechanisms explaining increased social disparities by investigating how students' curricular and leisure activities changed during the COVID-19 pandemic. Specifically, the association between students' socioeconomic background and students' curricular and leisure activities is addressed using cross-sectional data from a parent survey ($N = 3,450$ parents) and longitudinal data (one measurement point at the beginning and one measurement point at the end of the school closure in spring 2020) from a student survey ($N = 200$ students) in Germany and Austria. The findings of a series of latent change score models indicate significant drops in students' time spent on engaging in sports and in school, while the amount of time spent on learning and with (online-)media significantly increased. The changes in time spent in school, on learning at home and on (online-)media are significantly related to students' socioeconomic background. The findings help explain socioeconomically driven educational inequality during the COVID-19 pandemic.

References

Andrew, A., Cattan, S., Costa Dias, M., Farquharson, C., Kraftman, L., Krutikova, S., Phimister, A., & Sevilla, A. (2020). Inequalities in Children's Experiences of Home Learning during the COVID-19 Lockdown in England. *Fiscal Studies, 41*(3), 653–683.

Anger, S., Bernhard, S., Dietrich, H., Lerche, A., Patzina, A., & Sandner, M. (2020). *Schulschließungen wegen Corona: Regelmäßiger Kontakt zur Schule kann die schulischen Aktivitäten der Jugendlichen erhöhen.* IAB-Forum. Das Magazin des Instituts für Arbeitsmarkt- und Berufsforschung. https://www.iab-forum.de/schulschliessungen-wegen-corona-regelmassiger-kontakt-zur-schule-kann-die-schulischen-aktivitaten-der-jugendlichen-erhohen/.

Becker, R. (2017). Entstehung und Reproduktion dauerhafter Bildungsungleichheiten. In R. Becker (Ed.), *Lehrbuch der Bildungssoziologie* (pp. 89–150). Springer Fachmedien Wiesbaden.

Bildungsdirektion Nidwalden. (2020). *FERNUNTERRICHT: FOKUSEVALUATION.* Kanton Nidwalden.

Blossfeld, H.P. (2019). Soziale Ungleichheiten und Bildungsentscheidungen im Lebensverlauf. Die Perspektive der Bildungssoziologie. *Journal for Educational Research Online, 11*(1), 16–30.

Bonal, X., & González, S. (2020). The impact of lockdown on the learning gap: Family and school divisions in times of crisis. *International Review of Education 66*, 635–655. https://doi.org/10.1007/s11159-020-09860-z.

Boudon, R. (1974). *Education, opportunity, and social inequality: Changing prospects in Western society. Wiley series in urban research.* Wiley.

Bourdieu, P. (1983). Ökonomisches Kapital, kulturelles Kapital, soziales Kapital. In R. Kreckel (Ed.), *Soziale Welt : […], Sonderband: Vol. 2. Soziale Ungleichheiten* (pp. 183–199). Schwartz.

Bradley, J. L., & Conway, P. F. (2016). A dual step transfer model: Sport and non-sport extracurricular activities and the enhancement of academic achievement. *British Educational Research Journal, 42*(4), 703–728. https://doi.org/10.1002/berj.3232.

Cecchini, A., & Dutrévis, M. (2020). *Le Baromètre de l'école: Enquête sur l'école à la maison durant la crise sanitaire du Covid-19.* Service de la recherche en éducation.

Dietrich, H., Patzina, A., & Lerche, A. (2020). Social inequality in the homeschooling efforts of German high school students during a school closing period. *European Societies, 23*, 1–22. https://doi.org/10.1080/14616696.2020.1826556.

Erikson, R., & Jonsson, J. O. (Eds.). (1996). *Social inequality series. Can education be equalized? The Swedish case in comparative perspective.* Westview Press.

Esser, H. (1999). *Soziologie: Spezielle Grundlagen.* Campus.

Eurostat. (2020). *EU Statistics on Income and Living Conditions microdata 2004–2019, release 2 in 2020.* https://doi.org/10.2907/EUSILC2004-2019V.1.

Frohn, J. (2020). Bildungsbenachteiligung im Ausnahmezustand: Ergebnisse einer Lehrkräftebefragung zur Verschärfung von Bildungsbenachteiligung im Lehren und Lernen auf Distanz. PraxisForschungLehrer*innenBildung. Zeitschrift für Schul- und Professionsentwicklung, 2*(6), 59–83. https://doi.org/10.4119/pflb-3908.

Grätz, M., & Lipps, O. (2021). Large loss in studying time during the closure of schools in Switzerland in 2020. *Research in Social Stratification and Mobility, 71*, 100554. https://doi.org/10.1016/j.rssm.2020.100554.

Grewenig, E., Lergetporer, P., Werner, K., Wößmann, L., & Zierow, L. (2020). *COVID-19 and Educational Inequality: How School Closures Affect Low- and High-Achieving Students*. IZA Institute for Labor Economics.

Grote, M. (2020). *Herausforderung Unterricht während der Schulschließung: Umfrage bei den Eltern der Judith-Kerr-Grundschule*. Gesamtelternvertretung der Judith-Kerr-Grundschule.

Gruehn, S. (2000). *Unterricht und schulisches Lernen. Schüler als Quellen der Unterrichtsbeschreibung*. Waxmann.

Helm, C., Huber, S. G., & Loisinger, T. (2021a). Was wissen wir über schulische Lehr-Lern-Prozesse im Distanzunterricht während der Corona-Pandemie? – Evidenz aus Deutschland, Österreich und der Schweiz. *Zeitschrift für Erziehungswissenschaft*, 1–75. https://doi.org/10.1007/s11618-021-01000-z.

Helm, C., Huber, S. G., & Postlbauer, A. (2021b). Lerneinbußen und Bildungsbenachteiligung durch Schulschließungen während der Covid-19-Pandemie im Frühjahr 2020. *DDS – Die Deutsche Schule* (Beiheft 18), 53–74.

Helmke, A. (2015). *Unterrichtsqualität und Lehrerprofessionalität: Diagnose, Evaluation und Verbesserung des Unterrichts : Franz Emanuel Weinert gewidmet* (6. Auflage). *Schule weiterentwickeln, Unterricht verbessern. Orientierungsband*. Klett/Kallmeyer.

Huber, S. G., Günther, P. S., Schneider, N., Helm, C., Schwander, M., Schneider, J., & Pruitt, J. (2020). *COVID-19 und aktuelle Herausforderungen in Schule und Bildung*. Waxmann. https://doi.org/10.31244/9783830942160.

Huber, S. G., & Helm, C. (2020). Lernen in Zeiten der Corona-Pandemie: Die Rolle familiärer Merkmale für das Lernen von Schüler*innen: Befunde vom Schul-Barometer in Deutschland, Österreich und der Schweiz. In D. Fickermann & B. Edelstein (Eds.), *Die Deutsche Schule.: Vol. 16. „Langsam vermisse ich die Schule ...": Schule während und nach der Corona-Pandemie* (1st ed., pp. 37–60). Waxmann.

Klieme, E. (2020). Guter Unterricht – auch und besonders unter Einschränkungen der Pandemie? In D. Fickermann & B. Edelstein (Eds.), *Die Deutsche Schule.: Vol. 16. „Langsam vermisse ich die Schule ...": Schule während und nach der Corona-Pandemie* (1st ed., pp. 117–135). Waxmann. https://doi.org/10.31244/9783830992318.07.

Langmeyer, A., Guglhör-Rudan, A., Naab, T., Urlen, M., & Winklhofer, U. (2020). *Kindsein in Zeiten von Corona: Erste Ergebnisse zum veränderten Alltag und zum Wohlbefinden von Kindern*. Deutsches Jugendinstitut.

Muñoz-Bullón, F., Sanchez-Bueno, M. J., & Vos-Saz, A. (2017). The influence of sports participation on academic performance among students in higher education. *Sport Management Review, 20*(4), 365–378. https://doi.org/10.1016/j.smr.2016.10.006.

Pensiero, N., Kelly, A., & Bokhove, C. (2020). *Learning inequalities during the Covid-19 pandemic: how families cope with home-schooling*. https://doi.org/10.5258/SOTON/P0025.

Porsch, R., & Porsch, T. (2020). Fernunterricht als Ausnahmesituation: Befunde einer bundesweiten Befragung von Eltern mit Kindern in der Grundschule. In D. Fickermann & B. Edelstein (Eds.), *Die Deutsche Schule.: Vol. 16. „Langsam vermisse ich die Schule ...": Schule während und nach der Corona-Pandemie* (1st ed., pp. 61–78). Waxmann.

Reimer, D., Smith, E., Andersen, I. G., & Sortkær, B. (2021). What happens when schools shut down? Investigating inequality in students' reading behavior during Covid-19 in Denmark. *Research in Social Stratification and Mobility, 71*, 100568. https://doi.org/10.1016/j.rssm.2020.100568.

Scheerens, J. (1990). School Effectiveness Research and the Development of Process Indicators of School Functioning. *School Effectiveness and School Improvement, 1*(1), 61–80. https://doi.org/10.1080/0924345900010106.

Statistics Austria. (2020). *Microcensus Labour Force Survey/Housing Survey 2017 (SUF edition).* https://doi.org/10.11587/TT7HGH.

Tengler, K., Schrammel, N., & Brandhofer, G. (2020). Lernen trotz Corona: Chancen und Herausforderungen des distance learning an österreichischen Schulen. *Medienimpulse, 58*(2), 1–37. https://doi.org/10.21243/mi-02-20-24.

UNESCO. (2020). *COVID-19 impact on education.* https://en.unesco.org/covid19/educationresponse.

Urhahne, D. (2008). Sieben Arten der Lernmotivation. *Psychologische Rundschau, 59*(3), 150–166. https://doi.org/10.1026/0033-3042.59.3.150.

Wacker, A., Unger, V., & Rey, T. (2020). „Sind doch Corona-Ferien, oder nicht?": Befunde einer Schüler*innenbefragung zum „Fernunterricht". In D. Fickermann & B. Edelstein (Eds.), *Die Deutsche Schule.: Vol. 16. „Langsam vermisse ich die Schule …": Schule während und nach der Corona-Pandemie* (1st ed., pp. 79–94). Waxmann.

Werner, K., & Wößmann, L. (2021). *The Legacy of Covid-19 in Education.* cesifo working papers.

Wößmann, L., Freundl, V., Grewenig, E., Lergetporer, P., Werner, K., & Zierow, L. (2020). *Bildung in der Coronakrise: Wie haben die Schulkinder die Zeit der Schulschließungen verbracht, und welche Bildungsmaßnahmen befürworten die Deutschen?* Vorabdruck (No. 9). ifo SCHNELLDIENST.

Wößmann, L., Freundl, V., Grewenig, E., Lergetporer, P., Werner, K., & Zierow, L. (2021). *Bildung erneut im Lockdown: Wie verbrachten Schulkinder die Schulschließungen Anfang 2021?* (No. 5). ifo SCHNELLDIENST.

Züchner, I., & Jäkel, H. R. (2021). Fernbeschulung während der COVID-19 bedingten Schulschließungen weiterführender Schulen: Analysen zum Gelingen aus Sicht von Schülerinnen und Schülern. *Zeitschrift für Erziehungswissenschaft*, 1–24. https://doi.org/10.1007/s11618-021-01006-7.

Alexandra Postlbauer ist Wissenschaftliche Mitarbeiterin an der Abteilung für Bildungsforschung der Linz School of Education an der Johannes Kepler Universität Linz.

Christoph Helm ist Professor und Leiter der Abteilung für Bildungsforschung der Linz School of Education an der Johannes Kepler Universität Linz.

Stephan Gerhard Huber leitet das Institut für Bildungsmanagement und Bildungsökonomie (IBB) der Pädagogischen Hochschule Zug. Er ist Initiator und Leiter des Bildungs- und Schulleitungssymposiums (World Education Leadership Symposium).

Cornelia S. Große ist Universitätsassistentin in der Abteilung für Bildungsforschung der Linz School of Education an der Johannes Kepler Universität Linz.

Der elementarpädagogische Spagat zwischen *safe space* und *social distancing*. (Not-)Betreuung im Spannungsfeld zwischen Beziehungsgestaltung und Hygienekonzepten

Monika Ude und Eva Kickingereder

1 Vorwort

Durch Beziehungsangebote von pädagogischen Fachkräften erfahren Kinder in elementaren Bildungseinrichtungen sowohl Orientierung als auch Zuverlässigkeit und eigenen sich durch verschiedenste Lerngelegenheiten die Welt im sozialen Kontext an. Stabilität (z. B. Tages- und Gruppenstrukturen, verlässliche Absprachen, klare Routinen) und Flexibilität (z. B. rasche Reaktionen auf tagesaktuelle Themen, Anpassung von Abläufen auf kindliche Bedürfnisse) sind im elementarpädagogischen Feld zwei Pole, zwischen denen sich pädagogische Fachkräfte täglich bewegen. Zur Verfügung stehende Ressourcen und Rahmenbedingungen können die Bewältigung dieses Spannungsfeldes unterstützen, aber auch erschweren. Durch die sich stetig verändernden Hygienekonzepte und Regelungen rund um COVID-19 wurde der bereits bestehende Spagat zwischen diesen beiden Polen massiv vergrößert. Pädagogische Fachkräfte und Führungskräfte waren und sind daher besonders gefordert, um allen Beteiligten „auch im

M. Ude (✉) · E. Kickingereder
Netzwerk elementare Bildung Österreich, Wien, Österreich
E-Mail: monika.ude@neboe.at

E. Kickingereder
E-Mail: eva.kickingereder@neboe.at

N. Dimmel und G. Schweiger (Hrsg.), *Kinder und Jugendliche in pandemischer Gesellschaft*, https://doi.org/10.1007/978-3-658-39304-5_11

veränderten Kita-Alltag Halt und Sicherheit geben" (Wertfein et al. 2021, S. 7) zu können. Elementare Bildungseinrichtungen sind somit *safe spaces*, in welchen Kinder Orientierung und Kontinuität in Zeiten von ständiger Veränderung vorfinden können. Der Schutzraum Kindergarten bietet den Kindern die Möglichkeit, „auch Gefühlen, wie Angst, Wut und Traurigkeit freien Lauf zu lassen." (Maywald 2020, S. 15)

Der vorliegende Beitrag will auf den starken Einfluss von Einschränkungen wie Abstandsregelungen, Maskenpflicht, Hygienevorgaben und Zugangsbeschränkungen, auf die tägliche Beziehungs- und Bildungsarbeit in elementarpädagogischen Einrichtungen eingehen. Der Fokus liegt dabei auf dem subjektiven Wohlbefinden in Verbindung mit dem Erfüllen grundlegender Bedürfnisse nach Beziehung und Gemeinschaft, Stabilität und Unterstützung sowie Sicherheit und körperlicher Unversehrtheit von allen Beteiligten.

2 Einleitung

Der Ausbruch des COVID-19-Virus hatte weitreichende globale Auswirkungen, welche sich in allen Lebensbereichen niederschlugen. Dies hatte im Frühjahr 2020 zur Folge, dass Kindergärten u. ä. in Österreich nur in stark eingeschränktem Rahmen zugänglich waren (vgl. Zartler et al. 2021a, S. 8 f.). Die folgende Zeit war für alle Akteure*innen herausfordernd. Gab es zunächst kaum Informationen zum weiteren Vorgehen, waren die Monate der schrittweisen Öffnungen „durch ständig wechselnde und veränderte Informationen, Regelungen, Vorgaben sowie Einschränkungen im Wechselspiel mit der Hoffnung auf Erleichterung und deren Enttäuschung anspruchsvoll." (Wunderlich-Knietsch 2020a, o. S.). Strukturen, Tages- und Gruppenorganisationen und gut eingespielte Abläufe mussten schnell und ohne große Vorbereitungszeit geändert, behördliche und trägerinterne Vorgaben umgesetzt werden – oftmals ohne dabei die Kinderperspektive berücksichtigen zu können (vgl. Wertfein et al. 2021, S. 7).

In der medialen als auch alltagssprachlichen Darstellung definierte sich mit Beginn der strikten Containment-Maßnahmen zur Pandemiebekämpfung (vgl. Blum und Dobrotic 2021, S. 90) die Formulierung der Notbetreuung. Diese umfasste die Unterstützung von Systemerhaltern*innen, wenn eine Kinderbetreuung unbedingt notwendig und nicht anderweitig organisierbar war. Der eingeschränkte Betrieb war durch einen begrenzten Personaleinsatz, getrennte Gruppenverbände sowie reduzierte Öffnungszeiten gekennzeichnet.

Vor allem zu Beginn der Pandemie gestaltete sich die Betreuung der Kinder dadurch konträr zum vertrauten elementarpädagogischen Setting.

Die notwendigen Maßnahmen wirkten stark in den pädagogischen und organisatorischen Gestaltungsraum ein, es mussten Prozesse adaptiert und neue Abläufe implementiert werden (vgl. Wunderlich-Knietsch 2020a, o. S.). Herausfordernd war der notwendige Spagat zwischen der Umsetzung der wirksamen Eindämmungsmaßnahmen, wie Abstand halten, Maske tragen, Händewaschen und der Aufrechterhaltung von Beziehungs- und Bindungssicherheit zwischen Erwachsenen und Kindern (vgl. Flämig und Kalicki 2020, S. 24 f.). Ziel war es, angemessene alternative Maßnahmen zu finden, um nicht direkt umsetzbare Empfehlungen auszugleichen. In diesem Zusammenhang ist anzumerken, dass Notbetreuung „pädagogisch gesehen keineswegs immer eine Notsituation" (Bensel und Haug-Schnabel 2020, S. 26) bedeuten muss. Vielmehr entstehen „deutlich erweiterte Chancen für eine individuelle Betreuung, Bildung und Erziehung" (ebd.), vor allem im Hinblick auf die Bedürfnisse und das subjektive Wohlbefinden aller Beteiligten (vgl. Flämig und Kalicki 2020, S. 24 f.). Trotz dieser Bemühungen hat sich vor allem für die Kinder in den elementaren Bildungseinrichtungen während der Pandemie vieles geändert, wodurch ein vertrautes, stressreduzierendes und entspanntes Gruppengefühl gehemmt wurde (vgl. Bensel und Haug-Schnabel 2020, S. 27).

Ein möglichst optimales Eingehen auf kindliche Signale und Verhaltensweisen ermöglicht die Erfüllung von kindlichen (Grund-)Bedürfnissen sowie das Erreichen von Wohlbefinden. Auf den Zusammenhang von Bedürfniserfüllung und Wohlbefinden in der elementarpädagogischen Arbeit soll in weiterer Folge eingegangen werden.

3   Wohlbefinden als Bedingung gesunder Entwicklung von Kindern

Die Aufgabe von elementarpädagogischen Fachkräften ist es, für eine „möglichst gute Übereinstimmung zwischen den Bedürfnissen und Entwicklungseigenheiten des Kindes einerseits und seiner Umwelt andererseits" (Daum 2014, S. 12) zu sorgen und somit eine Passung von kindlichen Bedürfnissen und nötigen Schutzmaßnahmen herzustellen. Gelingt dies, so können die Kinder einen Zustand von Wohlbefinden erreichen. Wohlbefinden ist dabei als ein Konzept zu verstehen, das sich aus dem kurzfristigen psychischen und physischen Empfinden als auch subjektiven (eigene Einschätzung der Zufriedenheit) und objektiven (festgelegte Indikatoren) Dimensionen zusammensetzt (vgl. Reker und Spiekermann 2021, S. 62 f.). Der Zustand von Wohlbefinden ist auch ein gesundheitlicher Faktor, der Entwicklung überhaupt erst möglich macht (vgl. Raff 2021, S. 3). Somit ist die Qualität in elementarpädagogischen Bildungs- und Betreuungseinrichtungen mit dem kindlichen Wohlbefinden eng verbunden, worauf Tietze et al. (1998) verweisen:

> „Pädagogische Qualität [...] ist dann gegeben, wenn die jeweiligen pädagogischen Orientierungen, Strukturen und Prozesse das körperliche, emotionale und intellektuelle Wohlbefinden und die Entwicklung und Bildung der Kinder in diesen Bereichen [...] fördern (vgl. Tietze et al. 1998, S. 20)." (zit. nach: Tietze 2008, S. 17)

Dieses qualitative bedürfnisorientierte Arbeiten mit dem Fokus auf das kindliche Wohlbefinden ist in der elementarpädagogischen Bildungs- und Betreuungsarbeit unabdingbar. Dabei benötigen vor allem junge Kinder eine passende soziale Umwelt (Beziehungen, Interaktionen, Gemeinschaft, Austausch), die sich durch eine kontinuierliche Umgebung und vertraute sowie verlässliche Bezugspersonen auszeichnet. Kinder haben ein Recht auf eine geeignete Unterstützung ihrer Lernschritte, wofür sie Sicherheit und Orientierung benötigen, sowie auf entwicklungsangemessene Bedürfnisreaktionen (vgl. Wunderlich-Knietsch 2020b, o. S.).

Es gibt keine einheitliche Definition von Grundbedürfnissen, zumeist wird darunter eine hierarchische Aufzählung nach Dringlichkeit verstanden und umfasst biologische Bedürfnisse (Sauerstoff, Nahrung, Wärme, ...), Sicherheit und soziale Beziehungen. In der jüngeren Literatur finden sich zusätzlich Konkretisierungen zur Entfaltung von individuellen Interessen, Talenten und Lebensplänen. Brazelton und Greenspan (2008) formulierten einen Katalog von sieben kindlichen Grundbedürfnissen:

1. Bedürfnis nach beständigen, liebevollen Beziehungen
2. Bedürfnis nach körperlicher Unversehrtheit und Sicherheit
3. Bedürfnis nach individuellen Erfahrungen
4. Bedürfnis nach entwicklungsgerechten Erfahrungen
5. Bedürfnis nach Grenzen und Strukturen
6. Bedürfnis nach stabilen, unterstützenden Gemeinschaften
7. Bedürfnis nach einer sicheren Zukunft für die Menschheit (vgl. Brazelton und Greenspan 2008)

Die durch COVID-19 deutlich veränderte Lage im gesamten kindlichen Lebensumfeld erforderte von allen Beteiligten eine große Anpassungsleistung (vgl. Wunderlich-Knietsch 2020a, o. S.), besonders bei der Erfüllung von grundlegenden sozial-emotionalen und gesundheitlichen Bedürfnissen. In elementaren Bildungseinrichtungen ergibt sich dadurch unter COVID-19-Maßnahmen eine

Diskrepanz zwischen Geborgenheit durch soziale Beziehungen und physischer Sicherheit. In den folgenden Kapiteln werden beide Aspekte diskutiert.

4 Auf die Beziehungen kommt es an – soziale Interaktionen, stabile Gemeinschaften und unterstützende Netzwerke

In Bezug auf soziale Interaktionen von Kindern und Erziehungsberechtigten in elementaren Bildungseinrichtungen stehen das Bedürfnis nach beständigen, liebevollen Beziehungen sowie nach stabilen, unterstützenden Gemeinschaften nach Brazelton und Greenspan (2008) im Fokus.

Aus Perspektive des Kindes spricht Maywald (2019) hierbei die Relevanz von vielfältigen, beständigen sozialen Kontakten außerhalb des eigenen Familienverbandes an.

Bereits im Vorschulalter nimmt die Peer-Group einen hohen Stellenwert für das kindliche Wohlergehen ein, es entwickeln sich erste stabile (Spiel-)Freundschaften. Diese bilden die Basis für soziales Lernen und die Entwicklung sozialer Fertigkeiten (vgl. Maywald 2019, S. 16). Eine bedeutende Schlüsselrolle nehmen dabei pädagogische Fachkräfte ein. Sie gestalten die Rahmenbedingungen für das Gelingen verschiedenster sozialer Interaktionen (vgl. ebd.) und sind für die Kinder Bezugspersonen im elementarpädagogischen Alltag. Als diese bauen sie zu den Kindern eine Beziehung auf, welche im Idealfall Wohlbehagen, Fürsorge und Sicherheit vermittelt (vgl. Maywald 2019, S. 14). Durch empathische und positive Beziehungsarbeit (z. B. während der Phase der Eingewöhnung) entwickeln sich Geborgenheitsgefühle, es entsteht für das Kind im Gruppenverband eine stabile Gemeinschaft. Diese ist wichtig für das kindliche Sicherheitsempfinden, wenn es außerhalb des Familienverbandes Zeit in der institutionellen Betreuung verbringt.

Dieses Bedürfnis nach einer beständigen Gemeinschaft lässt sich auch bei den Familien feststellen, fokussiert auf den Unterstützungsaspekt. Außerfamiliäre institutionelle Kinderbetreuung soll ein „guter, sicherer und verlässlicher Ort für Kinder" (Peucker et al. 2017, S. 20) sein, welcher Kontinuität und Betreuung bietet. Diese bildet sich vor allem in der Vereinbarkeit von Familie und Beruf ab, wofür ein möglichst stabiles Angebot an entsprechenden Kinderbetreuungseinrichtungen notwendig ist (vgl. Peucker et al. 2017, S. 13). Die pädagogischen Fachkräfte, welche die Kinder in Abwesenheit der Erziehungsberechtigten betreuen, begleiten und versorgen, nehmen somit auch im sozialen Gemeinschaftsgefüge der Familien eine gesamtgesellschaftlich relevante Rolle ein.

Die Einschränkungen in den Einrichtungen durch COVID-19 hatten auf die Beziehungs- und Gemeinschaftsebene bei Kindern und ihren Familien erhebliche Auswirkungen, u. a. durch

1. mangelnde Sozialkontakte zu anderen Kindern sowie länger andauernde Trennungen von Freunden*innen (vgl. Flöter et al. 2021, S. 2);
2. den fehlenden oder eingeschränkten Kontakt zu den pädagogischen Fachkräften als wichtige Bezugspersonen für die Kinder (vgl. Flöter et al. 2021, S. 3);
3. das Erschweren der alltäglichen Kommunikation zwischen Familien und elementarer Einrichtung (vgl. Wertfein et al. 2021, S. 10) sowie
4. Konflikt- und Spannungsfelder in Bezug auf den Zugang zu institutioneller Betreuung (vgl. Blum und Dobrotic 2021, S. 91).

Eine regelmäßige Interaktion mit Kindern und Bezugspersonen in den Einrichtungen fehlte besonders in den strengen Lockdowns zu Beginn der Pandemie, wurde aber auch durch die späteren eingeschränkten Besuchsmöglichkeiten unterschiedlich stark beschnitten. Dadurch entfielen Treffen und Sozialkontakte, Freundschaften und Interaktionen konnten nicht wie gewohnt gelebt werden. Im Gegensatz zu älteren Kindern, die mittels Smartphone, Onlinekonferenzen etc. Sozialkontakte pflegen konnten, waren junge Kinder stark eingeschränkt (vgl. Langmeyer et al. 2020, S. 37 f.). Auch wird von erheblichen Frustrationen der jungen Kinder berichtet, da digitale Kommunikation die gewohnten Spielkontakte mit Freunden*innen etc. nicht ersetzen konnte (vgl. Zartler et al. 2021a, S. 89). Es besteht somit ein enger Zusammenhang zwischen kindlichem Wohlbefinden und stark eingeschränkten direkten sozialen Interaktionen, worauf Zartler et al. (2021b) hinweisen:

> "Many of the negative effects of the pandemic on children's emotional well-being have been connected to their limited interactions with peers due to forced isolation [...]." (Zartler et al. 2021b, S. 3)

Familien mit jungen Kindern standen vor der Herausforderung, fehlende direkte Sozialkontakte mit anderen Kindern zu kompensieren und dabei den bestehenden beruflichen Anforderungen nachzukommen (vgl. Zartler et al. 2021a, S. 5). Stark betroffen waren besonders jene Erziehungsberechtigte, die nicht im Home Office tätig sein konnten und auf Kinderbetreuung unbedingt angewiesen waren. Diese war vor allem im ersten harten Lockdown an die berufliche Tätigkeit in systemrelevanten Bereichen gekoppelt (vgl. Ringler und Baumegger 2020,

o. S.; vgl. Zartler et al. 2021a, S. 5). Oftmals war nicht klar, ob Anspruch auf eine institutionelle Kinderbetreuung bestand bzw. aus welchen Gründen die Betreuung vonseiten der Einrichtungen abgelehnt wurde (vgl. Blum und Dobrotic 2021, S. 91). Fehlende bzw. unklar formulierte Vorgaben waren in diesem Zusammenhang problematisch und stellten Familien wie Institutionen regelmäßig vor Herausforderungen (vgl. Zartler et al. 2021a, S. 96).

Um das Beziehungs- und Gemeinschaftsbedürfnis bei Kindern und Erziehungsberechtigten auch während der notwendigen Maßnahmen zur Pandemiebekämpfung zu unterstützen, war eine kontinuierliche Beziehungsarbeit durch die pädagogischen Fachkräfte nötig. Relevant war dabei das Herstellen von positiven Kontakten, auch wenn die Organisation eben jener aufgrund notwendiger Maßnahmen für alle Beteiligten herausfordernd war. Wichtig waren hier eine klare und wertschätzende Kommunikation, um Orientierung, Sicherheit und Vertrauen zu schaffen sowie die unmittelbare Aufmerksamkeit und Zuwendung einer Bezugsperson (vgl. Wertfein et al. 2021, S. 10 f.). In der direkten Betreuung vor Ort übernahmen die pädagogischen Fachkräfte u. a. eine Bindegliedfunktion (vgl. Reker und Spiekermann 2021, S. 74) zwischen den anwesenden Kindern und initiierten verstärkt bewusste Spiel- und Sozialkontakte, wodurch auch neue Freundschaften bzw. Spielpartner*innenschaften geknüpft werden konnten. Durch Rituale und klare Strukturen wurden Abläufe für die Kinder vorhersehbar und kontrollierbar (vgl. Wertfein et al. 2021, S. 8), außerdem ermöglichte dies eine aktive Beteiligung der Kinder in notwendigen neuen Gruppenorganisationen (vgl. ebd.).

Ebenfalls zu überdenken war die Gestaltungen von Transitionen wie Eingewöhnung in die elementare Bildungseinrichtung oder der Übertritt in die Schule. Übliche Settings mussten reflektiert und adaptiert, Abstriche und Einschränkungen in Kauf genommen werden. So wurden z. B. Eingewöhnungen in Außen- und Gartenbereiche verlegt oder die Teamzusammensetzung genau geplant, um auch im Erkrankungsfall den Eingewöhnungsprozess nicht unterbrechen zu müssen. Für Kinder im letzten Kindergartenjahr entfielen aufgrund der notwendigen Maßnahmen Rituale und Aktionen, welche üblicherweise den Übergang in die Schule begleiten (z. B. Besuche in den künftigen Schulen, Schnuppern in den Klassen). Tragfähige Absprachen, die klare Kommunikation von Erwartungen sowie von situationsbedingten Grenzen (vgl. Wertfein et al. 2021, S. 11) ermöglichten auch zu Krisenzeiten den Aufbau von neuen Beziehungen zwischen Familien, elementarpädagogischen Einrichtungen sowie Schulen. Im Fokus stand dabei, dass die Bewältigung des Übergangs gelingen kann, indem der Prozess trotz aller notwendigen Maßnahmen „elternbegleitet, bezugspersonenorientiert und abschiedsbewusst gestaltet" (ebd.) wurde.

Zu Kindern und Familien, welche die Betreuung vor Ort nicht in Anspruch nahmen, wurde auf unterschiedlichste Weise Kontakt gehalten. So entwickelte sich eine dislozierte Begleitung auf digitalem Wege, etwa durch das Versenden von Spiel- und Beschäftigungsmaterialien, Anleitungen für kreative Arbeiten, Lieder oder auch Online-Links (vgl. Studienleitungen PHÖ 2020, S. 5 f.). Im Rahmen von regelmäßigen Telefonaten, durch Mailkontakt oder bei Gesprächs-terminen mit entsprechenden Sicherheitsmaßnahmen, konnten auch direkte Kontakte ermöglicht werden (vgl. Studienleitungen PHÖ 2020, S. 12 ff.).

Neben den sozialen Bedürfnissen nach Beziehungen, Interaktionen und Gemeinschaften war die Sorge um Gesundheit und Sicherheit ein grundlegendes Thema der Pandemie. Wichtigen Aspekten des Bedürfnisses nach körperlicher Unversehrtheit soll im nächsten Kapitel nachgegangen werden.

5 Elementare Bildungseinrichtungen als Schutzraum für die kindlichen Bedürfnisse nach körperlicher Unversehrtheit und Sicherheit

Das Bedürfnis nach physischer und psychischer Sicherheit besteht von Geburt an und geht weit über die existentiellen Aspekte, wie Nahrung und Wärme, hinaus. Es umfasst nach Maywald (2019) auch die Möglichkeit nach bedürfnisgerechten Ruhezeiten, Erfüllung des Bewegungsbedürfnisses sowie medizinischer Vor-sorge (vgl. Maywald 2019, S. 15). Das subjektive Sicherheitsgefühl ist maßgeblich abhängig von der Berechenbarkeit der unmittelbaren Umwelt und klaren Informationen vor allem in Bezug auf Veränderungen. Hier spielen die (familiären und institutionellen) Bezugspersonen eine wichtige Rolle. Kinder orientieren sich stark an ihrem sozialen Umfeld, nehmen die Atmosphäre wahr und beobachten Reaktionen (Mimik, Veränderungen der Stimmlage, …) ihrer Bezugspersonen auf neue Situationen. Diese teilweise unbewusste Bewertung der neuen Situation kann in Kindern Unbehagen oder auch ein Gefühl von Sicherheit auslösen. Pädagogische Fachkräfte können hier ausgleichend zur Familie wirken und haben somit eine Schlüsselrolle, Kindern die Möglichkeit zu geben, wieder in einen stabilen emotionalen Zustand zu kommen. Familien wurden durch die Pandemie sehr plötzlich stark belastet, beispielsweise durch existenzielle Bedrohungen aufgrund von Kündigung, Verdienstentgang oder Betreuungsnot. Dies bleibt den Kindern nicht verborgen. Maywald geht davon aus, „dass Erschöpfung, Überlastung, Kindeswohlgefährdungen und auch manifeste Misshandlungen, Vernachlässigungen und sexueller Missbrauch in den Familien deutlich zunehmen." (Maywald 2020, S. 14) Der Kindergarten kann vor allem für besonders belastete Familien aus benachteiligten sozioökonomischen Verhältnissen einen *safe space* darstellen, sowohl für die Kinder, als auch die Erziehungsberechtigten. Etwa 17 % der österreichischen Gesamtbevölkerung waren 2019 laut EU-SILC-Erhebung von Armut oder Ausgrenzung gefährdet. Von den 1.472.000 Menschen sind rund 303.000 Kinder und Jugendliche unter 18 Jahren betroffen (vgl. Lichtenberger und Ranftler 2020, S. 152). Die COVID-19-Pandemie wirkte auf armutsbetroffene oder -gefährdete Familien wie ein Brennglas und verschärfte die Situation teils drastisch. Neben materiellen Einschränkungen durch die prekäre finanzielle Lage in den Familien, ergaben sich für Kinder zudem Folgen auf gesundheitlicher, psycho-sozialer und bildungsbiografischer Ebene (vgl. ebd.). In einer Studie von Bruckner et al. (2021) äußerten rund 16 % aller pädagogischen Fachkräfte, „Sorge um das Wohlbefinden der Kinder und deren Familien." (Bruckner et al. 2021, S. 734)

Die Auswirkungen der COVID-19-Pandemie haben die Risse des sozialen Netzes noch vertieft und schlagen sich besonders intersektional nieder. Der sozioökonomische Status hat großen Einfluss auf die Lebenserwartung. Dies begründet sich in der Lebensweise und dem Zugang zu präventiver Gesundheitsversorgung. Durch die Krise wurde während der Lockdowns die medizinische Versorgung auf ein Minimum reduziert und somit ärztliche Kontroll- und Impftermine ausgesetzt oder verschoben (vgl. Lichtenberger und Ranftler 2020, S. 155 f.). Die Österreichische Gesellschaft für Kinder- und Jugendheilkunde (ÖGKJ) äußerte in einer Pressemitteilung Bedenken hinsichtlich der Aussetzung von medizinischer Versorgung von Kindern und Jugendlichen. Genannt wurden in diesem Zusammenhang vor allem Risiken betreffend der Feststellung und weiterführenden Behandlung von Entwicklungsstörungen sowie der Vernachlässigung eines notwendigen Impfschutzes diverser Infektionskrankheiten (vgl. ÖGKJ 2020, o. S.). In sozioökonomisch bevorteilten Familien ist eine bewegungsorientierte Freizeitgestaltung üblich, somit trifft der Entfall der schulischen Turnstunden und sportlichen Freizeitangebote sowie die Sperre von Parks und öffentlichen Erholungsräumen besonders armutsbetroffene Kinder (vgl. Lichtenberger und Ranftler 2020, S. 156).

In Bezug auf das Bedürfnis nach körperlicher Unversehrtheit und Sicherheit kommt elementaren Bildungseinrichtungen eine wichtige kompensatorische Aufgabe zu.

Das Wohlbefinden der Kinder hängt unter anderem von einer gelingenden Bedürfnisbefriedigung sowie der Wahrnehmung der aktuellen Entwicklungsbedarfe durch die pädagogischen Fachkräfte ab. Die kindliche Bewältigung von kritischen Lebensereignissen steht somit in starker Korrelation mit der Bewältigung dieser Situationen durch die kindlichen Bezugspersonen, wie beispielsweise dem Tragen von Mund-Nasen-Schutz oder dem unangenehmen Durchführen der Schnelltests.

„Je nachdem, ob die Bezugspersonen diese Belastungen unüberwindliches Übel oder zu meisternde Herausforderung sehen, fühlen sich auch die Kinder entweder schnell überfordert oder sie schöpfen „Hoffnung", dass eine Krise (gemeinsam) überwunden werden kann." (Wertfein et al. 2021, S. 7)

Je entspannter Erwachsene mit diesen neuen Situationen umgehen, umso größer wird das subjektive Sicherheitsgefühl der Kinder sein. Hygienekonzepte mussten teilweise ad hoc umgesetzt werden und brachten oftmals große Veränderungen für den elementarpädagogischen Alltag mit sich. Pädagogische Fachkräfte waren mit vielen fachfremden und organisatorischen Aufgaben gefordert, hatten eigene Ängste und familienorganisatorische Schwierigkeiten zu bewältigen und sollten dennoch stabile Beziehungsangebote an die Kinder richten – ein großer Spagat (vgl. ebd., S. 2). Um den Notbetrieb gewährleisten zu können, war das Einhalten der Hygienevorgaben von Bedeutung, waren es doch oftmals die einzigen Schutzmaßnahmen zu Beginn der Pandemie. Die Hygienekonzepte befanden sich im steten Wandel, Routine konnte sich kaum einstellen. Dies verlangte von allen Akteuren*innen der elementarpädagogischen Einrichtungen höchste Flexibilität und Resilienz, insbesondere von den Kindern. Wunderlich-Knietsch (2020a) erkennt in der dauerhaften Umsetzung der wechselnden Hygienekonzepte Entwicklungsrisiken, welche im kindlichen Verhalten bemerk- und beobachtbar sind und in der „großen Anpassungsleistung" (Wunderlich-Knietsch 2020a, o. S.) begründet sind. Laut Wunderlich-Knietsch zeigen Kinder diese Anpassungsleistung in ihrem Bestreben, „Verantwortung in ihrem Entwicklungsspektrum zu übernehmen" (ebd.) sowie ihrer hohen Bereitschaft zur Kooperation. Jedoch sind auch aggressive Verhaltensweisen, meist als Ausdruck von Hilflosigkeit, zunehmend oft beobachtbar. Hinzu kommt noch die Sorge mancher Kinder, sich selbst oder andere anzustecken, weshalb sie auf körperlichen Abstand achten und gerne alleine spielen. All dies beeinflusst ihren natürlichen Drang nach Spiel und lebendiger Lerngemeinschaft. Über kurze Perioden, wie Ausnahme- oder Krisensituationen, sind Anpassungsleistungen eine positive Bewältigungsstrategie und bilden einen Resilienzfaktor. Müssen Kinder enorme Anpassungsleistungen über einen langfristigen Zeitraum erbringen, so führt es laut Wunderlich-Knietsch dazu, „dass die Kinder ihre entwicklungsbedingten Bedürfnisse im Ausdruck und der Befriedigung unterbinden", (ebd.) was unweigerlich zu Überforderung und einem permanenten Zustand von Unbehagen führt. Schwierigkeiten der Emotionsregulation, Rückzug, überangepasstes Verhalten sowie Einschränkungen der Selbstbestimmung und Partizipation sind deutlich bei den Kindern beobachtbar.

„Die Grenze zwischen der entwicklungsangemessenen Anpassungsfähigkeit und Kooperationsbereitschaft mit den erforderlichen Selbstregulationskompetenzen zu einer Bedürfnisaufgabe und dauerhaften Überforderung durch Fremdbestimmung und -steuerung über das erforderliche Maß hinaus ist fließend." (ebd.)

Dies beeinflusst massiv die kindliche Identitätsentwicklung und zukünftige Lebensgestaltung und stellt damit ein großes Entwicklungsrisiko dar (vgl. ebd.) Die COVID-19-Pandemie ist somit nicht nur eine akute Gesundheitskrise, sondern eine multiple Krise, deren Konsequenzdimensionen noch anwachsen werden (vgl. Lichtenberger und Ranftler 2020, S. 149).

6 Die COVID-19- Pandemie als Anforderungskrise in elementarpädagogischen Bildungseinrichtungen

Die multiple Krise der COVID-19-Pandemie hatte weitreichende Auswirkungen auf elementarpädagogischen Einrichtungen, welche mit zahlreichen Herausforderungen auf unterschiedlichen Ebenen konfrontiert wurden. Dabei hat die Pandemie Züge einer „Anforderungskrise" (Kast 2013, S. 15), geprägt von unvorhersehbaren und nicht kontrollierbaren externen Einflüssen. Unmittelbar herausfordernd war die Bewältigung der akuten, von außen herangetragenen Anforderungen unter ohnehin schlechten Rahmenbedingungen, während die zur Verfügung stehenden Ressourcen noch weiter eingeschränkt wurden. Unvollständige Vorgaben und Informationen sowie sich stetig ändernde Hygienekonzepte, erwiesen sich für die direkte Umsetzung häufig als praxisfern und im elementaren Bereich kaum umsetzbar. Konkrete Anforderungen waren u. a.

1. die Anpassung der vorgegebenen Hygienekonzepte bzw. Abstandsregelungen auf den direkten elementarpädagogischen Alltag und die Bildungsprozesse;
2. eine hohe Aufmerksamkeit auf die Einhaltung von Schutzmaßnahmen;
3. die Modifizierung des pädagogischen Konzeptes (getrennte Gruppenverbände sowie Tages- und Raumstrukturen);
4. die Etablierung von Strategien für die Begleitung von dislozierten Bildungsprozessen;
5. das Entwickeln von Möglichkeiten zur Aufrechterhaltung der Bildungskooperationen mit den Familien;

6. eine an die notwendigen Maßnahmen angepasste Übergangsbegleitung der Familien während der Eingewöhnung sowie beim Übertritt vom Kindergarten in die Schule;
7. die fehlende Kommunikation im Gesamtteam durch bewusste Kontaktbeschränkungen zur Aufrechterhaltung des Betriebes (z. B. Dienst in getrennten Schichten).

Weiters sorgten fehlende Schutzmaßnahmen für Ängste und Verunsicherung bei den pädagogischen Fachkräften und den Familien. Diese Faktoren erschwerten die unmittelbare bedürfnisorientierte Begleitung von Kindern und ihren Familien massiv.

Anpassungsleistungen fanden jedoch nicht nur auf struktureller Ebene statt, sondern betrafen auch den persönlichen Bereich der pädagogischen Fachkräfte. Wie die Familien, stand auch das Personal vor der Herausforderung, Beruf und Familie zu vereinen. Dies erforderte einen professionellen Umgang mit den Auswirkungen der Pandemie. Im Fokus stand dabei die „Sorge um die Kinder und ihre Familien" (Schober et al. 2022, o. S.) sowie Bedenken rund um die mögliche Gefahr von sozialer Isolation (vgl. ebd.) und verminderte Chancengerechtigkeit der Kinder.

Trotz aller Herausforderungen können der Krise und den dadurch erschwerten Arbeitsbedingungen durchaus auch positive Aspekte abgewonnen werden. In der Studie von Schober et al. (2022) gaben elementarpädagogische Fachkräfte an, „aus der Krise gelernt und diverse Kompetenzen erworben und weiterentwickelt zu haben" (Schober et al. 2022, o. S.). Als Beispiele wurden der Erwerb und die Erweiterung von Kompetenzen in Bezug auf Medien und Leadership sowie einen situationsangepassten Umgang mit Veränderungen und damit zusammenhängenden Unsicherheiten genannt. Ebenso relevant bezeichneten die pädagogischen Fachkräfte neue Strategien für die Teamkommunikation und -arbeit sowie das Wissen rund um die Notwendigkeit von grundlegenden Hygienekonzepten (vgl. ebd.). Für die Praxis könnte sich ein positiver Effekt durch die von außen erzwungene Reflexion von bisherigen Abläufen im elementarpädagogischen Alltag ergeben. Gesamt betrachtet kann also festgestellt werden, dass durch das Finden und Etablieren von Bewältigungsstrategien der Herausforderungen rund um COVID-19 Strukturen geschaffen wurden, die auch für die Kinder und ihre Familien positive Effekte haben können.

Die Gesamtheit der Auswirkungen der COVID-19-Krise ist noch nicht absehbar (vgl. van Eickels und Zemp 2020, S. 4). Es ist jedoch davon auszugehen, dass sich viele Probleme und Folgen mit deutlicher Verzögerung manifestieren und zeigen werden (vgl. Maywald 2020, S. 15). Umso relevanter erscheint daher die Etablierung eines ganzheitlichen Präventionskonzeptes für Kinder. Dieses benötigt u. a. einen Ausbau von Unterstützungs- und Therapiemaßnahmen im kinderpsychologischen Bereich (vgl. Leopoldina 2021, S. 2) sowie die Entwicklung von Programmen zur „Förderung eines gesunden Lebensstils" (ebd.) bereits in elementarpädagogischen Bildungseinrichtungen. Ziel muss „die Sicherstellung des Kindeswohls auf gesamtgesellschaftlicher Ebene" (Buchebner-Ferstl 2022, S. 3) mittels Investitionen für evidenzbasierte, qualitativ hochwertige Rahmenbedingungen in elementaren Bildungseinrichtungen sein (vgl. NeBÖ 2022, S. 5 f.)

Literatur

Bensel, Joachim und Haug-Schnabel, Gabriele. 2020. Chancen der Notbetreuung. *Kindergarten heute* 6–7 (6–7): 25–28. *Herder Verlag.*

Blum, Sonja und Dobrotic, Ivana. 2021. Die Kita- und Schulschließungen in der COVID-19-Pandemie. In *Schule während der Corona-Pandemie. Neue Ergebnisse und Erkenntnisse über ein dynamisches Forschungsfeld,* hrsg. Fickermann, Detlef und Edelstein, Benjamin, 81–99. Münster, New York: Waxmann. https://www.pedocs.de/volltexte/2021/21515/pdf/DDS_Beiheft_17_2021_Blum_Dobrotic_Die_Kita_und_Schulschliessungen.pdf. Zugegriffen: 04.04.2022.

Bruckner, Johanna; Breit, Simone und Koch, Bernhard. 2021. Kindergarten und COVID-19-Shutdown: Handlungsmotive von Elementarpädagog:innen. *Erziehung und Unterricht. Österreichische Pädagogische Zeitschrift* 7–8: 729–736.

Brazelton, T. Berry und Greenspan, Stanley I. 2008. *Die sieben Grundbedürfnisse von Kindern.* Weinheim und Basel: BELTZ Verlag.

Buchebner-Ferstl, Sabine. 2022. Zum Wohl des Kindes. Konzeptualisierung des „Kindeswohls" aus unterschiedlichen Perspektiven. *Beziehungsweise. Informationsdienst des österreichischen Instituts für Familienforschung* 3 (3): 1–4. Wien: Österreichisches Institut für Familienforschung (ÖIF) an der Universität Wien. https://www.oif.ac.at/fileadmin/user_upload/p_oif/beziehungsweise/2022/_bzw_Maerz_2022.pdf. Zugegriffen 06.05.2022.

Daum, Jutta. 2014. *Das Wohl des Kindes in der Krippe im Spannungsfeld von Chancen und Risiken.* Kita Fachtexte. https://www.kita-fachtexte.de/fileadmin/Redaktion/Publikationen/KiTaFT_Daum_2014.pdf. Zugegriffen 29.04.2022.

Flämig, Katja und Kalicki, Bernhard. 2020. Krisenbewältigung in der Kita. *DJI Impulse. Forschungsmagazin des Deutschen Jugendinstituts* 124 (2): 24–28. https://www.dji.de/veroeffentlichungen/literatursuche/detailansicht/literatur/29658-dji-impulse-124-im-krisenmodus.html. Zugegriffen 13.04.2022.

Flöter, Manja; Bauer, Annika; Pfaff, Anne; Pölzl-Stefanec, Eva; Röhmel, Jobst und Walter-Laager, Catherine. 2021. *Internationale Corona-Kita-Erhebung (ICKE). Krippen, Kindergärten bzw. Kitas und ihr Beitrag zum Wohlergehen der Kinder.* PEP Internationales Zentrum für Professionalisierung der Elementarpädagogik. Online abrufbar unter: https://static.uni-graz.at/fileadmin/urbi-zentren/pep/OER/_ICKE_Kurzbericht_2021_05_03.pdf. Zugegriffen 01.05.2022.

Kast, Verena. 2013. *Der schöpferische Sprung. Vom therapeutischen Umgang mit Krisen.* 10. Aufl. Ostfildern: Patmos Verlag.

Langmeyer, Alexandra; Guglhör-Rudan, Angelika; Naab, Thorsten; Ureln, Marc; Winklhofer, Ursula. 2020. *Kind sein in Zeiten von Corona. Ergebnisbericht zur Situation von Kindern während des Lockdowns im Frühjahr 2020.* Deutsches Jugendinstitut. https://www.dji.de/themen/familie/kindsein-in-zeiten-von-corona-studienergebnisse. html. Zugegriffen 02.05.2022.

Lichtenberger, Hanna; Ranftler, Judith. 2020. Von Superspreadern und Kinderarmut. Zu den intersektionalen Auswirkungen der Corona-Krise auf Kinder und den Folgen für die Soziale Arbeit. *Soziales_kapital. Wissenschaftliches Journal österreichischer Fachhochschul-Studiengänge Soziale Arbeit* 24: 149–164. https://soziales-kapital.at/ index.php/sozialeskapital/article/view/699/1250.pdf. Zugegriffen 01.05.2022.

Maywald, Jörg. 2019. *Kindeswohl in der Kita. Leitfaden für die pädagogische Praxis.* Überarbeitete Neuaufl. Freiburg im Breisgau: Verlag Herder GmbH.

Maywald, Jörg. 2020. Kindeswohlgefährdung in der Corona-Krise. *Kindergarten heute* 5 (5): 14–15. *Verlag Herder GmbH.*

Nationale Akademie der Wissenschaften Leopoldina. 2021. *Kinder und Jugendliche in der Coronavirus-Pandemie: psychosoziale und edukative Herausforderungen und Chancen. 8. Ad-hoc-Stellungnahme zur Coronavirus-Pandemie.* Deutsche Akademie der Naturforscher Leopoldina e. V. https://www.leopoldina.org/publikationen/detailansicht/ publication/kinder-und-jugendliche-in-der-coronavirus-pandemie-psychosoziale-und-edukative-herausforderungen-und-chancen-2021/. Zugegriffen 06.05.2022.

Netzwerk elementare Bildung Österreich. 2022. *Elementar! Die beste Bildung aller Zeiten.* Netzwerk elementare Bildung Österreich. https://www.elementarbildung.at/wp-content/ uploads/2022/01/elementarbildung_at__Broschuere_WEB_17012022.pdf. Zugegriffen 06.05.2022.

Österreichische Gesellschaft für Kinder- und Jugendheilkunde. 2020. *Ihr Kinderarzt ist für Sie da! Pressemitteilung der ÖGKJ vom 18.4.2020.* Österreichische Gesellschaft für Kinder- und Jugendheilkunde. https://www.paediatrie.at/images/Covid19/presseaussendung_ihr-kinderarzt-ist-fuer-sie-da_2020_04_15.pdf. Zugegriffen 01.05.2022.

Peucker, Christian; Pluto, Liane; van Santen, Eric. 2017. *Situationen und Perspektiven von Kindertageseinrichtungen. Empirische Befunde.* 1. Aufl. Weinheim, Basel: Beltz Juventa.

Raff, Sofie. 2021. Aufwachsen in schwierigen Zeiten. *Kindergarten heute* 11–12 (11–12): 3. *Verlag Herder GmbH.*

Reker, Sarah und Spiekermann, Nicole. 2021. Wohlbefinden als Ausgangs- und Zielpunkt von pädagogischer Qualität. Eine multiperspektivische Betrachtung. *Wissenschaft für die Praxis. Erträge und Reflexionen zum Handlungsfeld Frühe Bildung, hrsg.* König, Anke, 60–78. Weinheim, Basel: Beltz Juventa.

Ringler, Paul und Baumegger, David. 2020. *Zur Situation von Eltern während des zweiten Lockdowns in der Coronapandemie. Endbericht.* https://www.sora.at/fileadmin/downloads/projekte/momentum-elternbefragung-corona-ii.pdf. Zugegriffen 04.04.2022.

Schober, Barbara; Lüftenegger, Marko und Spiel, Christiane. 2022. *Elementarpädagogik unter Covid-19-Bedingungen. Erste Ergebnisse zweier Studien.* Universität Wien. https://lernencovid19.univie.ac.at/fileadmin/user_upload/p_lernencovid19/Ergebnisse_ Elementarpa__dagoginnen_final.pdf. Zugriff 06.05.2022.

Studienleitungen „Elementarpädagogik/Elementarbildung" an Österreichs Pädagogischen Hochschulen und Projektteam (Hrsg.). 2020. *Elementarpädagogik in „Corona-Zeiten". Beispielsammlung. Wie das elementarpädagogische Personal bei Kindergartenschließung Beziehungs- und Bildungsarbeit leistet und Kontakte mit Familien und Kindern aufrecht erhält.* Pädagogische Hochschule Steiermark. https://www.pedocs.de/volltexte/2020/20497/pdf/Koch_2020_Elementarpaedagogik_in_Corona-Zeiten.pdf. Zugegriffen 01.05.2022.

Tietze, Wolfgang (Hrsg.); Meischner, Tatjana; Gänsfuß, Rüdiger; Grenner, Katja 1998. *Wie gut sind unsere Kindergärten? Eine Untersuchung zur pädagogischen Qualität in deutschen Kindergärten.* Neuwied: Luchterhand.

Tietze, Wolfgang. 2008. Qualitätssicherung im Elementarbereich. *Zeitschrift für Pädagogik,* Beiheft 53: 16–35. Weinheim, Basel: Beltz.

van Eickels, Rahel L. und Zemp, Martina. 2020. Familien im ersten Corona-Lockdown. Wahrnehmungen von Eltern und Jugendlichen in Österreich. *Beziehungsweise. Informationsdienst des österreichischen Instituts für Familienforschung 12 (12):* 1–4. https://www.oif.ac.at/fileadmin/user_upload/p_oif/beziehungsweise/2020/bzw_Dez_2020.pdf. Zugegriffen 06.05.2022.

Wertfein, Monika; Kofler, Anita; Becker-Stoll, Fabienne. 2021. *Stress lass nach! Wie Sie herausfordernde Situationen auch im neuen Kita-Jahr professionell meistern. Eine Handreichung für die Praxis der Kindertagesbetreuung.* Staatsinstitut für Frühpädagogik (Hrsg.). https://www.ifp.bayern.de/imperia/md/content/stmas/ifp/handreichung_stress_lass_nach_september_2021.pdf. Zugegriffen 06.05.2022.

Wunderlich-Knietsch, Carola. 2020a. *Perspektiven der Normalität in der Pandemie. Aktuelle pädagogische Anforderungen.* https://www.nifbe.de/component/themensammlung?view=item&id=959:perspektiven-der-normalitaet-in-der-pandemie&catid=336. Zugegriffen 12.04.2022.

Wunderlich-Knietsch, Carola. 2020b. *Anregungen zum Umgang mit Abstandsempfehlungen. Nähe und Distanz in Bezug auf körperlicher Annäherung und Berührung.* https://www.nifbe.de/fachbeitraege/beitraege-von-a-z?view=item&id=921:anregungen-zum-umgang-mit-abstandsempfehlungen&catid=336. Zugegriffen 12.04.2022.

Zartler, Ulrike; Dirnberger, Petra; Dafert, Vera; Harter, Sabine; Schimek, Daniela. 2021a. *Corona: Arbeit und Care.* Institut für Soziologie und Arbeiterkammer Wien. https://cofam.univie.ac.at/fileadmin/user_upload/p_cofam/Corona_Arbeit_und_Care_Endbericht.pdf. Zugegriffen 06.05.2022.

Zartler, Ulrike; Dafert, Vera; Dirnberger, Petra. 2021b. What will the coronavirus do with our kids? Parents in Austria dealing with the effects of the COVID-19 pandemic on their children. *JFR – Journal of Family Research* 34 (1): 368–393. doi: https://doi.org/10.20377/jfr-713.

Monika Ude, BEd in Elementarbildung Inklusion und Leadership, Kindergartenpädagogin, Lehrbeauftragte an der PH Wien, Vorstandsmitglied bei NeBÖ Netzwerk elementare Bildung Österreich.

Eva Kickingereder, BEd in Elementarbildung Inklusion und Leadership, Pädagogische Leitung eines privaten Hortvereins, Vorstandsmitglied bei NeBÖ Netzwerk elementare Bildung Österreich.

Distance Learning – Distance Support? Die Perspektive psychosozialer Unterstützungssysteme an Schulen

Elisabeth Zehetner und Karina Fernandez

1 Einleitung

Sozial benachteiligte Kinder und Jugendliche sind in der Pandemie auf mehreren Ebenen betroffen: Einerseits verändert sich ihr Alltag durch die Maßnahmen, die zur Eindämmung der Infektionen getroffen wurden, in vielerlei Hinsicht. Andererseits sind aber auch jene Einrichtungen und Professionen, die Kinder und Jugendliche unterstützen, in ihrer Erreichbarkeit und ihrer Tätigkeit betroffen und eingeschränkt (Weser und Dolsdorf 2021, S. 263; Meyer und Buschle 2021, S. 168). Der vorliegende Beitrag fokussiert auf diese Zusammenhänge in Bezug auf psychosoziale Unterstützungssysteme an Schulen. Unter diesem Begriff wird ein breites Feld an Tätigkeitsbereichen zusammengefasst, die unmittelbar an Schulen oder im schulischen Kontext Aufgaben der Beratung und Betreuung übernehmen – und zwar in Hinsicht auf das soziale, psychologische und gesundheitliche Wohlergehen wie auch den Bildungserfolg: von Schulsozialarbeit, Jugendcoaching und Schulassistenz bis hin zu ärztlicher und psychologischer Beratung und Betreuung. Obwohl diese Tätigkeitsbereiche in der Regel alle Kinder und Jugendliche als Zielgruppe haben, kommt ihnen insbesondere auch die Aufgabe zu, Teilhabechancen benachteiligter Schüler*innen zu verbessern und Ausgrenzungsdynamiken zu verhindern (Spies 2018, S. 133).

E. Zehetner (✉) · K. Fernandez
Pädagogische Hochschule Steiermark, Graz, Österreich
E-Mail: elisabeth.zehetner@phst.at

K. Fernandez
E-Mail: karina.fernandez@phst.at

Im Zentrum dieses Beitrags steht zunächst die Frage nach den psychosozialen Auswirkungen der Pandemie auf Kinder und Jugendliche. Daran anschließend soll aber auch genauer betrachtet werden, vor welchen Herausforderungen die Akteur*innen im Bereich der Unterstützungssysteme selbst während der Pandemie stehen, welche Strategien sie verfolgen, um Kinder und Jugendliche weiterhin zu begleiten – und welche Auswirkungen das wiederum auf die Zielgruppe hat. Nach einem Überblick über den Stand der Forschung werden dazu im Ergebnisteil zentrale Befunde einer Mixed-Methods-Studie dargestellt, die zwischen Herbst 2020 und Sommer 2021 in der Steiermark durchgeführt wurde.

2   Stand der Forschung: Auswirkung der Pandemie auf Kinder und Jugendliche sowie auf Soziale Arbeit

Psychosoziales Wohlbefinden von Kindern und Jugendlichen in der Pandemie

Der Alltag und das psychosoziale Wohlbefinden von Kindern und Jugendlichen werden von der Covid-19-Krise in vielerlei Hinsicht beeinflusst, da sie Auswirkungen auf alle Dimensionen der Lebenswelt von Jugendlichen hat (Weser und Dolsdorf 2021, S. 266 f.). In einer Reihe an Studien, die seit dem Beginn der Pandemie durchgeführt wurde, wird gezeigt, dass die durch die Pandemie veränderten Lebensbedingungen die Lebensqualität und das psychische Wohlbefinden von Kindern und Jugendlichen verringert und das Risiko für psychische Auffälligkeiten erhöht haben. So hat sich beispielsweise das Auftreten von Ängsten bei Jugendlichen verstärkt (Akkaya-Kalayci et al. 2020; Ravens-Sieberer et al. 2021a). Auch ein Anstieg von depressiven Symptomatiken bei Jugendlichen während der Pandemie ist zu beobachten (Ravens-Sieberer et al. 2021b; Pieh et al. 2021).

Solche Belastungen sind aber nicht über alle Bevölkerungsschichten gleich verteilt, sondern hängen mit sozialstrukturellen Benachteiligungen zusammen: Eine Zunahme an depressiven Symptomatiken etwa zeigt sich verstärkt bei Kindern aus sozioökonomisch benachteiligten Familien sowie Familien mit Migrationshintergrund (Ravens-Sieberer et al. 2021a). Auch in einem österreichischen Bericht zur Abschätzung der gesundheitlichen Folgen von Lockdowns und Social Distancing – in dem angenommen wird, dass negative Auswirkungen der Pandemie langfristig spürbar sein werden – werden Familien mit niedrigem

Einkommen und solche mit Migrationshintergrund als besonders belastete Gruppen genannt (Antony et al. 2021). Ursachen hierfür lassen sich etwa in der stärkeren Belastung der Familien durch den Wegfall von Kinderbetreuung festmachen, aber auch an anderen Belastungsfaktoren wie der Angst vor Arbeitslosigkeit und einer Verminderung des Einkommens, die vor allem sozioökonomisch benachteiligte Familien stärker betreffen. Hierdurch steigt der Stresslevel in diesen Familien, was sich in einer stärkeren Belastung dieser Kinder niederschlägt (Ravens-Sieberer et al. 2021b).

Ein potenzieller Belastungsfaktor liegt aber auch im Distance Learning, das für manche Schüler*innen mit Überforderung und Verunsicherung einhergeht – und zwar vor allem für jene, die aus Familien mit geringerem Bildungsniveau kommen, mit anderer Erstsprache als Deutsch oder mit einem alleinerziehenden Elternteil (Holtgrewe et al. 2021, S. 20). Daneben zeigen sich auch für ältere Schüler*innen (insbesondere ab der Sekundarstufe II) deutlich stärkere Belastungen, die mit dem Distance Learning verbunden sind – und damit verbunden ein geringeres Wohlbefinden während der Phasen der Schulschließungen (ebd. und Schober et al. 2021).

Auswirkungen der Pandemie auf die Tätigkeit psychosozialer Unterstützungssysteme

Bei der Herausforderung, Kinder und Jugendliche während der Pandemie in Bezug auf das Lernen wie auch auf ihr psychosoziales Wohlbefinden weiterhin zu unterstützen, wird psychosozialen Unterstützungsleistungen an Schulen eine signifikante Rolle zugeschrieben (Steiner et al. 2021, S. 55). Wie aber können diese Unterstützungssysteme ihre Tätigkeit während der Pandemie gestalten?

Studien zu Arbeitsbedingungen der Sozialen Arbeit und psychosozialer Unterstützungssysteme während der Covid-19-Krise zeigen, dass eine der zentralen Herausforderungen in der großen Handlungsunsicherheit der Akteur*innen liegt: Die gesetzlich verordneten Maßnahmen lassen unklar, welche Angebote aufrecht zu erhalten oder aber einzustellen seien; die Notwendigkeit, dies selbst zu entscheiden, wird von Befragten als besonders belastend erlebt, wie Jesser et al. (2021, S. 416 f.) auf Grundlage einer qualitativen Studie festhalten. Auch eine Online-Befragung von Berufstätigen verschiedener Handlungsfelder der Sozialen Arbeit zeigt, dass viele eine fehlende Steuerung und Unterstützung durch Leitungskräfte wahrnehmen (Meyer und Alsago 2021, S. 216). Dazu kommen Auswirkungen auf die Tätigkeiten selbst, da die Maßnahmen die Notwendigkeit mit sich bringen, „die eigenen beruflichen Routinen neu zu entwerfen" (Jesser et al. 2021, S. 422). Auch Meyer und Alsago (2021, S. 216) kommen zum Schluss, dass die größte Herausforderung im Feld darin bestehe, zwischen professionellen Standards und den „von außen kommenden" Maßnahmen zur Eindämmung der Pandemie zu „changieren" und beides in Einklang zu bringen. Bezogen auf Schulsozialarbeit weisen Weser und Dolsdorf (2021, S. 269 f.) unter anderem auf die eingeschränkte Niederschwelligkeit und Spontaneität der Tätigkeit hin sowie auf Einschränkungen bei der präventiven Arbeit, weil Schüler*innen „unsichtbar werden" und ihre Krisen und Konflikte für die Schulsozialarbeiter*innen weniger gut wahrnehmbar seien. Hettler (2021, S. 68) betont, dass die Covid-19-Krise auch „Fragen nach der Rolle und den Aufgaben der Schulsozialarbeit" neu und verstärkt stelle, wobei die Gefahr bestehe, dass sich der Fokus vor allem auf Krisen und Kinderschutzfälle verschiebe.

Zentral für die Anpassung der Tätigkeit von Unterstützungssystemen und Sozialer Arbeit während der Pandemie ist die Einbindung von medial vermittelten und digitalen Formaten. Diese wird in Beiträgen zum Thema häufig kritisch betrachtet: Digitalisierung sei während der Covid-19-Krise auch unter Verletzung professioneller Standards akzeptiert worden, „um überhaupt arbeitsfähig zu bleiben", wobei Datenschutzstandards allzu leichtfertig aufgegeben worden seien (Buschle und Meyer 2020, S. 167; vgl. auch Hettler 2021, S. 67). Im Rückblick lasse sie sich weniger als ‚Innovation' werten denn als „Versuch […] irgendwie noch Normalbetrieb aufrechtzuerhalten" (Schönig und Löwenstein 2020, S. 184). Auch eine verschärfte Gefahr der Ausgrenzung ohnehin benachteiligter Bevölkerungsgruppen wird festgestellt: Auf Basis eine Befragung von Mitarbeiter*innen aus dem Bereich der Sozialen Arbeit zeigt sich etwa, dass 37 % Probleme bei der technischen Ausstattung der Adressat*innen wahrnehmen und 20 % bei deren Wissen über Medien – die digitalen Angebote könnten daher Teile der Zielgruppe gar nicht erreichen (Meusel und Unger 2021, S. 138 f.). Diese Befunde schließen dabei – explizit oder implizit – an Diskussionen zum Thema Soziale Arbeit und Digitalisierung an, die bereits in der Zeit vor der Pandemie durchaus breit geführt wurden und auch das Thema digitaler Ungleichheiten aufgriffen: Ungleiche Ausstattung („first level digital divide") und Unterschiede in den Kompetenzen und Nutzungsmöglichkeiten („second level digital divide") brächten Inklusions- wie auch Exklusionsprozesse mit sich, die es für die Soziale Arbeit zu reflektieren und zu bearbeiten gelte (Klein und Pulver 2019, S. 17; Iske und Kutscher 2020, S. 118). Dies sei im Kontext der Pandemie wichtiger denn je, wenn Soziale Arbeit die mit digitalen Medien verbundenen Ungleichheiten nicht weiter reproduzieren wolle (Meusel und Unger 2021, S. 134; Weser und Dolsdorf 2021, S. 273 f.).

Auf der anderen Seite wird die Anwendung digitaler Medien für Soziale Arbeit in der Pandemie durchaus auch als „kreatives Handeln" (Jesser et al. 2021, S. 410) gewürdigt, das etwa auch neue Reflexionsräume eröffnet habe (Meusel und Unger 2021, S. 136). Auch dies lässt sich im Anschluss an schon länger bestehende Forderungen verstehen, Digitalisierung bzw. Mediatisierung in der Sozialen Arbeit produktiv aufzugreifen und damit auf gesellschaftliche Veränderungen zu reagieren (Beranek et al. 2019, S. 226). Online- und offline-Angebote, inner- und außermediale Kommunikationsformen müssen dabei nicht unbedingt als Dichotomie verstanden werden, sondern können vor dem Hintergrund des Begriffs der „hybriden" Sozialen Arbeit als ineinander übergehend und verschmelzend konzipiert werden (Brock 2017; Klein und Pulver 2019, S. 17). Ansätze dazu lassen sich, wie unten gezeigt wird, durchaus im Kontext der mit der Covid-19-Pandemie verbundenen Umstellungen feststellen.

3   Methodik

Die in diesem Beitrag vorgestellten Ergebnisse beruhen auf Daten, die im Rahmen eines an der PH Steiermark durchgeführten Projektes zum Thema „Schule nach Corona" zwischen Herbst 2020 und Sommer 2021 in der Steiermark erhoben wurden.

Ein Teil des Projekts bestand in einer Interviewstudie mit 72 qualitativen, leitfadengestützten Interviews, bei denen ein Fokus (mit 33 Interviews) auf Mitarbeiter*innen psychosozialer Unterstützungssysteme an Schulen gelegt wurde. In diesem Bereich wurde neben der Schulsozialarbeit, die mit acht Interviewten einen Schwerpunkt darstellt, eine Reihe weiterer Bereiche erfasst: Schulassistenz, Jugendcoaching, Beratungslehrer*innen, Schulpsychologie, schulärztlicher Dienst, Freizeitpädagogik und Lernhilfen („Lerncafés"); schließlich auch einzelne Akteur*innen aus Bereichen der Sozialen Arbeit wie flexible Hilfen und Behindertenhilfe. Im Projekt wurden außerdem 24 Interviews mit Lehrer*innen und Schulleitungen geführt sowie 14 (Gruppen-)Interviews mit insgesamt 48 Schüler*innen zwischen 6 und 16 Jahren. Die Auswertung orientierte sich an der inhaltlich strukturierenden qualitativen Inhaltsanalyse nach Kuckartz (2012); bei wörtlichen Zitaten wird in Form von kurzen Siglen auf die Interviews verwiesen (z. B. „Schulsozialarbeit_01").

Zusätzlich wurde im Mai 2021 eine Online-Fragebogenerhebung durchgeführt, für die Mitarbeiter*innen der psychosozialen Unterstützungssysteme an Schulen in der Steiermark kontaktiert wurden. Insgesamt wurde die Befragung von 394 Personen ausgefüllt[1]. Neben deskriptiven quantitativen Ergebnissen dieser Befragung werden in diesem Beitrag auch Statements aus den offenen Fragen im Fragebogen zu den Auswirkungen der Pandemie auf die Tätigkeit der schulischen Unterstützungssysteme herangezogen.

4 Kinder und Jugendliche in der Pandemie: Wohlbefinden und Belastungsfaktoren

Welche Auswirkungen sehen die Beschäftigten im Bereich psychosozialer Unterstützungssysteme an Schulen auf Kinder und Jugendliche, mit denen sie zusammenarbeiten? Zunächst ein Blick auf die Daten der Fragebogen-Befragung (Tab. 1): Fast 90 % der Befragten geben an, dass aus ihrer Sicht Kinder und Jugendliche prinzipiell unter den pandemiebedingten Einschränkungen litten, und immerhin etwa zwei Drittel stimmen der Aussage zu oder eher zu, dass die Schüler*innen ihre Kindheit bzw. Jugendzeit während der Pandemie nicht richtig genießen konnten. Bei den Fragen zu den tendenziell positiven Aspekten der Pandemie ist auffällig, dass viele Befragte die Antwortmöglichkeit „teils-teils" wählen: Etwa die Hälfte der Befragten meinen, dass die Kinder und Jugendlichen, mit denen sie arbeiten, soziale Kontakte über Medien zumindest teilweise gut aufrechterhalten können, und etwa 40 % geben an, dass Schüler*innen es teilweise genießen, ihren Alltag selbstbestimmter gestalten zu können.

In Bezug auf psychische Belastungen (Tab. 2) stimmen etwa 60 % der Befragten aus dem Bereich psychosozialer Unterstützungssysteme im Online-Fragebogen der Aussage zu oder eher zu, dass die Covid-19-bedingten Maßnahmen Kinder und Jugendliche psychisch belastet hätten – dies wird vor allem für jene Schüler*innen in großem Ausmaß wahrgenommen, die schon vorher Probleme hatten (80 % Zustimmung). Für Kinder und Jugendliche, die zuvor unauffällig waren, zeigt sich ein gemischteres Bild. Dennoch stimmt etwa die Hälfte der Aussage voll und ganz oder eher zu, dass auch zuvor unauffällige Schüler*innen psychische Probleme zeigten und nur etwa ein Fünftel meint, dass diese keine Probleme hätten.

---

[1]Am meisten Befragte konnten mit dem Fragebogen aus der Berufsgruppe der Schulassistenz erreicht werden (42 % der Befragten), dann folgen Freizeitpädagogik (16 %) und Schulärzt*innen (12 %). Jugendcoaching und Schulsozialarbeit machen je 8 % aus; Beratungslehrer*innen, Lernhilfen und andere Tätigkeiten decken mit je etwa 5 % den Rest ab.

Tab. 1 Auswirkungen auf Kinder und Jugendliche – Alltag und soziale Beziehungen

	Stimme voll und ganz zu	Stimme eher zu	Teils-Teils	Stimme eher nicht zu	Stimme überhaupt nicht zu
Ki/Ju leiden unter den sozialen Einschränkungen (n = 283)	64,3 %	23,0 %	8,8 %	2,5 %	1,4 %
Ki/Ju können ihre Kindheit/ Jugendzeit nicht richtig genießen. (n = 278)	32,7 %	31,3 %	23,0 %	8,3 %	4,7 %
Ki/Ju können durch Soziale Medien ihre Kontakte auch im Lockdown aufrechterhalten (n = 278)	2,9 %	14,0 %	51,1 %	21,6 %	10,4 %
Ki/Ju genießen selbstbestimmte Gestaltung des Alltags in Phasen der Schulschließungen (n = 266)	3,0 %	7,9 %	41,4 %	36,1 %	11,6 %

In den qualitativen Interviews, die mit Mitarbeiter*innen der psychosozialen Unterstützungssysteme und auch mit Lehrer*innen geführt wurden (vgl. dazu auch Zehetner und Fernandez 2022), zeigt sich ein im Vergleich noch breiteres Bild unterschiedlicher Einschätzungen. Einige der Befragten sehen keine besonders gravierenden Folgen der Pandemie: Mit den in Schule und Alltag notwendigen Maßnahmen könnten die Schüler*innen im Grunde sehr gut umgehen – sie hätten sich relativ rasch daran gewöhnt und würden es lockerer sehen als viele Erwachsene. Insbesondere wird die Rede von einer ‚verlorenen Generation' in mehreren Interviews entschieden zurückgewiesen. – Auf der anderen Seite gibt es aber auch eine Reihe an Befragten, die durchaus schwerwiegende Probleme und Belastungen wahrnimmt. Es wird von Kindern und Jugendlichen berichtet, die psychische Erkrankungen entwickelt hätten und psychiatrisch behandelt werden müssten, von „ganz schwerer Antriebslosigkeit" (Lernhilfe_03, 32) und von Schulabbrecher*innen, die es nicht mehr in den Präsenzbetrieb „zurück geschafft" hätten (Lehrerin_18_AHS, 37). Daneben wird auch beschrieben, dass Schüler*innen nach Rückkehr in den Präsenzbetrieb Probleme gehabt hätten: etwa durch eine verstärkte Unsicherheit, ‚Dünnhäutigkeit' und Weinerlichkeit oder auch durch Überforderung mit der dichten Strukturierung des Schultages. Diese Heterogenität von Erfahrungen von Kindern und Jugendlichen in der Covid-19-Krise lässt sich in mehreren Bereichen mit sozialen Ungleichheiten in Beziehung setzen. Zwei Themenbereiche, die in den hier vorgestellten Daten eine besonders wichtige Rolle spielten, sollen in der Folge herausgegriffen werden.

Tab. 2 Auswirkungen auf Kinder und Jugendliche – psychische Belastungen

	Stimme voll und ganz zu	Stimme eher zu	Teils-Teils	Stimme eher nicht zu	Stimme überhaupt nicht zu
COVID-Maßnahmen in der Schule sind für Ki/Ju eine psychische Belastung (n = 281)	35,2 %	26,0 %	23,5 %	13,2 %	2,1 %
Psychische Probleme verstärkt bei Ki/Ju, die zuvor schon Probleme hatten (n = 263)	51,7 %	31,9 %	11,4 %	3,8 %	1,2 %
Psychische Probleme verstärkt bei Ki/Ju, die zuvor unauffällig waren (n = 248)	23,4 %	27,8 %	27,4 %	16,1 %	5,3 %

(1) Zunächst zeigen unsere Daten, dass psychosoziales Wohlbefinden und die Erfahrungen, die Schüler*innen mit dem *Distance Learning* machten, zusammenhängen: In den Interviews mit allen schulischen Akteur*innen werden sehr unterschiedliche Lernbedingungen und damit auch Unterschiede im Lernerfolg und in der Motivation berichtet. Eine ruhige Wohn- und Lernumgebung, fachliche Unterstützung durch die Eltern oder auch die technische Ausstattung und die Kompetenzen, die notwendig sind, um die digitalen Formen des Lernens gut nutzen zu können, stehen nicht allen Schüler*innen gleichermaßen zur Verfügung. Diese haben aber Einfluss darauf, inwiefern Schüler*innen ihren Lernstoff strukturieren, sich zum Lernen motivieren können und letztlich erfolgreich am Distance Learning teilnehmen können. Inwiefern wiederum das Lernen als Erfolg erlebt wird oder nicht, hat auch Einfluss auf das psychosoziale Wohlbefinden der Schüler*innen: Kinder und Jugendliche, die sich im Distance Learning gut zurechtfinden, können – so wird in den Interviews berichtet – Selbstständigkeit und Selbstvertrauen erwerben und regelrecht ‚aufblühen' (Lehrerin_20_AHS, 14). Umgekehrt führten Probleme auch zu psychischen Beeinträchtigungen. Diese werden vor allem mit zunehmender Länge der Schulschließungen verstärkt berichtet: Betroffen sind also vor allem Schüler*innen der Sekundarstufe II, die von Anfang November 2020 bis Mitte Mai 2021 keinen Präsenzunterricht hatten. Diese seien, so berichten Lehrer*innen, zunehmend „verfallen" bzw. „weggebrochen" (Lehrerin_18_AHS, 9); viele konnten sich nicht mehr

aufraffen, zum Unterricht aufzustehen oder schliefen während der Stunde wieder ein (Lehrerin_19_BHS, 8). Die zunehmend schwierige Lernsituation kann sich in manchen Fällen durchaus in Richtung einer depressiven Verstimmung zuspitzen, wie etwa aus der Aussage einer AHS-Lehrerin deutlich wird:

„Die Großen haben mir oft gesagt: Es tut mir so leid, ich kenne das selber nicht, wie ich bin. Es tut mir so leid, Frau Professor, sagen sie immer. […] Ich schaffe das nicht, dass ich mich hinsetze." (Lehrerin_20_AHS, 56)

In bestimmten Fällen brachten die Schulschließungen und Kontaktbeschränkungen aber umgekehrt auch Entlastungen – dies betrifft vor allem Schüler*innen, die schon zuvor gröbere Probleme innerhalb der Schule hatten. Kinder und Jugendliche, die von anderen Kindern gemobbt werden, hätten „eine lange Zeit […] ihre Ruhe vor den anderen gehabt" (Lernhilfe_03, 34), und Streitigkeiten in der Schule seien weggefallen. Als besonders positiv wird von den Mitarbeiter*innen der Unterstützungssysteme das Distance-Learning für Schüler*innen beschrieben, die mit Schulangst oder Schulverweigerung zu kämpfen haben. Hier wird die Covid-19-Krise auch als Chance begriffen, in solchen Fällen auch in Zukunft auf die nunmehr etablierten Wege des Distance-Learning zurückzugreifen, indem man etwa über Videokonferenzen ermöglicht, dass Kinder und Jugendliche weiterhin „an die Schule andocken" können (Schulleitung_01_ASO, 48).

(2) Als zentraler Faktor, wie sehr die Pandemie von Kindern und Jugendlichen als belastend erlebt wird oder nicht, erweist sich in der Analyse der Interviews zudem das Vorhandensein oder Fehlen vielfältiger *sozialer Räume und Kontakte*. Diese spielen eine wichtige Rolle, wie Kinder und Jugendliche längerfristig mit den Kontakteinschränkungen umgehen können. In den Interviews berichten sowohl Mitarbeiter*innen der Unterstützungssysteme als auch Kinder und Jugendliche selbst, dass viele die Zeit der Kontaktbeschränkungen positiv genutzt hätten und etwa ihren Hobbies weiterhin nachgehen konnten. Wo junge Menschen aber schon vor der Pandemie wenig soziale Kontakte außerhalb der eigenen Familie gehabt hätten, habe sich das verstärkt, wie einige Befragte feststellen. In den Daten der Interviewstudie finden sich einige Berichte über Kinder, die in den Lockdown-Zeiten gar nicht außer Haus gehen durften, die – „von ihren Eltern gut gemeint" – „regelrecht eingesperrt" worden seien (Schulärzte_02, 9; Lernhilfe_03, 28). Gerade bei Familien, in denen den Kindern und Jugendlichen ohnehin nur wenig Freiraum und wenig aktive Freizeitgestaltung ermöglicht würden, seien diese durch die Covid-19-Krise verstärkt eingeengt worden, was zu Belastungen wie Aggressionen oder Depressivität geführt habe (Schulsozialarbeit_07, 23 und 57; Flexible Hilfen_03, 66). Besonders virulent werden solche Zusammenhänge, wie die Analyse der Daten zeigt, für Schüler*innen mit

Migrationshintergrund in ländlichen Regionen, die ohnehin wenig Anschluss außerhalb der Schule haben. Die Schulschließungen, der Wegfall von Schule als sozialem Ort, haben für diese Kinder und Jugendliche besonders weitereichende Konsequenzen.

Noch stärker als Kinder erscheinen in diesem Kontext auf Grundlage unserer Daten Jugendliche betroffen: Viele Befragte betonen, dass für Jugendliche die Peer-Group und soziale Kontakte außerhalb der Familie eine besonders wichtige Rolle spielen – und damit auch die Maßnahmen zur Eindämmung der Pandemie einen größeren Einfluss auf ihr Wohlbefinden hätten. Dass soziale Orte verloren gehen oder eingeschränkt zugänglich und (mehr denn je) umstritten sind, wird auch in den Interviews mit Jugendlichen selbst deutlich. Diese beklagen, dass sie die Möglichkeiten vermissen, sich unbeschwert zu bewegen und zu treffen: „Früher war ich immer draußen. Aber jetzt: kein Bock mehr. – Irgendwie ist es langweilig wegen Corona", beschreiben es etwa zwei 15-jährige Burschen (KiJU_Gruppe06_JuZ, 32 f.).

Sowohl in Hinblick auf das Lernen und Lernmotivation als auch in Hinblick auf die Verfügbarkeit sozialer Räume und Kontakte spielt auch die (Nicht-)Verfügbarkeit der Angebote schulischer Unterstützungssysteme eine Rolle. Im nächsten Abschnitt sollen daher die Auswirkungen der Pandemie auf diese Angebote genauer betrachtet werden, mit Fokus auf die Veränderungen in der Erreichbarkeit und die Angebotsstruktur – und zwar sowohl im Lockdown als auch in Zeiten der Präsenz.

5   Herausforderungen und Strategien schulischer Unterstützungssysteme

„Wie erreichen wir die Schüler*innen?" – Unterstützung im Lockdown

Die Erreichbarkeit von Schüler*innen wird in den Interviews zunächst vor allem in Hinblick auf den ersten Lockdown im Frühling 2020 thematisiert, da man – auch vonseiten der Schulen – manche Kinder bzw. Familien über Wochen nicht kontaktieren konnte. Aber auch jenseits dieser ‚abgetauchten' Schüler*innen ergab sich für den weiteren Verlauf der Pandemie das Problem, Kinder und Jugendliche für die Arbeit der Unterstützungssysteme erreichen zu können (vgl. dazu auch Zehetner et al. 2021) – besonders in jenen Bereichen, bei denen spontane Kontaktmöglichkeiten wichtig sind, wie der Schulsozialarbeit. Von Mitgliedern dieser Berufsgruppe wird in den Interviews problematisiert, dass jene Niederschwelligkeit, auf denen sonst die Konzeption der Arbeit aufbaue, in Zeiten der Lockdowns erst hergestellt werden müsse:

„Also: Wie erreichen wir die Schüler*innen? Diese Frage haben wir uns davor nie stellen müssen, weil wir uns mindestens zweimal in der Woche ohnehin über den Weg gelaufen sind, in der Schule. Das war dann auf einmal die präsenteste Fragen: wie kommen wir dazu?" (Schulsozialarbeit_05, 11)

Um dieser Herausforderung zu begegnen, spielen mit dem Beginn der Pandemie digitale Medien eine große, bisher ungekannte Rolle in der Arbeit der psychosozialen Unterstützungssysteme. Die im Fragebogen gestellte Frage nach der Bedeutung digitaler Medien zeichnet hier ein deutliches Bild: Während 31 % der Befragten (n = 112)[2] der Aussage zustimmen oder eher zustimmen, auch schon vor der Pandemie digitale Medien für die Arbeit genutzt zu haben, sind es 87 %, die aussagen, digitale Medien nun stärker als zuvor zu nutzen.

In den Interviews wird deutlich, dass diese ‚Digitalisierung' sehr vielfältig ausfallen kann und eine Reihe unterschiedliche Medien betrifft: Neben digitaler Kommunikation über WhatsApp oder Videokonferenzen seien eine Reihe weiterer Plattformen genutzt worden, wie vor allem vonseiten der Schulsozialarbeit berichtet wird: Von Social-Media-Auftritten auf Instagram bis zu Online-Workshops oder digitalen Cafés über Discord und Zoom. Nicht zu vergessen sind auch die im Zuge des ersten Lockdown und in der Zeit danach etablierten Online-Plattformen der Schulen, auf die in der Folge auch Mitarbeiter*innen der Unterstützungssysteme häufig zugreifen konnten. Insgesamt werden jedenfalls von vielen Befragten die Covid-19-Krise und vor allem der erste Lockdown als Anstoß für Digitalisierungsprozesse und als „Innovationskick" (Schulsozialarbeit_01, 24) wahrgenommen:

„Das hätten wir sonst, ohne den Lockdown, nicht geschafft. Weil wir uns wahrscheinlich nicht die Zeit genommen hätten, weil die Notwendigkeit nicht so dringend gewesen wäre, also ja, man merkt es auch an den Schulen; die Digitalisierung, die jetzt an den Schulen zu sehen ist, wäre sonst, ja, weiß nicht in wie vielen Jahren, nicht möglich gewesen." (Schulsozialarbeit_05, 25)

---

[2] Geringere Fallzahl, da die Fragen zu digitalen Medien im Fragebogen gefiltert wurde: Jenen Berufsgruppen, deren Tätigkeit vor allem in der direkten Betreuung von Kindern in der Schule besteht (Schulassistenz, Freizeitpädagogik), wurden die Fragen nicht angezeigt.

„Es ist nicht alles durch das Digitale ersetzbar": Probleme und Ungleichheiten

Trotz dieses Ausbaus digitaler Kommunikationswege und den durchaus vorhandenen Vorteilen geben viele der Mitarbeiter*innen psychosozialer Unterstützungssysteme bei der Frage nach den größten Herausforderungen in der Arbeit in der Pandemie an, dass Schüler*innen „weniger greifbar und erreichbar" seien (FB, Schulsozialarbeit[3], 136). Dieses Bild zeigt sich im Fragebogen auch insbesondere bei der Frage danach, wie gut die Kommunikation mithilfe digitaler Medien mit verschiedenen Gruppen funktioniere (Tab. 3): Nur etwas weniger als die Hälfte der Befragten (45 %) meinen, dass die Kommunikation mit Schüler*innen sehr gut oder gut funktioniere, mit den Eltern sind es sogar nur 34 %. Als besser wird die digitale Kommunikation mit anderen Helfersystemen, mit Lehrer*innen oder innerhalb der eigenen Organisation beschrieben:

Auch bei der Frage nach der Bedeutung von digitalen Medien für die eigene Tätigkeit äußern sich die Befragten differenziert (Tab. 4): Zwar stimmen mehr als die Hälfte der Befragten der Aussage völlig oder eher zu, dass die Nutzung von digitalen Medien eine Bereicherung darstelle; aber 80 % meinen auch, dass nicht alle Bereiche der Tätigkeit über Medien abgedeckt werden können.

In den qualitativen Interviews wird die Umstellung bzw. Schwerpunktverschiebung hin zu digitalen Medien ebenfalls in vieler Hinsicht kritisch gesehen: „Es ist nicht alles durch das Digitale ersetzbar" (Schulsozialarbeit_01, 24). Gestik und Mimik, niederschwelliges Aufeinander-Zugehen, schließlich auch das Bearbeiten sensibler Themen wie etwa Sexualität oder Gewalterfahrungen – all das sei in der medial vermittelten Tätigkeit zu kurz gekommen, wie uns aus allen Bereichen der Unterstützungstätigkeit in den Interviews berichtet wird. Auch dass die Kommunikation komplizierter und weniger ertragreich sei oder dass es häufiger zu Missverständnissen komme, wird berichtet. Dazu kommt noch die Beobachtung, dass es im Verlauf der Pandemie zu einer gewissen Ermüdung auch aufseiten der Schüler*innen gekommen sei, die weniger Lust auf digitale Angebote hätten und sich wieder mehr persönliche Termine wünschten.

Vor allem aber spielt im Bereich digitaler Unterstützungsangebote auch Ungleichheit eine Rolle. Die Lockdowns und die Umstellung auf Distance Learning führten in vielen Fällen erstmalig vor Augen, welche Mängel es in der

---

[3] Solche mit dem Kürzel „FB" markierten Aussagen sind Statements aus dem Online-Fragebogen auf die offene Frage: „Welche Auswirkungen hat die Pandemie ganz allgemein auf Ihre berufliche Tätigkeit?".

Tab. 3 Wie gut funktioniert aus Ihrer Sicht die **Kommunikation mithilfe digitaler Medien** (Videokonferenz, E-Mail, Messenger, Chats, Social Media usw.) mit den folgenden Gruppen?

	Sehr gut	Eher gut	Mittel-mäßig	Eher schlecht	Sehr schlecht	n (gültige Antworten)
Mit Eltern	6,8 %	27,2 %	39,8 %	18,4 %	7,8 %	103
Mit Schüler*innen	15,2 %	29,5 %	33,3 %	12,4 %	9,6 %	105
Mit anderen Helfer-systemen	25,0 %	50,0 %	17,3 %	4,8 %	2,9 %	104
Mit Lehrer*innen	29,7 %	46,8 %	20,7 %	1,8 %	1,0 %	111
Innerhalb der Organisation	62,1 %	31,0 %	6,0 %	0,0 %	0,9 %	116

Anm.: gefilterte Frage, daher niedrigere Fallzahl

technischen Ausstattung von Schüler*innen gibt: Dass Kinder keinen eigenen Laptop zur Verfügung haben, dass viele zuhause keine Druckmöglichkeit haben oder keinen Internetzugang. Im weiteren Verlauf der Pandemie zeichnet sich im Hinblick auf die technische Ausstattung zwar insgesamt eine Verbesserung ab. Dennoch wird auch aus den im Verlauf des Schuljahres 2020/2021 geführten Interviews deutlich, dass vieles nach wie vor fehlt und dass die technischen Voraussetzungen ungleich bleiben. Diese beeinflussen aber nicht nur, wie es Schüler*innen im Distance Learning geht, sondern auch ihre Möglichkeiten, Beratung und Unterstützung über die Distanz in Anspruch zu nehmen, wie etwa aus folgendem Bericht eines Schulsozialarbeiters deutlich wird:

„Leider hat eben nur telefonieren funktioniert, aufgrund der Umstände. Also so Videokonferenz oder ähnliches, das wäre nicht gegangen. Manche haben gar nicht die Möglichkeit oder den Zugang dazu, z. B. kein Laptop oder vernünftiges Smartphone. Oder eben zu Hause einfach keinen Raum haben, wo sie in Ruhe Sachen besprechen können, wo sie z. B. nicht wollen, dass das die Eltern mithören oder andere Familienmitglieder." (Schulsozialarbeit_06, 22)

Zur Frage der Ausstattung mit Geräten kommen aber auch Ungleichheiten bei den Fähigkeiten im Umgang mit Medien und bei Sprachkompetenzen: Informationen über Unterstützungsmöglichkeiten seien etwa häufig schwer auffindbar gewesen oder nur auf Deutsch zur Verfügung gestellt worden; aber auch die Kommunikation selbst funktioniere gerade bei mangelnden Deutschkenntnissen

Tab. 4 Bedeutung von digitalen Medien (z. B. Videokonferenz, E-Mail, Messenger, Social Media) in Bezug auf die eigene berufliche Tätigkeit in der Zeit der COVID-Pandemie

	Stimme voll und ganz zu	Stimme eher zu	Teils-Teils	Stimme eher nicht zu	Stimme überhaupt nicht zu
Nutzung digitaler Medien ist Bereicherung meiner Tätigkeit	27,7 %	26,1 %	31,9 %	9,2 %	5,1 %
Manche Bereiche können über digitale Medien oder Telefon schlecht abgedeckt werden	50,4 %	30,3 %	16,8 %	1,7 %	0,8 %

Anm.: n = 119. Gefilterte Frage, daher niedrigere Fallzahl

medial vermittelt schlechter als in einer face-to-face-Situation. In den Interviews wird berichtet, dass es den Kindern bzw. Eltern teils schwerer falle, sich auszudrücken, und dass die Mitarbeiter*innen der Unterstützungssysteme umgekehrt weniger gut erkennen können, ob ihr Gegenüber sie auch verstanden habe.

Vonseiten der Unterstützungssysteme werden diese Einschränkungen und Probleme mit Angeboten über die Distanz und digitalen Angeboten durchaus reflektiert und aufgegriffen. So werden ab dem zweiten Lockdown verstärkt trotz der Kontaktbeschränkungen Präsenzangebote angeboten. Auf der anderen Seite bleiben digitale Angebote auch über die Lockdown-Phasen hinaus bestehen – allerdings weniger als Ersatz für face-to-face-Begegnungen, sondern als Ergänzung. Insgesamt lassen sich hier durchaus Ansätze zu einer „Hybridisierung" ausmachen – also nicht einer Ersetzung von Präsenzangeboten durch Digitales, sondern einem Nebeneinander und einer Durchdringung. In den Beschreibungen weisen die Befragten darauf hin, dass die „Kanäle, die zusätzlich zum persönlichen Kontakt zu bedienen sind, [...] vielfältiger und mehr geworden" seien (FB, Schulsozialarbeit, 129) und man sich stärker danach richte, „was die Situation erfordert" (FB, Jugendcoaching, 65). Dabei können zielgruppen- und situationsspezifisch die Vorteile der jeweiligen Kontakt- und Beratungsformen genützt werden:

„Wir haben auch gesehen, dass einige Schüler*innen, die vielleicht sich nicht trauen mit uns in Kontakt zu treten, sich doch leichter tun über Instagram die Schulsozialarbeit anzuschreiben und von da aus eine Beziehungsaufbau zu beginnen." (Schulsozialarbeit_01, 10)

„Trösten und gleichzeitig Abstand halten?" – Herausforderungen in Präsenzzeiten

Herausforderungen durch die Pandemie stellen sich auch in jenen Zeiträumen, in denen Schulen geöffnet sind und die Arbeit der Unterstützungssysteme ‚in Präsenz' möglich ist: Im Fragebogen stimmen 55 % der Befragten der Aussage völlig oder eher zu, dass die Pandemie insgesamt die Möglichkeiten stark eingeschränkt habe, wie sie ihre Arbeit inhaltlich und pädagogisch gestalten können. Weitere 27 % sehen sich in manchen Bereichen eingeschränkt („teils-teils"), nur 16 % sehen eher keine oder gar keine Einschränkungen.

Bei der Analyse der Interviews wie auch der offenen Statements im Fragebogen zeigt sich als zentrales Problem der erschwerte Beziehungsaufbau, die eingeschränkte Beziehungsarbeit mit Kindern und Jugendlichen. Von Schwierigkeiten durch die pandemiebedingten Maßnahmen berichten dabei vor allem Schulassistent*innen: fehlende Mimik und verringerte Verständlichkeit durch das Maskentragen, aber auch geringere Vertrautheit werden von vielen Befragten als Probleme angegeben. Dass die physische Distanz zum Problem im Beratungssetting werden kann, betrifft aber auch andere Berufsgruppen: „Wie sollen wir jetzt sie trösten und gleichzeitig Abstand halten? Das ist eine emotionale Belastung für alle" (Schulsozialarbeit_02, 32).

Neben dieser unmittelbaren Beziehungsarbeit sind auch die Methoden der Sozialen Arbeit von den pandemiebedingten Maßnahmen betroffen. Körperbetonte und erlebnispädagogische Methoden etwa müssen weitgehend weggelassen werden. Auch externe Workshops sind in der Pandemie großteils nicht möglich, und statt Gruppenangeboten werde nun hauptsächlich Einzelfallarbeit durchgeführt. Damit verbunden wird vielfach – gerade im Bereich der Schulsozialarbeit – eine Verschiebung „weg von Prävention hin zu Notfällen und Krisen" (FB, Schulsozialarbeit, 163) wahrgenommen. Dies wird auch auf die vergrößerte Distanz zu den Kindern und Jugendlichen und die mangelnde Niederschwelligkeit zurückgeführt: Ein präventiver Ansatz, der nicht erst auf die „großen Probleme" wartet, sondern schon bei den „kleinen und mittleren Sorgen" ansetzen könne, werde durch die Maßnahmen erschwert (Schulsozialarbeit_04, 19). Andere schildern zudem eine Einengung der Tätigkeit auf organisatorische und unterstützende Maßnahmen:

„Wir haben früher viele Workshops gemacht, viele Elterncafés; [...] Gruppenarbeiten, mehr Aktivitäten, mehr Sport, mehr Gruppendynamik-Workshops und so: Jetzt machen wir das alles nicht! Jetzt sind wir nur konzentriert auf: Erreichbarkeit, Informationen austeilen, Dolmetschen, Übersetzen." (Schulsozialarbeit_07, 63)

Für Verschiebungen und Irritationen kann schließlich auch die Frage sorgen, welche Rolle die Mitarbeiter*innen der Unterstützungssysteme bei der Kommunikation und Durchsetzung der pandemiebedingten Maßnahmen spielen. Hier wird von einigen ein „Zwiespalt" wahrgenommen: „Vertrete ich die Anliegen der Kinder oder führe ich aus, was behördlich angeordnet wird. Ich werde oft weder dem einen noch dem anderen gerecht!" (FB, Schulsozialarbeit, 127).

6   Fazit

Im Beitrag wurden Daten einer Studie vorgestellt, die die Auswirkungen der Pandemie auf Kinder und Jugendliche sowie auf psychosoziale Unterstützungssysteme in der Schule multiperspektivisch untersuchte. Dabei zeigt sich, dass die Pandemie mit einer Reihe an Belastungen für Kinder und Jugendliche verbunden ist – die Daten weisen aber auch auf die Heterogenität der Erfahrungen von jungen Menschen in der Covid-19-Krise hin. Zwei Aspekte wurden im Beitrag herausgestrichen, in denen Ungleichheiten auch mit Unterschieden bei der Belastung durch die Pandemie verbunden sind: Ungleiche Erfahrungen im Distance Learning sowie das Vorhandensein oder Fehlen sozialer (Frei-)Räume. Ob Kinder und Jugendliche während der Pandemie auch in diesen Bereichen positive Erfahrungen machen können oder vor allem mit Einschränkungen und Scheitern konfrontiert sind, hat Einfluss auf ihr psychosoziales Wohlergehen, wie die Ergebnisse der Studie nahelegen.

Die Tätigkeit psychosozialer Unterstützungssysteme an Schulen spielt für beide dieser Dimensionen eine Rolle: Psychosoziale Unterstützungsleistungen können sowohl bei der Bewältigung schulischer Aufgaben helfen als auch den Schüler*innen zusätzliche Kontaktmöglichkeiten und soziale Räume zur Verfügung stellen. Die Betrachtung der Auswirkung der Pandemie auf die Tätigkeit der Unterstützungssysteme selbst zeigt, dass sie während der Covid-19-Krise diesen Aufgaben nur eingeschränkt nachkommen können, auch wenn ein großes Bemühen festzustellen ist, die Kinder und Jugendlichen weiterhin zu erreichen und zu betreuen. Kontaktmöglichkeiten über die Distanz – etwa vermittelt über mediale und digitale Formate – sind nicht allen Adressat*innen gleichermaßen zugänglich und auch nicht für alle Aufgabenbereiche gut geeignet. Aber auch in Präsenzzeiten zeigten sich Veränderungen der Tätigkeit – etwa eine Fokussierung auf Krisen und Einzelfallarbeit statt auf Prävention und Gruppenangebote. Die pandemiebedingten Maßnahmen und die damit verbundene Notwendigkeit, alle Interaktionen an den Regeln auszurichten, erschweren zudem die Beziehungsarbeit und führen zu Spannungen in Hinblick auf den Auftrag und die eigene Position der Mitarbeiter*innen.

Im Zuge der Pandemie wurde der gesellschaftliche Blick zeitweise verstärkt auf benachteiligte Schüler*innen gerichtet, zunächst vor allem in Bezug auf einen befürchteten Schereneffekt hinsichtlich des schulischen Leistungszuwachses, später auch in Hinblick auf Fragen der psychischen Gesundheit. Schon früh wurde in diesem Zusammenhang die Forderung nach einem Ausbau des psychosozialen Unterstützungssystems an den Schulen laut. Die Analyse der hier vorliegenden Ergebnisse weist darauf hin, dass im Nachhall der Pandemie der Auftrag der schulischen Unterstützungssysteme, ihre Position im Gefüge der Schule und die Möglichkeiten, vulnerable Gruppen gut zu erreichen und zu begleiten, Gegenstand der Beobachtung und Reflexion – sowohl in der Praxis als auch in der Forschung – bleiben müssen.

Literatur

Antony, G., J. Antosik, M. Weigl, C. Marbler und A. Laschkolnig. 2021. *Gesundheitsfolgenabschätzung zu Auswirkungen des Lockdowns und Social Distancings zur Eindämmung von COVID-19 auf die Bevölkerung in Österreich.* Endbericht. Gesundheit Österreich, Wien.

Akkaya-Kalayci, T., O. D. Kothgassner, T. Wenzel, A. Goreis, A. Chen, V. Ceri, V. und Z. Ozlu-Erkilic. 2020. The Impact of the COVID-19 Pandemic on Mental Health and Psychological Well-Being of Young People Living in Austria and Turkey: A Multicenter Study. *International Journal of Environmental Research and Public Health* 17 (23): 9111. doi: https://doi.org/10.3390/ijerph17239111.

Beranek, A., B. Hil und J. B. Sagebiel. 2019. Digitalisierung und Soziale Arbeit – ein Diskursüberblick. *Soziale Passagen* 11: 225–242. doi: https://doi.org/10.1007/s12592-019-00332-2.

Brock, J. 2017. Hybride Streetwork. *sozialraum.de* 9 (1). https://www.sozialraum.de/hybride-streetwork.php. Zugegriffen: 23. März 2022.

Buschle, C. und N. Meyer. 2020. Soziale Arbeit im Ausnahmezustand?! Professionstheoretische Forschungsnotizen zur Corona-Pandemie. *Soziale Passagen* 12: 155–170. doi: https://doi.org/10.1007/s12592-020-00347-0.

Hettler, I. S. 2021. Schulsozialarbeit in der „neuen Normalität". Über neue und alte Herausforderungen in der Schulsozialarbeit, Entwicklungsmöglichkeiten und Chancen. *Sozial Extra* 45 (1): 65–69. doi: https://doi.org/10.1007/s12054-020-00355-7.

Holtgrewe, U., M. Lindorfer, C. Sille und I. Vana. 2021. *„Zuhause bekommen wir nur intensive Aufgaben." Lernen im Ausnahmezustand – die Sicht der Schüler_innen.* ZSI, Wien. doi: https://doi.org/10.5281/zenodo.4550533.

Iske, S. und N. Kutscher. 2020. Digitale Ungleichheiten im Kontext Sozialer Arbeit. In *Handbuch Soziale Arbeit und Digitalisierung*, hrsg. N. Kutscher, T. Ley, U. Seelmeyer, F. Siller, A. Tillmann und I. Zorn, 115–128. Weinheim, Basel: Beltz Juventa.

Jesser, A., A.-L.Mädge, C. Maier, J. Hierzer, S. Dörfler, M. Haslinger, J. Muckenhuber und B. Schrank. 2021. Arbeit in der psychosozialen Versorgung von Kindern, Jugendlichen und Familien während der Covid-19-Pandemie – Ergebnisse einer qualitativen Interviewstudie in Wien und Niederösterreich. *Österreichische Zeitschrift für Soziologie* 46: 407–428. doi: https://doi.org/10.1007/s11614-021-00463-y.

Klein, A. und C. Pulver. 2019. Inklusion und die Reproduktion von Ungleichheit. *Sozialmagazin* 3–4: 14–19.

Kuckartz, U. 2012. *Qualitative Inhaltsanalyse. Methoden, Praxis, Computerunterstützung.* Weinheim, Basel: Beltz Juventa.

Meusel, S. und H. Unger. 2021. Pandemiebedingte Veränderungen digitaler Zugänge Sozialer Arbeit. In *Covid-19 – Zumutungen an die Soziale Arbeit. Praxisfelder, Herausforderungen und Perspektiven*, hrsg. R. Lutz, J. Steinhaußen und J. Kniffki, 131–142. Weinheim, Basel: Beltz Juventa.

Meyer, N. und E. Alsago. 2021. Soziale Arbeit am Limit? Professionsbezogene Folgen veränderter Arbeitsbedingungen in der Corona-Pandemie. *Sozial Extra* 45(3): 210–218. doi: https://doi.org/10.1007/s12054-021-00380-0.

Meyer, N. und C. Buschle. 2021. Die Corona-Pandemie aus Sicht von Praktiker*innen der Sozialen Arbeit – veränderte Handlungen und ihre professionellen Folgen. In *Soziale Arbeit nach Corona. Neue Perspektiven und Pfade*, hrsg. J. Kniffki, R. Lutz und J. Steinhaußen, 168–180. Weinheim, Basel: Beltz Juventa.

Pieh, C., S. Budimir, E. Humer und T. Probst. 2021. Comparing mental health during the COVID-19 lockdown and six months after the lockdown in Austria: A longitudinal study. *Frontiers in Psychiatry* 12: Article 625973. doi: https://doi.org/10.3389/fpsyt.2021.625973.

Ravens-Sieberer, U., A. Kaman, M. Erhart, C. Otto, J. Devine, C. Löffler, K. Hurrelmann, M. Bullinger, C. Barkmann, N. A. Siegel, A. M. Simon, L. H. Wieler, R. Schlack und H. Hölling. 2021a. Quality of life and mental health in children and adolescents during the first year of the COVID-19 pandemic: results of a two-wave nationwide population-based study. *European child & adolescent psychiatry.* doi: https://doi.org/10.1007/s00787-021-01889-1.

Ravens-Sieberer, U., A. Kaman, C. Otto, M. Erhart, J. Devine und R. Schlack. 2021b. Impact of the COVID-19 Pandemic on Quality of Life and Mental Health in Children and Adolescents. *European Child & Adolescent Psychiatry.* doi: https://doi.org/10.1007/s00787-021-01726-5.

Schober, B., M. Lüftenegger und C. Spiel. 2021. *Wie erging es den Schüler*innen im zweiten Lockdown? Erste Ergebnisse der vierten Erhebung bei Schüler*innen.* https://lernencovid19.univie.ac.at/fileadmin/user_upload/p_lernencovid19/Zwischenbericht_Befragung_4_final.pdf. Zugegriffen: 23. März 2022.

Schönig, W. und H. Löwenstein. 2020. Netzwerke Sozialer Arbeit im Corona-Krisenmodus: Folgen des Lockdowns und Perspektiven ihrer Systemrelevanz. In *Corona-Netzwerke – Gesellschaft im Zeichen des Virus*, hrsg. C. Stegbauer und I. Clemens, 179–186. Wiesbaden: Springer. doi: https://doi.org/10.1007/978-3-658-31394-4_17.

Spies, A. 2018. Schule und Soziale Arbeit. In *Soziale Arbeit – Eine elementare Einführung*, hrsg. G. Graßhoff, A. Renker und W. Schröer, 133–150. Wiesbaden: Springer VS.

Steiner, M., M. Köpping, A. Leitner, G. Pessl und L. Lassnigg. 2021. *Lehren und Lernen unter Pandemiebedingungen. Was tun, damit aus der Gesundheits- nicht auch eine Bildungskrise wird?* https://irihs.ihs.ac.at/id/eprint/5873. Zugegriffen: 10. Juni 2022.

Weser, M. und S. Dolsdorf. 2021. Schulschließung und Homeschooling als neue Realität für Soziale Arbeit an Schulen. Verschärfung sozialer Probleme und Krise der Handlungsmethoden. In *Covid-19 – Zumutungen an die Soziale Arbeit. Praxisfelder, Herausforderungen und Perspektiven*, hrsg. R. Lutz, J. Steinhaußen und J. Kniffki, 262–277. Weinheim, Basel: Beltz Juventa.

Zehetner, E., M. Reiner, G. Janschitz und K. Fernandez. 2021. Herausforderung – Brennglas –Innovationsmotor. Handlungsstrategien von Mitarbeiter*innen psychosozialer Unterstützungssysteme an Schulen im Kontext von Covid-19. *soziales_kapital* 25: 99–115. https://soziales-kapital.at/index.php/sozialeskapital/article/view/713/1321. Zugegriffen: 23. März 2022.

Zehetner, E. und K. Fernandez. 2022. Kinder und Jugendliche in der Pandemie: Ein qualitativer Blick auf psychosoziale Auswirkungen. *Erziehung & Unterricht* 172 (1–2): 123–130.

Elisabeth Zehetner ist derzeit als Projektmitarbeiterin an der Pädagogischen Hochschule Steiermark tätig.

Karina Fernandez ist Hochschulprofessorin für Bildungssoziologie und Qualitätsentwicklung an der Pädagogischen Hochschule Steiermark.

Die spezifischen Vulnerabilitäten von Schüler*innen in Deutschförderklassen während der COVID-19 Pandemie

Katharina Resch und Elizabeth J. Erling

1   Einleitung

Das Fehlen einer umfassenden Kompetenz in der Unterrichts- und Bildungssprache Deutsch bedeutet für Schüler*innen in Österreich eine erhebliche Vulnerabilität. In Österreich stellt Deutsch die Grundlage für eine aktive Teilhabe an schulischen Bildungsprozessen dar. Deutsch ist unabdingbar zur Erschließung der unmittelbaren Lebenswelt, auch wenn diese während der COVID-19 Pandemie ausschließlich oder teilweise digital zugänglich war. Für die soziale, kulturelle, digitale und (schul)politische Teilhabe ist Deutsch eine wesentliche Voraussetzung. Durch die tägliche Interaktion mit anderen wird eine neue Sprache aktiv angeeignet und die individuelle, soziale und politische Handlungsfähigkeit dadurch erweitert (Dirim und Mecheril 2010). Das Fehlen der Sprachkompetenz Deutsch bedingt soziale Ungleichheiten und macht Schüler*innen sowohl sozial als auch bildungstechnisch vulnerabel.

Die Einführung der Deutschförderklassen und Deutschförderkurse im Schuljahr 2018/19 in Österreich sollte einen Beitrag dazu leisten, dass Schüler*innen mit für das Schulsystem unzureichenden Deutschkenntnissen weniger vulnerabel sind und die Sprache rasch und intensiv lernen können. So kann das Schulsystem

K. Resch (✉) · E. J. Erling
Universität Wien, Wien, Österreich
E-Mail: katharina.resch@univie.ac.at

E. Erling
E-Mail: elizabeth.erling@univie.ac.at

mit den eingeführten Deutschförderklassen und Deutschförderkursen einen Beitrag zur Bildungsgerechtigkeit für Kinder mit Migrationsgeschichte oder Fluchthintergrund leisten.

Der vorliegende Beitrag verortet sich in der Bildungsforschung zu sozialen Ungleichheiten und Vulnerabilität in der Schule, insbesondere bei mehrsprachigen Schüler*innen, und stellt die Frage, welche spezifischen Vulnerabilitäten bei Schüler*innen der Deutschförderklassen und Deutschförderkursen vorliegen, vor allem in Bezug auf die COVID-19 Pandemie. Worin besteht die spezifische Vulnerabilität von Kindern und Jugendlichen in Deutschförderklassen im Pflichtschulbereich in Österreich (oftmals mit Migrations- oder Fluchthintergrund), insbesondere während der Pandemie?

2 Theoretischer Hintergrund: Soziale Ungleichheiten und Vulnerabilität

Woran lässt sich die soziale Benachteiligung bzw. die spezifischen Vulnerabilitäten von Schüler*innen in Deutschförderklassen und Deutschförderkursen festmachen? Vulnerabilität kann als Konzept mit zwei Gesichtern verstanden werden: einerseits jenes der persönlichen Belastung (wie etwa Fluchterfahrung oder Diskriminierung) und andererseits jenes der persönlichen Stärken und stützenden Aspekte (wie etwa stabile soziale Netzwerke, Grundeinkommen oder persönliches Durchhaltevermögen in Belastungssituationen). Vulnerabilität ist als eine Waagschale aus Belastung und Bewältigung zu verstehen. Jede Schülerin und jeder Schüler hat eine grundsätzliche Vulnerabilität („baseline vulnerability") (Resch und Aumayr 2011), allerdings kann Vulnerabilität durch Armut oder Armutsgefährdung, Gewalterfahrungen, Fluchterfahrung oder sozioökonomische Benachteiligung verstärkt werden. Kinder sind dieser „baseline vulnerability" grundsätzlich ausgesetzt, da sie sich weitgehend in Abhängigkeitsverhältnissen zu Erwachsenen und (Bildungs)Institutionen befinden (Faldet und Nes 2021). Eine Kumulation von Vulnerabilitätsfaktoren kann auch in bestimmten Lebensphasen erfolgen, wie etwa einer Migration in ein anderes Land, einem Schul(typ)wechsel oder im Übergang zwischen Adoleszenz und Erwachsenenalter. Biografische Übergänge werden dementsprechend als vulnerabilitätsfördernd beschrieben (Witteck 2008).

Ein Faktor, der mehrsprachige Kinder insbesondere als vulnerabel gelten lässt, ist, wenn ihre Sprachkenntnisse und Fähigkeiten nicht als Ressourcen wahrgenommen werden. Dies ist im monolingual geprägten österreichischen Schulsystem der Fall, in dem Deutsch*defizite* viel mehr im Fokus stehen als die Anerkennung der Mehrsprachigkeit als *Ressource* eines Kindes (Wölke und Diekhans 2015). Oksaar definiert Mehrsprachigkeit als die Fähigkeit eines Individuums, zwei oder mehr Sprachen als Kommunikationsmittel zu verwenden und ohne Weiteres von der einen Sprache in die andere wechseln zu können, wenn es die Kommunikationssituation erfordert (Oksaar 2003, S. 31). Dabei ist die Verwendung der verschiedenen Sprachen nicht in einer Rang- oder Reihenfolge zu betrachten. Vielmehr ist die konkrete Sprachpraxis stark von Kontextfaktoren abhängig, wie zum Beispiel wie emotional eine Sprache konnotiert ist, mit wem man spricht oder wie anerkannt Praktiken wie Code-Switching im Gespräch sind.

Trotz der Mehrsprachigkeit vieler Schüler*innen und der Mehrsprachigkeit, die es in Österreich schon immer gegeben hat (Herzog-Punzenberger 2017), ist das österreichische Schulsystem von einem monolingualen Habitus geprägt (Gogolin 1994). Die österreichische Kultur wird vorherrschend als „Nationalkultur" verstanden, die sich einer gemeinsamen „Nationalsprache" bedient. Daraus erwächst der Mythos eines sprachlichen Zusammenhalts der Menschen in einem Staat. Ausnahmen stellen zweisprachige Regionen dar, in denen Mehrsprachigkeit praktiziert wird und Unterricht zweisprachig stattfinden kann. Die Bedeutung der deutschen Sprache als Bildungssprache ist für Schüler*innen mit anderer Erstsprache als Deutsch fraglos anerkannt, jedoch muss damit nicht der Verlust einer ressourcenorientierten Nutzung der eigenen Mehrsprachigkeit verbunden sein. Die COVID-19 Pandemie hat allerdings dazu geführt, dass Schüler*innen durch das Home Schooling weniger Kontakt zur Bildungssprache Deutsch hatten und sich ihre Vulnerabilität dadurch verstärkt hat.

3 Hintergrund zu den Deutschförderklassen und Deutschförderkursen im schulischen Kontext

Die Schüler*innenschaft mit einer anderen Erstsprache als Deutsch macht derzeit einen 27,2 %igen Anteil der gesamten Schüler*innenschaft in allen Schultypen Österreichs aus. Wird Wien näher betrachtet, steigt der relative Anteil auf 53,3 %. Der Anteil von Schüler*innen mit anderer Erstsprache als Deutsch ist in Mittelschulen mit 77,2 % signifikant höher als in allgemeinbildenden höheren Schulen mit 40,5 % (Statistik Austria 2022). Schulen mit einer großen Zahl mehrsprachiger Kinder stehen oft zusätzlich vor Herausforderungen, wie etwa einer heterogenen Schüler*innenschaft mit weiteren spezifischen Vulnerabilitäten, wie Armutsgefährdung, Traumatisierung durch Flucht oder Behinderung (Butterwegge und Butterwegge, 2021). Zudem zeigt eine rezente Studie, dass immer noch das Risiko besteht, dass Schüler*innen mit anderer Erstsprache als Deutsch Sonderschulen zugewiesen werden (Subasi Singh 2020). Auf politischer Ebene ist jedoch der Grundsatz verankert „Leaving no one behind", wie etwa im Ziel- und Leistungsplan der Pädagogischen Hochschulen für die Periode 2022–2024 (Bundesministerium für Bildung, Wissenschaft und Forschung 2021). Schule, die dem pädagogischen Grundsatz folgt „SchülerInnen da abzuholen, wo sie stehen", steht die Aufgabe zu, Mehrsprachigkeit zu fördern und einen Raum zur Entfaltung zu bieten (Gogolin 1988, S. 10).

Wie geht das monolingual geprägte österreichische Schulsystem nun mit mehrsprachigen Schüler*innen um? Dies wird zu Beginn des Schuljahres entschieden, denn zu diesem Zeitpunkt wird der Sprachstand der nichtdeutschsprachigen Schüler*innen mittels MIKA-D Testung erhoben. Je nachdem, wie das Ergebnis ausfällt, werden die Schüler*innen sogenannten Deutschförderklassen oder Deutschförderkursen zugewiesen, wenn die Klassen zustandekommen (Mindestzahl: 8 Schüler*innen).

Das Sprachfördermodell der Deutschförderklassen wurde im Schuljahr 2018/19 erstmals von der österreichischen Bundesregierung eingeführt. Das Modell sieht eine separate Beschulung von Schüler*innen mit ungenügenden Deutschkenntnissen in Deutschförderklassen (15–20 h pro Woche) oder Deutschförderkursen (6 h pro Woche) vor. Diese sind gemäß dem geltenden Sprachfördermodell für die Dauer des Schuljahres außerordentliche Schüler*innen mit separater Beschulung in eigenen Klassen.

Die Einführung der Deutschförderklassen wurde vielfach kritisiert, da dieses Modell evidenzbasierten Erkenntnissen zur Förderung der Sprachentwicklung widerspricht, soziale Ausgrenzung begünstigt und innerhalb der Schulen schwer zu organisieren ist (Erling et al. 2021). Darüber hinaus wurden die Deutschförderklassen ohne vorhergehende Pilotphase und ohne Evaluierung ihrer Wirksamkeit eingeführt. Die räumliche Trennung der Schüler*innen, die einen „Deutschförderbedarf" besitzen, schränkt die Interaktion zu Schüler*innen mit deutscher Erstsprache ein. Der Ausschluss vom Regelbetrieb der Schule birgt die Gefahr der Stigmatisierung der Schüler*innen, die getrennt von den anderen die Deutschförderklassen besuchen (Füllekruss und Dirim 2020, S. 79).

Es fehlt in vielerlei Hinsicht der positive Umgang mit Mehrsprachigkeit und Diversität im monolingual geprägten österreichischen Schulsystem. Kinder und Jugendliche mit einer Fluchterfahrung oder Migrationsgeschichte können grundsätzlich in einem höheren Maß als andere Gruppen von Vulnerabilität, etwa durch die Kumulation von Fluchterfahrung und Kinderarmut, betroffen sein (Faldet und Nes 2021; Butterwegge 2019). Gerade in der Adoleszenz ist Vulnerabilität in der von Wohlstand und Konsum geprägten österreichischen Gesellschaft oftmals belastender als für Erwachsene (Butterwegge und Butterwegge 2021). Diese Vulnerabilitätsfaktoren in Zusammenhang mit schulischer Benachteiligung wurden bereits von Langthaler (2016) bei der Beschulung geflüchteter Kinder und Jugendlicher in Österreich thematisiert sowie von McElvany und Kolleg*innen (2017) für geflüchtete Kinder und Jugendliche in Deutschland.

Die Hauptergebnisse einer Studie zu den veränderten Bedingungen in den Deutschförderklassen während der Pandemie (Gitschthaler et al. 2022) zeigten mehrere spezifische Problemfelder von mehrsprachigen Schüler*innen auf: die Überforderung der Lehrpersonen im ersten Lockdown im Jahr 2020, das (teilweise) Aussetzen der Sprachförderung für Schüler*innen in den Deutschförderklassen und dann infolgedessen die problembehaftete „Rückführung" der Deutschförderklassen-Schüler*innen in die Stammklassen, in denen sie allerdings auch nicht vollständig in den Lernprozess integriert werden konnten. Der Österreichische Verband für Deutsch als Fremdsprache/Zweitsprache bestätigt die Studienergebnisse: „Die Phase des Online-Lernens ist gerade für vulnerable Gruppen besonders schwierig. Technische Möglichkeiten, Wohnsituation, Einschränkung der Kontakte mit Gleichaltrigen und viele andere Einflüsse wirken sich dramatisch auf die Lernsituation aus" (OEDAF o. J.). Der Jahresbericht der Kinder- und Jugendanwaltschaft Wien (2020) argumentiert ebenfalls, dass Familien mit einem oder mehreren Kindern in Deutschförderklassen Erfahrungen der Andersbehandlung und Segregierung machen, die als belastend erlebt werden. Die COVID-19 Pandemie hat zudem dazu geführt, dass Schüler*innen kaum interaktiven Sprachunterricht vor Ort und zu wenig Zugang zu Sprachvorbildern hatten. Das segregative Sprachfördermodell entspricht zudem nicht internationalen Standards inklusiver Bildung. Das Sprachfördermodell der Deutschförderklassen und Deutschförderkurse wurde demnach bereits vor der COVID-19 Pandemie als kritisch und teilweise ungeeignet für mehrsprachige Kinder betrachtet, deren spezifische Vulnerabilitäten durch die COVID-19 Pandemie dann nochmal verstärkt wurden.

4   Methodik

In einer Studie der Universität Wien zur Umsetzung der Deutschförderklassen während der COVID-19 Pandemie (Gitschthaler et al. 2022) konnten Interviews mit Lehrpersonen in Deutschförderklassen geführt werden, deren Ergebnisse hier anhand eines „typischen" Fallbeispiels aufgezeigt und diskutiert werden sollen. Die Ergebnisse der Gesamtstudie wurden publiziert (Gitschthaler et al. 2022). Der vorliegende Beitrag zeigt die spezifischen Vulnerabilitäten von Schüler*innen in Deutschförderklassen anhand eines ausgewählten Fallbeispiels auf.

Methodik: Um einen besseren Einblick in den Alltag der Schüler*innen in Deutschförderklassen während der Pandemie zu erlangen, wurden Lehrpersonen in der Primarstufe in Wien befragt. Die problemzentrierten Interviews (Witzel 2000) nahmen dabei Hindernisse im Lehren und Lernen in den Deutschförderklassen im Vergleich des ersten und zweiten Lockdowns in den Blick. Die Forschungsfragen lauteten: Wie haben Lehrpersonen in den Deutschförderklassen Lerngelegenheiten für Schüler*innen während der pandemiebedingten Schulschließungen geschaffen? Welche Hindernisse traten dabei auf? Dazu wurde ein Interviewleitfaden entwickelt. Als erzählgenerierende Einstiegsfrage wurde der Anstoß gegeben, sich an März 2020 zurückzuerinnern und zu skizzieren, wie sich das Home Schooling von März bis Dezember 2020 (Zeitpunkt des Interviews) aus Sicht der Lehrperson entwickelt und verändert hatte.

Ablauf: Die Interviews fanden während des zweiten Lockdowns im Dezember 2020 statt. Die Studienteilnehmenden wurden kriterienbasiert ausgewählt: Diese mussten sowohl während des ersten als auch des zweiten Lockdowns in einer Volksschule in Wien tätig gewesen sein und damit spezifisches alltagspraktisches Wissen über das Lehren und Lernen in den Deutschförderklassen während *beider* Schulschließungen mitbringen. Der Kontakt mit den Lehrpersonen wurde direkt über die Schulen per Email oder Telefon hergestellt. Alle Interviews wurden pandemiebedingt mittels Videotools geführt (MS Teams oder Zoom). Die Interviews dauerten im Schnitt 67 min und wurden vollständig transkribiert.

Studienteilnehmerinnen: Insgesamt wurden n = 18 problemzentrierte Interviews mit Personen, die den oben genannten Kriterien erfüllten, geführt. Alle Interviewpartnerinnen waren weiblich, das Durchschnittsalter lag bei 38 Jahren (Altersspanne zwischen 23 und 62 Jahren) und einer Lehrerfahrung von einem bis 40 Jahren. Nachdem die Deutschförderklassen erst im Schuljahr 2018/19 in Österreich eingeführt wurden, hatten die befragten Lehrerinnen zwischen einem und drei Jahren Erfahrung mit dieser Unterrichtsform. Drei der 18 Lehrerinnen hatten selbst eine andere Erstsprache als Deutsch und ungefähr die Hälfte der befragten Lehrerinnen gab an, eine Ausbildung im Bereich Deutsch als Fremdsprache bzw. Deutsch als Zweitsprache zu haben. Die Lehrerinnen unterrichteten in allen Stufen der Volksschule (1.–4. Klasse). Die Deutschförderklassen der befragten Personen waren durch eine große Heterogenität gekennzeichnet, z. B. Vorkenntnisse der Schüler*innen, Sprachen und Sprachkompetenzen der Schüler*innen. Die Anzahl der Schüler*innen pro Deutschförderklasse variierte zwischen 8 und 20 Schüler*innen.

5 Fallbeispiel „Explizit mit dem Buben geübt habe ich nicht"

Das Fallbeispiel zeigt die Intersektionalität von Faktoren sozialer Ungleichheit und Vulnerabilität der mehrsprachigen Schüler*innen in den Deutschförderklassen beispielhaft auf.

Darstellung des Fallbeispiels

Das folgende Fallbeispiel stammt aus einem Interview mit einer Lehrerin einer Volksschule, 30 Jahre alt, die seit einem Jahr in einer Deutschförderklasse unterrichtet. Sie ist mit zwei Deutschförderklassen der ersten Schulstufe mit jeweils 12–15 Kindern betraut. Die hat keine Ausbildung dazu erhalten und studiert selbst noch.

Die Auswirkungen der COVID-19 Pandemie auf die schulische Laufbahn der mehrsprachigen Kinder beschreibt sie eindrücklich, da viele ihrer Schüler*innen die Klasse wiederholen mussten: *„Ich weiß nur, dass von der ersten Schulstufe sehr viele Kinder wiederholt haben jetzt."* (Z.54–55) Die Gründe dafür legt sie eindeutig im Home Schooling fest. Sie markiert den Unterschied zwischen dem ersten und zweiten Lockdown, indem sie feststellt, dass die Mehrheit der Kinder im ersten Lockdown ausschließlich zu Hause betreut wurde und im zweiten Lockdown viele wieder die Schule besuchen durften. *„Von daher konnte ich sie in der zweiten Schulschließung ganz normal unterrichten. Und das hat natürlich einen Riesen-Unterschied gemacht."* (Z.63–64). Diejenigen, die ausschließlich online unterrichtet wurden, waren einer besonderen Vulnerabilität ausgesetzt. Angesprochen darauf, ob es mittel- oder langfristige Nachteile für Schüler*innen in Deutschförderklassen während der Pandemie gibt, sagt die Lehrerin, dass deutliche Sprachdefizite bei den Schüler*innen festzumachen sind, weil die Unterrichtszeit fehlte: *„Also wirklich einfache Sätze zu bilden und so ist für die natürlich viel schwerer und da merkt man, dass das fehlt."* (Z.135–136). Dies deckt sich mit Erkenntnissen bisheriger Forschungsergebnisse (Gitschthaler et al. 2022), die gezeigt haben, dass die Möglichkeit, während der zweiten Schulschließung in die Schule zurückzukehren, den Schaden für den Deutscherwerb womöglich verringert hat, aber nicht alle Schüler*innen – aus einer Reihe von (gesundheitlichen) Gründen – in die Schule zurückkehren konnten. Diese Schüler*innen, die weiterhin zu Hause unterrichtet wurden, aber keine Deutschförderung erhielten, zählen zu den vulnerablen Schüler*innengruppen.

Im Folgenden zeigen wir einen längeren Ausschnitt aus dem Interview mit der Lehrerin, der die spezifische Vulnerabilität eines Schülers, der während der zweiten Schulschließung nicht in die Schule gegangen ist, aufzeigt:

Interviewende: Und wie war die Situation bei den Kindern, die zuhause, also nicht im Präsenzunterricht waren?

Lehrerin: Das war nur ein einziger und der hat einfach die Sachen gemacht, die halt die anderen Kinder auch gemacht haben. Aber wir haben eben nichts extra gemacht online mit den Kindern, weil eben fast alle da waren. Und ja, für ein Kind dann extra noch was aufzunehmen – also ich meine es war natürlich schon so zum Beispiel Wortschatz, Videos drauf oder Lieder oder so Sachen, die thematisch gepasst haben. Aber explizit mit dem einen Buben da was geübt habe ich nicht. Nein.

Interviewende: Wie haben Sie mit diesem Buben kommuniziert?

Lehrerin: Das hat die Klassenlehrerin ganz normal gemacht wie mit den anderen Kindern zuhause. Weil da hat halt einfach die Mutter darauf bestanden, dass er zuhause bleibt, und das hat es halt – ja. Sie wollte halt partout nicht, dass er kommt und von dem her war alles ein bisschen schwierig und er war dann halt auch bei den ganzen Zoom-Meetings, die die Klassenlehrerin gemacht hat, auch nicht dabei oder nur teilweise, also – ja.

Interviewende: Okay in dem Fall bestand dann also die Herausforderung alleine schon darin, ihn zu erreichen?

Lehrerin: Ja beziehungsweise, weil die Mutter eben auch recht schwer Deutsch spricht, das auch ihr verständlich zu machen, was er denn eigentlich zu tun hat. Ich meine, er ist grundsätzlich so – er hat einen SPF [Anm.: sonderpädagogischen Förderbedarf] auch noch, also das heißt er hat schon eine Lernschwäche und das macht es halt noch viel schwieriger. Aber zum Selbermachen war ja viel mit Buchstabenerwerb, mit selber schreiben und so und das geht halt alleine dann doch. Also es war jetzt nicht so schlimm. Aber er hat jetzt natürlich was den Wortschatz angeht und so, hat er halt jetzt natürlich schon den anderen gegenüber ein bisschen einen Nachteil. Das – ja. (Z.154–176).

Das Fallbeispiel zeigt, dass die meisten Schüler*innen in den Deutschförderklassen trotz Schulschließungen während des zweiten Lockdowns am Präsenzunterricht teilnahmen, was während des ersten Lockdowns nicht der Fall war. Während also die Entscheidung, mehrsprachige Schüler*innen wieder in die Schule zu bringen, für viele von Vorteil war, erhielten diejenigen mehrsprachigen Schüler*innen, die weiterhin zu Hause geblieben sind, kaum Unterstützung von ihren Lehrpersonen der Deutschförderklassen und -kurse. Der Schüler im Fallbeispiel wurde von seiner Stammklassenlehrerin nicht adäquat unterstützt. Er wurde „einfach vergessen", was dazu geführt hat, dass er – wie auch andere

– beim Erlernen der deutschen Sprache und der Lerninhalte des Unterrichtsjahres völlig zurückgefallen ist.

Diskussion des Fallbeispiels

Die Lehrerin gibt an, dass nur ein Schüler ihrer Schule im Home Schooling war: *„Das war nur ein einziger".* Der Schüler spricht nicht ausreichend Deutsch und ist aus diesem Grund einer Deutschförderklasse zugeordnet (und damit nicht Teil der Stammklasse). Dass die Deutschförderklassen (teilweise) ausgesetzt wurden, zeigt sich an der pädagogischen Verantwortung für den besagten Schüler. Die Lehrerin der Deutschförderklasse erklärt, dass die Lehrerin der Stammklasse für die Kommunikation verantwortlich war: *„Das hat die Klassenlehrerin ganz normal gemacht wie mit den anderen Kindern zuhause."* Es zeigt sich zudem, dass eine vollständige Integration in den Lernprozess der Stammklasse für den Schüler im Home Schooling nicht stattgefunden hat: *„Es [war] alles ein bisschen schwierig und er war dann halt auch bei den ganzen Zoom-Meetings, die die Klassenlehrerin gemacht hat, auch nicht dabei oder nur teilweise."*

Zudem hat der Schüler eine diagnostizierte Lernschwäche und damit zusätzlich zu den fehlenden Deutschkenntnissen einen sonderpädagogischen Förderbedarf. Die Lehrerin erkennt diese Intersektionalität zwar, handelt aber dennoch nicht differenziert oder hat die entsprechenden Ressourcen nicht, um einen Förderplan aufzustellen. Die Lehrerin betont, dass der Schüler Leistung erbringen soll, aber: *„wir haben eben nichts extra gemacht online mit den Kindern."* Obwohl seine Lernschwäche bekannt war, bietet sie ihm keine pädagogische Hilfestellung an. Zudem zeigt das Fallbeispiel die Wichtigkeit von Kinderrechten auf. Das Bundesverfassungsgesetz über die Rechte von Kindern sagt im Artikel 4, dass jedes Kind das Recht auf eine angemessene Beteiligung hat. Anhand des Fallbeispiels muss infrage gestellt werden, ob diese Beteiligung während des ersten und zweiten Lockdowns gegeben war. Der Schüler wurde aus den schulischen Bildungsprozessen in zweierlei Hinsicht exkludiert, indem weder die Lehrerin der Stammklasse noch die Lehrerin der Deutschförderklasse auf seine sprachlichen Bedürfnisse sowie seine Lernschwäche eingegangen sind.

Daran zeigt sich einerseits die Überforderung der Lehrerin und andererseits auch der pädagogische Ethos der Lehrerin, einen aufgrund von Sprache und Behinderung benachteiligten Schüler undifferenziert und ohne pädagogische Hilfestellung im Home Schooling sich selbst zu überlassen. Im Sinne einer advokatorischen Ethik hat sich niemand (pädagogisch und sozial) für den Schüler eingesetzt. Am Ende räumt die Lehrerin ein, *„er [hat] halt jetzt natürlich schon den anderen gegenüber ein bisschen einen Nachteil."* Bei dem besagten Schüler besteht ein hohes Risiko, dass er die Klasse wiederholen muss oder, wenn der Schüler die Volksschule verlässt, dass sich dann bestimmte Bildungsnachteile bereits in frühen Lebensjahren auf seinen Bildungsweg auswirken. Ein weiterer Nachteil ergibt sich für Schüler*innen der ersten Klasse Volksschule darin, dass bereits das verpflichtende Kindergartenjahr aufgrund der Pandemie ausgefallen ist oder erheblich weniger Zeit im Kindergarten verbracht wurde und die Kinder nun in der ersten Klasse Volksschule zum ersten Mal Deutsch als Umgebungssprache erleben. Diese Nachteile können in pandemiebedingt online gehaltenen Deutschförderklassen unmöglich ausgeglichen werden.

Zudem zeigt das Fallbeispiel auch strukturelle Probleme in den Deutschförderklassen auf: Die Lehrerin ist eine Berufsanfängerin, die keine Ausbildung in Deutsch als Zweitsprache erhalten hat, d. h. sie hat weder das pädagogische Werkzeug, den Unterricht in Präsenz oder digital abzuhalten, noch ein durch eine spezifische Ausbildung verdichtetes Netzwerk an Kollegen und Kolleginnen, die ihr beratend zur Seite stehen könnten. Als strukturelles Problem der Schule könnte ebenso die Verantwortungsdiffusion für den Schüler geltend gemacht werden. Denn: Auch die Lehrerin der Regelklasse übernimmt keine wirkliche Verantwortung für den Buben, vermutlich weil sie mit der Situation, ihren Schüler*innen die notwendigen Lerninhalte während der Pandemie im digitalen Home Schooling anzubieten, ebenfalls überfordert bzw. ausgelastet ist.

6   Fazit

Der Beitrag widmete sich der Frage, welche spezifischen Vulnerabilitäten bei Schüler*innen der Deutschförderklassen und Deutschförderkursen während der COVID-19 Pandemie vorlagen. Die spezifischen Vulnerabilitäten von mehrsprachigen Schüler*innen im monolingualen Schulsystem in Österreich wurden aufgezeigt. Während die Implikationen, die aus diesem Beitrag gezogen werden können, limitiert sind – sowohl aufgrund der geringen Anzahl von Teilnehmer*innen der qualitativen Studie als auch aufgrund der Problemorientierung der Interviews – veranschaulicht das Fallbeispiel die spezifische Situation eines Kindes, das durch Home Schooling während der Pandemie völlig zurückgelassen wurde, und macht so viele der größeren, strukturellen Probleme des Sprachfördermodells der Deutschförderklassen und -kurse sichtbar.

Das ausgewählte Fallbeispiel einer Lehrerin im Umgang mit einem Schüler einer Deutschförderklasse zeigt die spezifischen Herausforderungen der

Gestaltung inklusiver Bildungsprozesse auf. Lehrpersonen waren gefordert, ihren Unterricht an die digitale Home Schooling Situation anzupassen und auch für mehrsprachige Schüler*innen Lösungen zur Teilhabe am Unterricht zu entwickeln, unabhängig davon, ob Ressourcen (oder eine Ausbildung) dafür zur Verfügung standen oder nicht. Der limitierte Zugang zu Ressourcen und lernförderlichen Umgebungen während der Pandemie, in der Deutsch gesprochen wird, sowie wenig elterliche Unterstützung werden als hinderliche Faktoren für mehrsprachige Schüler*innen identifiziert (Gitschthaler et al. 2022).

Den digitalen Unterricht als Zweitsprachenunterricht zu gestalten, obwohl keine Ausbildung in Deutsch als Fremdsprache vorhanden ist, belegen auch andere Studien aus dem Bereich der Deutschförderklassen als problematisch (Resch et al., in revision). Der Zweitsprachenunterricht erfordert ein entsprechendes professionelles Wissen und bestimmte pädagogische Kompetenzen zu Deutsch als Zweitsprache (Dirim und Mecheril 2010; Erling et al. 2022). Diese pädagogischen Kompetenzen hätten womöglich bedeutet, dass die Lehrpersonen der Stammklasse und der Deutschförderklasse besser in der Lage gewesen wären, die fehlende differenzierten, individuellen Aufgaben und die Unterstützung anzubieten, die die mehrsprachigen Schüler*innen benötigt hätten. Auch die Stammklassenlehrpersonen sind hier in die Verantwortung zu nehmen, denn sämtlicher Unterricht trägt in irgendeiner Form zur sprachlichen Erziehung von Schüler*innen bei (Gogolin 1988), was zur Folge hat, dass gerade in Zeiten von Schulschließungen und zusammengewürfelten Klassen die Verantwortung für den Deutschunterricht nicht lediglich auf die Deutschförderklassen übertragen werden kann (Rösch 2009). In manchen Fällen wurde zwar konkrete Unterstützung für Schüler*innen der Deutschförderklassen angeboten, war aber abhängig davon, wie der Kontakt zwischen den Lehrpersonen der Stammklassen und Deutschförderklassen organisiert war, d. h. eher personenabhängig und nicht systemisch verankert. Allerdings haben Schulleitungen und alle Lehrpersonen an ihrem jeweiligen Schulstandort eine gewisse Handlungsmacht und einen Gestaltungsspielraum, wenn es um die sprachliche, kulturelle, soziale und emotionale Inklusion mehrsprachiger Schüler*innen geht. Eine inklusive und mehrsprachige Schule ist daher als „Verantwortungsgemeinschaft" zu verstehen, die dieses Ziel nur gemeinsam erreichen kann (Punz und Schwarzbauer 2020, S. 57). Diese Verantwortung muss nicht nur von allen Lehrpersonen, sondern auch von den Schulen und Schulbehörden übernommen werden.

Schließlich zeigt diese Studie nicht nur, dass das aktuell in Österreich geltende Sprachfördermodell der Deutschförderklassen infrage gestellt werden muss, sondern auch, dass Lehrpersonen besser geeignete Aus- und Fortbildungsmöglichkeiten und adäquate Unterrichtsmaterialien benötigen, um diese Schüler*innen – auch digital – gut unterstützen zu können. Außerdem wird die Notwendigkeit weiterer Forschung, um die spezifischen Herausforderungen besonders vulnerablen Familien besser zu verstehen, benötigt. Die Lehrerpersonen in dieser Studie haben erkannt, dass einige ihrer Schüler*innen zu Hause nur minimale Unterstützung erhalten haben, was es schwierig macht, diese sozial, emotional und sprachlich zu erreichen. Welche Lehrpersonen haben die wesentlichen sozioökonomischen Schwierigkeiten erkannt, mit denen einige Familien während der Pandemie konfrontiert waren, und haben Empathie für ihre Situation (sei es Platzmangel, schlechter Internetzugang oder fehlende technische Geräte) gezeigt oder konkrete Unterstützung angeboten? Welche Lehrpersonen haben gemeinsam mit den Erziehungsberechtigten die Lernsituation ihrer Kinder reflektiert, anstatt den Eltern die Schuld für Lernverzögerungen zu geben und damit den „Konflikt auf eine moralische Ebene" zu verlagern (Nairz-Wirth und Feldmann 2016, S. 128; Gitschthaler et al. 2022)? Es braucht mehr Bewusstsein für die Intersektionalität von sozialen Ungleichheiten und den damit verbundenen Herausforderungen, mit den Familien mit Migrationsgeschichte oder Fluchthintergrund konfrontiert sind.

Um das Schulsystem nachhaltig in Richtung Inklusion für alle zu verbessern, werden wir künftig zudem Forschung benötigen, die Einblicke in die spezifischen Vulnerabilitäten von mehrsprachigen Familien mit niedrigem sozioökonomischem Status ermöglicht. Forschungsteams in diesem Sektor sind aufgefordert, sprachliche und soziale Barrieren auf ein Minimum zu beschränken. Eine Schule des gemeinsamen Lernens sollte sich damit auseinandersetzen, Kinder mit und ohne deutscher Erstsprache zu beschulen sowie auf die spezifischen Vulnerabilitäten der Schüler*innen Rücksicht zu nehmen. Dies kann in Form von außerunterrichtlichen Angeboten aber auch in der Anpassung von Inhalten, Kompetenzzielen und Bewertungspraxen des Unterrichts umstrukturiert werden. Künftige Forschung braucht sowohl Lehrkräfte als auch Bildungsforscher*innen, die selbst mehrsprachig sind und verschiedene Hintergründe verstehen, um Einblicke und Unterstützung für diese Gruppe der vulnerablen Schüler*innen zu erhalten und anzubieten.

Literatur

Bundesministerium für Bildung, Wissenschaft und Forschung. 2021. Handreichung zum Ziel- und Leistungsplan der Pädagogischen Hochschulen für die Periode 2022–2024. https://www.phwien.ac.at/files/VR_Lehre/Mitteilungsblatt/Ziff_2/Handreichung%20 zum%20ZLP%202022-2024.pdf. Zugegriffen: 10. Juni 2022.

Butterwegge, C. 2019. *Armut*. Köln: PapyRossa.

Butterwegge, C., und Butterwegge, C. 2021. Kinderarmut und soziale Ungleichheit in der Schule. In *Inklusive Schule und Schulentwicklung. Theoretische Grundlagen, empirische Befunde und Praxisbeispiele aus Deutschland, Österreich und der Schweiz,* hrsg. K. Resch, Lindner, K., Streese, B., Proyer, M., und Schwab, S., 87–94. Band 8 in der ÖFEB Beiträge zur Bildungsforschung. Münster: Waxmann Verlag.

Dirim, İ., und Mecheril, P. 2010. Die Sprache(n) der Migrationsgesellschaft. In *Migrationspädagogik, hrsg.* P. Mecheril, M. Castro Varela, İ. Dirim, A. Kalpaka, und C. Melter, 99–120. Weinheim und Basel: Beltz Verlag.

Erling, E. J., Gitschthaler, M., und Schwab, S. 2022. Is segregated language support fit for purpose? Insights from German language support classes in Austria. *European Journal of Educational Research,* 11 (1): 573–586.

Faldet, A.-C., und Nes, K. 2021. Valuing vulnerable children's voices in educational research. *International Journal of Inclusive Education.* https://doi.org/10.1080/136031 16.2021.1956602.

Füllekruss, D., und Dirim, I. 2020. Zugehörigkeitstheoretische und sprachdidaktische Reflexionen separierter Deutschfördermaßnahmen. In Unterscheiden und Trennen. Die Herstellung natio-ethno-kultureller Differenz und Segregation in der Schule, hrsg. J. Karakayali, 68–84. Weinheim und Basel: Beltz.

Gitschthaler, M., Erling, E. J., Stefan, K., und Schwab, S. 2022. Teaching Multilingual Students During the COVID-19 Pandemic in Austria: Teachers' Perceptions of Barriers to Distance Learning. *Educational Psychology.* https://doi.org/10.3389/fpsyg.2022.805530.

Gogolin, I. 1988. *Erziehungsziel Zweisprachigkeit. Konturen eines sprachpädagogischen Konzepts für die multikulturelle Schule.* Hamburg: Bergmann + Helbig.

Gogolin, I. (1994). *Der monolinguale Habitus der multilingualen Schule.* Münster und New York: Waxmann.

Herzog-Punzenberger, B. 2017. Policy Brief #2. Die Vielfalt der Familiensprachen, Serie "Migration und Mehrsprachigkeit – Wie fit sind wir für die Vielfalt?" Wien: Arbeiterkammer Wien.

Jahresbericht der Kinder- und Jugendanwaltschaft Wien. 2020. https://kja.at/wp-content/uploads/sites/38/2021/06/Kern-KJA-3004-WEB.pdf. Zugegriffen: 10. Juni 2022.

Langthaler H. 2016. Bildung für Flüchtlingskinder. *asyl aktuell* 1, 2016, 2–8. https://www.asyl.at/de/info/asylaktuell/2016/. Zugegriffen: 10. Juni 2022.

Oedaf. o.J. Stellungnahme zu den Regelungen u.a. für die Deutschförderklassen und MIKA-D. https://www.oedaf.at/action/mlr/pv?&idx=222583&cid=1669&uid=216&sid=1&cks=b459efa3. Zugegriffen: 10. Juni 2022.

Oksaar, E. 2003. *Zweitspracherwerb. Wege zur Mehrsprachigkeit und zur interkulturellen Verständigung.* Stuttgart: Kohlhammer.

McElvany, N., Jungermann, A., Bos, W. und H. G. Holtappels. 2017. *Ankommen in der Schule: Chancen und Herausforderungen bei der Integration von Kindern und Jugendlichen mit Fluchterfahrung.* Münster: Waxmann Verlag.

Nairz-Wirth, E., und Feldmann, K. 2016. Teachers' views on the impact of teacher–student relationships on school dropout: a Bourdieusian analysis of misrecognition. *Pedagogy, Culture and Society* 25: 121–136.

Punz, S., und Schwarzbauer, A. 2020. *Verwirklichungschancen von Geflüchteten im Bildungsbereich: Lokale Aspekte von Integration in zwei ländlichen Regionen Nieder-österreichs.* Wien: Verlag der Österreichischen Akademie der Wissenschaften. https://doi.org/10.1553/ISR_FB054s52.

Resch, K., und Aumayr, G. 2011. Methodische Herausforderungen bei der Befragung von und Testungen mit vulnerablen, älteren Menschen ab 60. In *Alter und Technik. Theorie und Praxis,* hrsg. Moser-Siegmeth, V., und Aumayr, G., 129–142. Wien: Facultas.

Resch, K., Gitschthaler, M., und Schwab, S. in revision. Teacher beliefs about the functioning of German reception classes. A first evaluation of a specific language learning model for German as a second language in schools.

Rösch, H. 2009. Deutsch als Zweitsprache = Deutsch als Fremdsprache? In Deutsch als Zweitsprache: Sprachförderung. Grundlagen, Übungsideen, Kopiervorlagen, hrsg. H. Rösch, R. Ahrens, İ. Dirim , H.-E. Piepho, K. Röhner-Münch, und U. Tschachmann, 10–12. Hannover: Schroedel.

Subasi Singh, S. 2020. *Overrepresentation of immigrants in special education. A grounded theory study on the case of Austria.* Bad Heilbrunn: Julius Klinkhardt.

Statistik Austria. 2022. https://www.statistik.at/statistiken/bevoelkerung-und-soziales/bildung/schulbesuch. Zugegriffen: 10. Juni 2022.

Witteck, C. 2008. *Die Bedeutung der Resilienzforschung für die Sozialpädagogik.* Norder-stedt: Grin Verlag für akademische Texte.

Witzel, A. 2000. Das problemzentrierte Interview. *Forum für qualitative Sozialforschung* 1 (1). https://www.qualitative-research.net/index.php/fqs/article/view/1132/2519.

Wölke, A., und Diekhans, J. 2015. *Mehrsprachigkeit.* Paderborn: Schöningh.

Katharina Resch ist Soziologin und seit 2015 an der Universität Wien in der Bildungs-forschung und Lehrer*innenbildung tätig. Sie arbeitet derzeit an dem FWF-Projekt „Eine multiperspektivische Studie zu den Deutschförderklassen".

Elizabeth J. Erling ist angewandte Linguistin, Bildungsforscherin und in der Lehrer*innenbildung im Bereich Sprachlehr- und lernforschung tätig. Sie arbeitet derzeit an dem FWF-Projekt „Eine multiperspektivische Studie zu den Deutschförderklassen".

Statt eines Epilogs: Was schulden wir sozial benachteiligten Kindern und Jugendlichen? Reflexion auf die Zeit während und nach der COVID-19 Pandemie

Gottfried Schweiger

1   Einleitung

Die Bedürfnisse und Interessen von sozial benachteiligten Kindern und Jugendlichen spielen in Politik und Öffentlichkeit keine besonders wichtige Rolle. Dieser Befund drängt sich auf, wenn man sich vor Augen führt, dass alle reichen Gesellschaften inklusive Österreich und Deutschland es zulassen, dass ein großer Teil der Kinder und Jugendlichen in Armut und sozialer Ausgrenzung aufwachsen und leben müssen, obwohl mehr als genug materielle und immaterielle Ressourcen zu deren ausreichender Versorgung zur Verfügung stehen.[1] Armut und Reichtum sind komplementär zu verstehen und das ist es auch, was den Reichtum moralisch delegitimiert (Neuhäuser 2018). Während Millionen Kinder und Jugendliche und ihre Familien zu wenig haben, um ein ausreichend gutes Leben führen zu können, konzentrieren sich Milliarden in den Händen weniger Menschen. Natürlich wäre es ohne Wohlfahrtsstaat noch viel schlimmer und natürlich geht es den meisten Kindern und Jugendlichen, die in Österreich oder

---

[1] Viele Aspekte einer politisch-ethischen Kritik der Kinderarmut habe ich an anderer Stelle vorgelegt (Schweiger 2022; Schweiger und Graf 2015).

G. Schweiger (✉)
Zentrum für Ethik und Armutsforschung, Universität Salzburg, Salzburg, Österreich
E-Mail: gottfried.schweiger@plus.ac.at

N. Dimmel und G. Schweiger (Hrsg.), *Kinder und Jugendliche in pandemischer Gesellschaft*, https://doi.org/10.1007/978-3-658-39304-5_14

235

Deutschland arm sind, um einiges besser als den hunderten Millionen, die im sogenannten Globalen Süden unter Bedingungen extremer Armut leben und sterben müssen. Sterben müssen sie dort vor allem auch an ihrer Armut. Der Vergleich zwischen relativer und absoluter Armut ist mehr als ein Whataboutism, dient er doch rhetorisch zumeist auch der Desavouierung der Erfahrungen der Deprivation von Menschen in Armut hierzulande und der Befeuerung von Ressentiments gegen den Wohlfahrtsstaat. Die wirklich „Armen" kann man sich mit Verweis auf extreme Armut in Afrika und Asien nicht weit wegdenken, sie sind auch in den Metropolen, Kleinstädten und Dörfern in den hochentwickelten Ländern Europas oder Nordamerikas zu finden. Die Kumulation an privaten Reichtum wie auch die Zurückhaltung bei staatlicher Umverteilung und echter Absicherung gegen Armut legen nahe, dass die Armut von Kindern und Jugendlichen zumindest bewusst in Kauf genommen wird.

Die COVID-19 Pandemie hat Kinder und Jugendliche besonders hart getroffen. Diese Erkenntnis im Nachhinein ist zunächst nicht als Schuldzuweisung zu verstehen, dass man – etwa der Staat – es vorab schon hätte besser wissen müssen. Die Lage von Kindern und Jugendlichen hat sich durch die Maßnahmen gegen die Pandemie verschlechtert, nicht so sehr durch die Pandemie selbst, auch weil sie glücklicherweise von Anfang an nicht zur vulnerablen Gruppe, der besonders von einem schweren Verlauf oder Tod bedrohten Menschen, zählten. Daher ist es auch ein Stück weit verständlich, dass der politische, mediale und medizinische Fokus lange Zeit einerseits auf dem Schutz eben jene vulnerablen Gruppen lag und andererseits sich damit beschäftigte, wie Einschränkungen (u. a. einiger Grundrechte) aller zu eben jenem Schutz gerechtfertigt und umgesetzt werden können. Dass dabei die Situation sozial benachteiligter Kinder und Jugendlicher und deren Verschlechterung weitgehend ignoriert wurde, war aber spätestens nach ein paar Monaten der Pandemie deutlich zu erkennen. Der Umgang von Politik und Öffentlichkeit mit den Bedürfnissen und Interessen aller Kinder und Jugendlichen während der Pandemie, insbesondere aber mit den Bedürfnissen und Interessen jener Kinder und Jugendliche, die in Armut leben oder anderweitig durch soziale Benachteiligung erfahren müssen, bedarf der eingehenden Kritik. Das Desinteresse dafür, was Kinder und Jugendliche für ein gutes Aufwachsen und Leben brauchen, ist aber eben nicht neu, sondern, was während der Pandemie beobachtet werden konnte, war nur die Verstärkung bestehender Ungerechtigkeiten. Im Ausblick auf die nächsten Monate und Jahre verheißt das wahrlich nichts Gutes. Zum Zeitpunkt des Verfassens dieser Zeilen im Juli 2022 steht Europa am Rande einer tiefen ökonomischen und sozialen Krise, inmitten einer Teuerungswelle, die wiederum auch Kinder und Jugendliche hart treffen wird.

Das Ziel dieses Essays ist die politisch-philosophische Kritik des Bestehenden, des Umgangs mit Kindern und Jugendlichen und der Ignoranz gegenüber ihren legitimen Ansprüchen auf ein ausreichend gutes Leben und Gerechtigkeit. Damit ist, das sei abschließend noch betont, keinem Moralismus das Wort geredet, der nur in sich selbst verharrt. Normativ-ethische Argumente sind verschränkt mit sozialtheoretisch-erklärenden sowie empirisch-beschreibenden Einsichten in die soziale Lage von Kindern und Jugendlichen.

2   Wer schuldet sozial benachteiligten Kindern und Jugendlichen etwas und warum?

Es ist ein Zeichen des moralischen und sozialen Fortschritts, dass Kinder und Jugendliche in den letzten Jahrzehnten als eigenständige Subjekte von Rechten und Pflichten anerkannt werden. Auch noch heute werden sie allzu oft der Herrschaft ihrer Eltern unterstellt und politisch ignoriert. Politik für Kinder und Jugendliche ist vielfach Politik für Eltern – gemodelt nach traditionellen Vorstellungen der Familie und der Geschlechterrollen. An Familienpolitik als Vehikel der Kinderpolitik ist soweit auch nichts auszusetzen als Eltern als wichtige Akteure im Leben ihrer Kinder ihren Beitrag zu deren Wohlergehen und Wohlentwickeln leisten und dabei von Staat und Gesellschaft unterstützt werden. Diese Verantwortung ist jedoch keine bloß private wie auch alle anderen Felder der Gerechtigkeit und des Politischen im Allgemeinen nicht Privataufgaben sind, auch wenn sie tiefe private Angelegenheiten wie Reproduktion, Erziehung oder die Aufteilung der Fürsorgearbeit betreffen. Das Private ist politisch, gerade auch wenn es um Kinder und Jugendliche geht.

Der Staat ist der primäre Akteur der Gerechtigkeit und er ist es aus zumindest drei Gründen (Hickey et al. 2021). Erstens bezieht er seine Legitimation und die Legitimation seiner Macht und Herrschaft daraus, dass er gerecht ist. Ansonsten hätten all jene, die unter Ungerechtigkeit leiden keine guten Gründe, die politische Ordnung anzuerkennen. Darin liegt auch die Verbindung von Gerechtigkeit und Demokratie als der Idee der Selbstherrschaft der Bürger:innen, die sich über den Staat vermittelt. Die Position von Kindern und Jugendlichen als einer der größten Gruppen von Bürger:innen, die von dieser Selbstherrschaft kategorisch ausgeschlossen werden, weil sie zwar bestimmte Rechte, aber keine politische Mitbestimmungsmöglichkeiten haben (Giesinger 2017), ist prekär. Prekär weil Kinder und Jugendliche – letztere in natürlich eingeschränkterem Maße – doppelter Herrschaft unterworfen sind, nämlich jener durch ihre Erziehungsberechtigten und jener durch den Staat. Der gerechte Staat, der eine große Gruppe derer, die ihn legitimieren, von eben jenen Legitimationsmechanismen kategorisch ausschließt, akzeptiert – auch wenn das realpolitisch keine Wirkung zeigt – schon in seinem Kern eine Ungerechtigkeit, die seine gesamte Legitimationsbasis angreift. Gerechtigkeit, so kann man sagen, wird vom demokratischen Staat nicht für Untertanen paternalistisch und gönnerhaft bereitgestellt, sondern die Bürger:innen schaffen Gerechtigkeit mittels des Staates für sich selbst. Das Verhältnis Staat zu seinen Bürger:innen ist eben keines wie man sich das von Eltern zu Kindern vorstellt und wenn der Staat mit Kindern und Jugendlichen als Bürger:innen konfrontiert ist, wird diese Spannung offensichtlich. Der zweite Grund, warum der Staat der vornehmliche Akteur der Gerechtigkeit ist, entspringt seiner Potenz. Der Staat kann in der Regel – wenn er nicht ausgehöhlt und seine Aufgaben privatisiert wurden – Mehr tun und leisten als private Akteure. Das umfasst nicht nur seine ökonomische Leistungsfähigkeit, sondern auch seine besondere epistemischen Position – der Staat kann mehr Wissen –, seiner Beständigkeit und seiner Neutralität. Natürlich begründet die die Machtposition und Potenz des Staates alleine noch nicht, wofür er verantwortlich ist, gibt also noch keinen Inhalt der Gerechtigkeit an. Das Vorliegen einer sozialen Ungerechtigkeit impliziert aber, dass wir es mit einem strukturellen Problem zu tun haben, welches die soziale und mithin politische Ordnung betrifft für die der Staat in erheblichem Maße verantwortlich ist (Young 2011). Strukturelle Probleme können einzelne Menschen, zum Beispiel eben Eltern nicht auflösen, sie können sich nur darin (in jeweils unterschiedlichem Maße) verhalten. Der dritte Grund, weshalb zunächst der Staat und erst vermittelt die Eltern für soziale Gerechtigkeit für Kinder und Jugendliche zuständig ist, liegt in seiner Neutralität und seiner universellen Verantwortung. Gerechtigkeit ist immer auch ein relationales Verhältnisse, selbst dann wenn man der Meinung ist sie besteht darin, dass alle Kinder und Jugendlichen genug haben, um ein ausreichend gutes Leben führen zu können. Die Neutralität verpflichtet den Staat dazu, keine Kinder und Jugendlichen zu bevorzugen, während Eltern, zumindest in einem bestimmten Maße ihre eigenen Kinder bevorzugen und bevorteilen dürfen. Es ist nicht Aufgabe der Eltern sozialen Ausgleich und ausreichend gute Lebenschancen für andere Kinder zu schaffen – obwohl sie auch nicht soziale Ungleichheit vertiefen sollten –, sondern jene des Staates. Die Rolle der Eltern und der Institution der Familie ist also aus Perspektive einer gerechten Gesellschaft immer schon ambivalent. Alle Versuche, die Familie abzuschaffen, sofern es sie in modernen Gesellschaften ernsthaft gab, haben keinen Erfolg gezeigt, während der Familie als Keimzelle von sozialer Ungleichheit und ihrer Reproduktion entschieden kritisiert wurde. Eine Situation, die sich auch während der COVID-19 Pandemie eindrücklich gezeigt hat. Während gut situierte Eltern besser in der Lage warn ihre Kinder zu unterstützen, etwa beim home schooling zu helfen oder weiterhin Freizeit/räume zur Verfügung stellen konnten, verdichtete sich die medizinische Notlage der Pandemie in armutsbetroffenen Familien zu einer privaten und sozialen Notlage. Der Staat setzte in der Krise der Pandemie massiv auf die Familie als Auffangbecken und hier zumeist auf die Frau als fürsorgliche Mutter – die vielfach dreifach belastet für ihre eigene Erwerbsarbeit, für die Erziehungs-arbeit und als Aushilfslehrerin sowie für die Hausarbeit zuständig wurde (Wöhl and Lichtenberger 2021).

Es gibt viele gute Gründe, die dafür sprechen, dass die Armut von Kindern und Jugendlichen sowie andere Formen der Benachteiligung in Bildung, Gesund-heit oder die Erfahrungen von sozialer Ausgrenzung und Diskriminierung ungerecht sind. Der Befund der Ungerechtigkeit – der öfters in der Sprache der Politik und dem öffentlichen Diskurs als bloß subjektives Empfinden des-kreditiert wird – ist relevant. Er ist nicht deshalb relevant, weil er realpolitisch sehr viel bewegen würde, obwohl viele Menschen der Gerechtigkeit einen hohen Wert zu schreiben, sondern weil er dabei helfen kann, aus der Beschreibung und Erklärung sozialer Phänomene zur Frage zu gelangen, was wir eigent-lich mit der so beschriebenen und erklärten Wirklichkeit anfangen können und wie sie verändert werden sollte. Die Erfahrung von Ungerechtigkeit kann ein Motor für das Eintreten für Veränderungen sein, sie kann aber ebenso frustrieren und zur Resignation verleiten. Politik, die sich nicht auf Wahlen und Ver-waltung beschränkt, sondern der aktiven Gestaltung der Gesellschaft und ihrer Ordnung sowie der Veränderung derselben, kommt nicht ohne eine Diskussion über vielleicht altbacken klingende Werte und werthaltige Ziele aus. Die Ent-politisierung der Politik ist darauf keine Antwort, sondern verschleiert nur das Problem. Kinderarmut oder Bildungsungleichheit bedürfen der politischen Lösung, aber auch nur deshalb und insoweit sie überhaupt als relevante soziale Probleme und Aufgaben des Staates angesehen werden. Alle Debatten über die Ausgestaltung der Sozialhilfe, der Unterstützung armer Kinder und Jugend-licher, die Verbesserung der Chancengleichheit usw. sind hinfällig, wenn man sich solcher normativ-ethischer Konzepte wie Gerechtigkeit und ihrem wichtigen Gegenstück der Ungerechtigkeit verabschiedet. Das heißt natürlich nicht, dass es keinen tiefen Dissens über moralische Intuitionen gibt. Den gibt es aber auch über politische Ziele und leere Vorstellungen von Demokratie im Sinne einer bloßen Abstimmung sind dafür keine adäquate Lösung. Ebenso wie auch die Entpolitisierung über Gerichte, die für die Gesellschaft und die Politik die schwierigen Fragen beantworten sollen, nicht befriedigen kann. Gerichte können, offensichtlich, sowohl progressiv als auch reaktionär sein. Man denke nur an die fortschrittliche Liberalisierungen im Bereich der Anerkennung der Rechten von homosexuellen Menschen in Österreich in den letzten Jahren und, als Gegenbeispiel, die jüngsten reaktionären Urteile des obersten Gerichts in den USA.

3 Die COVID-19 Pandemie als Verstärker sozialer Ungerechtigkeit

Die Ungerechtigkeit, die vorliegt, wenn Kinder und Jugendliche in reichen Gesellschaften arm oder sozial benachteiligt sind, lässt sich anhand vieler Indikatoren bestimmen und sozialwissenschaftlich erheben. Die empirische Forschung ist nicht mehr Geschäft der politischen Philosophie, ohne sie bleibt sie aber blutleer, auch wenn das manche in dieser Disziplin weder stört noch davon abhält, über die Wirklichkeit zu sprechen. Es gibt schließlich viele Zugänge zur Wirklichkeit, die empirische Forschung ist nur einer davon und es gibt unterschiedliche Arten von Wissen über die Wirklichkeit und somit auch des Wissens über soziale Probleme wie Armut (Sedmak 2013). Wir alle haben solche Wissen in Form eigener Erfahrungen und Erlebnisse (1. Person Wissen), der Erfahrungen anderer, die uns mitgeteilt werden (2. Person Wissen) oder der Rezeption der Medien oder wissenschaftlicher – oder unwissenschaftlicher – Studien und Berichte. Worin eine Ungerechtigkeit besteht lässt sich aus der Wirklichkeit nicht direkt ableiten, es bedarf des Umwegs über die begriffliche Arbeit, das ist sogar bei jenen Kritikern der sozialen Wirklichkeit wie Karl Marx bewusst, die auf die moralisierende Moralphilosophie verzichten wollen. Der Anspruch, die Wirklichkeit zu verändern, geht ins Leere, wenn nicht klar ist, welche Richtung einzuschlagen ist, schließlich verändert sich die Wirklichkeit andauernd und durchwegs nicht immer zum Besseren. Der teleologische Fortschrittsglaube hat seine eschatologische Glaubwürdigkeit verloren.

Dass es einer Gruppe von Menschen schlechter geht als einer anderen, taugt als Anfang und Annäherung an die Ungerechtigkeit, aber nicht mehr. Schließlich gibt es allerhand Beeinträchtigungen des Wohlergehens – hier nicht subjektiv, sondern als objektiver Begriff grundlegender menschlicher Bedürfnisse und Interessen zu verstehen (Bagattini 2014) – die man als tragisch zu bezeichnen hat und für die niemand verantwortlich ist. Ohne eine korrespondierende Verantwortung, wie ich sie oben hinsichtlich des Staates angedeutet habe, gibt es keine Ungerechtigkeit – und auch kein Unrecht, welches immer relational auf das Recht bezogen und die Rechtsbrechung durch andere ist. Armut und andere Formen der sozialen Benachteiligung sind also immer in zweifachem Sinne relational, worin ihre Ungerechtigkeit besteht. Sie sind relational zur Lage andere

Menschen, zu deren Ausstattung an Ressourcen, Lebenschancen, Fähigkeiten usw. (Wisor 2012) und sie sind rielational zur Fähigkeit anderer Menschen – oder der von ihnen geschaffenen Institutionen wie dem Staat – eben jene Situation des Mangels aufzuheben, die ihre Armut und Benachteiligung konstituiert.

Die Armut von Kindern und Jugendlichen ist erklecklich gut erforscht, vor allem im Sinne ihrer Beschreibung, weniger gut im Sinne der Erklärung ihrer strukturellen Ursachen (womit durchaus nicht nur materielle Ursachen gemeint sind, sondern auch die symbolischen, politische, rechtlichen usw.). Die Fähigkeit, die Armen zu zählen und ihre missliche Lage in Details zu erheben, ist besser ausgeprägt als zu verstehen, warum sie arm sind, hat Alice O'Connor (O'Connor 2001) mit Blick auf die USA schon vor zwanzig Jahren festgehalten. Auch die mediale Debatte ist von einem Fokus auf das Berichten über Armut in der Form von Zahlen und Veränderungen dieser Zahlen geprägt. Ein Mangel, der noch stärker sichtbar wird, wenn man nicht über Armut im Wohlfahrtsstaat, sondern über globale Armut reflektiert. David Hulme (Hulme 2004) hat mit Blick auf die Entwicklungspolitik geschrieben, dass wir zumindest zwei Arten des Wissens über Armut benötigen. Zahlen und Statistiken und die Details der Lebensgeschichten der betroffenen Menschen. Man kann das gut und gerne auf die Ungerechtigkeit der Armut von Kindern und Jugendlichen in Österreich oder Deutschland übertragen, ebenso wie Aufgabe zu verstehen, was die COVID-19 Pandemie mit ihnen gemacht hat. In diesem Band finden sich dafür eindrückliche Beispiele. Der in den letzten beiden Jahren zu verzeichnende Anstieg der Kinder und Jugendlichen, die in armutsgefährdeten Haushalten leben, ist also nur eine Makroperspektive. Sie erzählt noch wenig bis nichts darüber, wie es Kindern und Jugendlichen in diesen Lebenslagen ergangen ist. Dennoch können schon die Zahlen alleine moralische Intuitionen auslösen: 2021 waren 23 % der Kinder und Jugendlichen in Österreich armuts- oder ausgrenzungsgefährdet, in Summe 370.00. 202.000 Kinder und Jugendliche lebten in überlegten, 180.000 Kinder in feuchten, 256.000 in lauten und 78.000 Kinder in dunklen Wohnverhältnissen.

Es bieten sich mehrere Erklärungen dafür an, warum die Situation so schlecht ist wie sie ist und warum sie im Jahr 2022 und vermutlich darüber hinaus nicht besser, sondern noch schlechter werden wird. Chauvinistische und ressentimentgeladene Kommentator:innen suchen die Schuld bei den Eltern dieser Kinder und Jugendlichen, weil selbst ihnen klar ist, dass minderjährige Menschen nichts dafür können, dass sie arm sind. Hätten diese Eltern doch eine gute Ausbildung gemacht, sich einen guten Job gesucht, sich nicht scheiden lassen oder hätten sie vielleicht idealerweise erst gar keine Kinder bekommen. Oder man entledigt sich des Problems durch Auslagerung und erklärt Kinder- und Jugendarmut zum Ergebnis von Migrationsbewegungen. Dass diese Kinder und Jugendlichen um nichts besser dran wären, wenn sie oder ihre Eltern nicht migriert wären, scheint aus nationalistischer Perspektive kein Problem zu sein. Vielleicht böte sich sogar ein politischer Durchgriff auf die Statistik an, um die Messung zu ändern, auch damit verschwinden Zahlen, aber natürlich keine Menschen.

Die Schuld beim Sozialstaat zu suchen, erzählt auch nur die halbe Geschichte. Natürlich wäre es sehr viel besser und möglich, den Sozialstaat so fit zu machen, dass Kinder- und Jugendarmut drastisch reduziert, nach einigen gängigen Indikatoren, sogar großteils verschwinden würde. Es käme zu einer echten Verbesserung der Lage dieser Kinder und Jugendliche und der Staat ist dazu verpflichtet, das zu tun, sofern er dazu in der Lage ist. Die COVID-19 Pandemie und das Erwachen des Staates als wesentlicher Akteur, der Milliarden in die Rettung von Wirtschaft investiert hat – genauer gesagt hat der Staat in Österreich diese Aufgabe an die Wirtschaftskammer delegiert, die die staatlichen Förderungen an Unternehmen verteilen durfte – zeigt in der Nachschau eindrücklich, was möglich wäre, wenn es einen politischen Willen dafür gäbe. Die Schuld für das Elend der Kinderarmut beim Sozialstaat zu suchen, blendet aber aus, was dahinter liegt und wo die politische Ökonomie und nicht die beschreibende Armutsforschung anzusetzen hätte. Wär ich nicht arm, wärst du nicht reich, schreibt Brecht dazu. Natürlich ist es komplizierter als eine lineare Ausbeutung der Armen durch die Reichen, nicht nur unter Bedingungen globalisierter Produktions- und Wertschöpfungsketten und der gleichzeitig von Fortschritt und Regression des Wohlstands. Kinder und Jugendliche scheinen hier wiederum nur als Anhängsel ihrer Eltern auf, deren ökonomische Position im Kapitalismus sich direkt auf sie überträgt. Sie haben eben selbst keine ökonomische Macht und nicht nur das, ihnen fehlt auch, wie schon geschrieben, jede politische, soziale und rechtliche Macht. Ihre verbrieften Rechten auf einen angemessenen Lebensstandard, auf Bildung oder auf Gesundheit durchzusetzen, ist für Kinder und Jugendliche, die in genau diesen Dimensionen eklatant benachteiligt sind, noch immer faktisch unmöglich. Die Verbesserung der Lage von Kindern und Jugendlichen, denen es großteils überhaupt erst so schlecht geht, weil man die ökonomische Ordnung so zulässt, wie sie eben ist, und die massenhafte Armut (weltweit und in abgeschwächter Form hierzulande) produziert, ist besser, aber noch nicht gut oder gar gerecht.

Es ist schon alleine deshalb nicht gerecht, weil staatliche Unterstützung, die nicht sein müsste, aus einigen guten Gründen problematisch ist. Man kann hier eine normativ-ethische Reihung vornehmen, wenn es um die Hilfe bei ungerechten Notlagen geht, die näher auszubuchstabieren hier kein Platz ist: private Hilfe ist besser als keine Hilfe, staatliche Hilfe ist besser als private Hilfe, gar keine Hilfe zu benötigen ist besser als staatliche Hilfe. Das scheint anfällig für eine atomistische Vorstellung des nur für sich selbst verantwortlichen

Individuums, wie sie das Bürgertum – hier bewusst männlich – prägend war und ist. Natürlich sind wir alle (in einem tiefen anthropologischen und sozialen Sinne) bedürftig und auf andere Menschen angewiesen. Diese Reihung besagt, dass es besser ist Ungerechtigkeiten nicht zuzulassen als Menschen in Not zu bringen aus der ihnen dann geholfen werden muss. Und wenn man solche Not zulässt oder produziert – die soziale Produktion ist ein Kernelement sozialer Ungerechtigkeit, die sie von anderen tragischen Ereignissen unterscheidet (Bufacchi 2015) – dann ist es entwürdigend, die Hilfe aus dieser Not zu privatisieren, also die notleidenden Menschen in Abhängigkeit gegenüber anderen zu bringen. In der politischen Philosophie hat sich die Idee etabliert, dass Menschen sich nur dann als Gleiche (und Freie) anerkennen können, wenn es keine sozial bedingten Abhängigkeiten und Herrschaftsverhältnisse zwischen ihnen gibt (Pettit 1997).

Die COVID-19 Pandemie für sich genommen als medizinisch-biologisches Ereignis hat weder Ungerechtigkeiten erzeugt noch welche verstärkt, auch nicht für soziale benachteiligte Kinder und Jugendlichen. Ungerechtigkeiten sind immer menschengemacht, sei es direkt oder vermittelt durch Ordnungen und Institutionen. Eine Folie, um Ungerechtigkeit zu verstehen, ist das Konzept eines ausreichend guten Lebens, umgemünzt auf Kinder und Jugendliche: eine ausreichend gute Kindheit und Jugend, ausbuchstabiert entlang ihrer objektiven Bedürfnisse und Interesse. Andere normativ-ethische Konzepte wie Wohlergehen oder Menschenwürde versuchen ähnliches. Ihnen ist gemeinsam, dass sie nicht auf Glück oder Zufriedenheit abstellen, sondern auf Bedürfnisse und Interessen abstellen, die sich universal ausmachen und dennoch kontextsensitiv bestimmen lassen. Es wäre zu viel verlangt, das hier in der Kürze zu tun. Zu einer ausreichend guten Kindheit und Jugend gehören jedenfalls, spezifiziert entlang der Entwicklungspfade von Kindern und Jugendlichen, ausreichend guter Wohnraum, Nahrung, Kleidung, Gesundheitsversorgung (hinsichtlich physischer und psychischer Gesundheit), Freizeit, Spiel, Bildung, soziale Kontakte, Fürsorge, Erziehung, Geborgenheit, Freiheit, Anerkennung und Hoffnung. Die Liste ist damit nicht abgeschlossen und die Spezifikation der genannten Dimensionen einer guten Kindheit und Jugend steht noch aus. Man erkennt wohl auch sogleich eine deutliche Überschneidung mit den Kinderrechten gemäß der UNO Konvention (Cowden 2016), zu deren Begründung und Limitation es viel zu sagen gäbe.

Die Armutsforschung zeigt, dass sich die Lage soziale benachteiligter Kinder und Jugendlicher hinsichtlich einiger dieser Dimensionen einer guten Kindheit und Jugend während der COVID-19 Pandemie verschlechtert hat, dass dadurch der Abstand zwischen den Polen arm und nicht-arm gewachsen ist (Klundt 2021), und wer tiefer bohrt wird diese Verschlechterungen auch zumindest zu einem Teil auf Maßnahmen (bzw. Versäumnisse) der Pandemiebekämpfung zurückführen können, darunter die Schließung öffentlicher Räume und Schulen, fehlende finanzielle Unterstützung der Eltern bzw. der Jugendlichen selbst oder die Unterfinanzierung psychosozialer und psychiatrischer Versorgung. Die Zunahme der Armutsgefährdung, also die Verschlechterung der finanziellen Situation in den Haushalten vieler Kinder und Jugendlicher wurde schon genannt. Was das für das Leben dieser Kinder und Jugendlichen bedeutet, ist damit erst ansatzweise erfasst: in einer Geldgesellschaft (Deutschmann 2009), in der nicht nur fast alles bezahlt werden muss, sondern in der Geld auch symbolisches Gewicht hat, bedeutet finanzielle Armut, einerseits einen eklatanten Mangel an Möglichkeiten sozialer Teilhabe, andererseits eine Stigmatisierung und Beschämung. Das Stigma einer selbstverschuldeten finanziellen Impotenz, das sich in finanzieller Armut ausdrückt, mag sich hauptsächlich gegen die Erwachsenen richten, es fängt deren Kinder und Jugendlichen aber ebenso ein. Aus der qualitativen Forschung lassen sich die Verschlechterungen für einige Gruppen von Kindern und Jugendlichen, die als besonders sozial vulnerabel bezeichnet werden können, wie jene ohne feste Unterkunft, jene die in Heimen untergebracht sind oder minderjährige Flüchtlinge in der Grundversorgung beschreiben. Sie tauchen in den offiziellen Erzählungen der Armut, die sich vornehmlich auf veröffentlichte Zahlen stützt, zum Gros gar nicht erst auf. Die Anrufung der Familie als Schutzraum während der Pandemie ging bei diesen Kindern und Jugendlichen ins Leere. Öffentliche Infrastrukturen sind für alle umso wichtiger, die sich deren Ersatz privat nicht leisten können (sei es der Garten mit Spielturm, Swimmingpool, Reisen Spielzeug, Bücher oder einfach ein Ort, an dem man für sich sein kann). Die Auswirkungen auf die Bildungschancen und die Integration in den Arbeitsmarkt sind Themen, die in Beiträgen zu diesem Buch ausführlich dargestellt werden. Die Coronapolitik hatte aber auch für viele nicht-arme Kinder und Jugendliche negative Auswirkungen (Dohmen und Hurrelmann 2021).

Von einer Verstärkung der Ungerechtigkeit kann deshalb gesprochen werden, nicht nur weil sich die Lage vieler Kinder und Jugendlicher verschlechtert hat. Es geht mir vor allem auch darum, was die Ignoranz ihren Bedürfnissen und Interessen zum Ausdruck bringt. Man kann das als Ignoranz gegenüber ihren Rechten verstehen, die ihnen pro forma zugesprochen werden. Man kann das aber auch als Missachtung ihres Status als gleichwichtige Bürger:innen verstehen. Oben wurde geschrieben, dass Anerkennung und Respekt Dimensionen einer guten Kindheit und Jugend sind. Damit betritt man schwieriges philosophisches Terrain werden diese beiden doch zumeist an die Fähigkeit der Autonomie und Vernunft gebunden – oder an das, was man den Personstatus nennt. Anerkennung kann sich – wie Axel Honneth ausformuliert hat (Honneth 1994) –

auf verschiedene Eigenschaften von Menschen beziehen: Anerkennung der universalen Würde – das, was Kant Achtung nennt; Anerkennung der Talente und Leistungen eines Menschen, die als soziale Wertschätzung erfahren wird; Anerkennung der Individualität, die sich in der (elterlichen, freundschaftlichen oder romantischen) Liebe zeigt. Damit ist eine weitere Annäherung an die Verstärkung der Ungerechtigkeit während der COVID-19 Pandemie möglich. Die Anerkennung von Kindern und Jugendlichen als Bürger:innen hätte verlangt, ihre Bedürfnisse und Interessen als relevant anzusehen. Damit ist nicht gefordert, wie man das aus der unglücklichen Formulierung der Priorität des Kindeswohls aus den Kinderrechten herausziehen könnte, dass der Anspruch auf eine ausreichend gute Kindheit und Jugend gegenüber allen anderen Belangen priorisiert werden sollte. Es kann gute Gründe geben, das Kindes- und Jugendwohl in Dilemmasituationen für höhere Ziele zu opfern, wenn man das tut, sollte die dahinterliegende Rationalität und Güterabwägung offen gelegt und die Entscheidung den Betroffenen kommuniziert werden. Dass die COVID-19 Pandemie zu einer solchen Abwägung genötigt hätte, muss in vielen Bereichen infrage gestellt werden (Platz 2020). Hinsichtlich der finanziellen Verschlechterung der Situation von Kindern und Jugendlichen ist sie einfach zu bestreiten, weil dafür ein Blick auf die anderswo eingesetzte Geldmenge genügt. Es war nicht nötig, mehr Kinder und Jugendliche zu verarmen, um die öffentliche Gesundheit, den Schutz vulnerabler Gruppen oder das wirtschaftliche Treiben zu gewährleisten. Gleiches gilt für die Unterfinanzierung vieler anderer Unterstützungsangebote. Die Relevanz in der politischen Abwägung hätte man Kinder und Jugendlichen auch als Bürger:innen, die tatsächlich mitbestimmen dürfen, zuschreiben können oder, wenn man den Paternalismus ihnen gegenüber für nötig und gerechtfertigt hält, über Expert:innen, die für die Interessen von Kindern und Jugendlichen sprechen. Die doppelte Lobbylosigkeit von sozialbenachteiligten Kindern und Jugendlichen – sie haben keine Lobby, weil sie arm sind und sie haben keine Lobby weil sie Kinder sind – hat gewirkt. Eine kritische Bestandaufnahme der Verluste einer guten Kindheit und Jugend sollte sich nicht vernegt auf Dimensionen beziehen, die Erwachsene gerne in den Vordergrund rücken, weil sie auch für sie selbst relevant sind. Bildungsverluste zum Beispiel sind nicht nur deshalb relevant, weil Bildung als Ausbildung ökonomischen Nutzen im Erwachsenenleben hat, sondern weil Bildung zu kritischer Distanz und Selbstdistanz erst ein selbstbestimmtes Leben möglich macht. Die Zeit der Kindheit und Jugend ist vergänglich, sie kann trivialerweise weder gestreckt noch nachgeholt werden und diese Lebensphasen sind kurz (wenige Jahre), gerade im Vergleich mit der Lebenszeit als Erwachsener (einige Jahrzehnte) (Schweiger 2023). Der Schutzraum Kindheit und Jugend hat nicht nur die Funktion, Kinder und Jugendliche vor Verletzungen und der vollen Verantwortungsübernahme ihrer Handlungen zu bewahren, sondern auch, ihnen die Leichtigkeit des Lebens als Kinder und Jugendliche zu geben. Eine Leichtigkeit, die für viele Kinder und Jugendliche aufgrund sozialer Verwerfungen und gestiegener Anforderungen und Perspektivenlosigkeit nicht mehr gegeben ist, die sich im Erwachsenenleben unter dem gesteigerten ökonomischen Druck aber auch für die meisten aus der sogenannten Mittelschicht gar nicht mehr realisieren lässt.

4 Post-COVID-19 oder die Frage, wie schlimm wird es werden lassen

Die COVID-19 Pandemie hat bestehende soziale Ungerechtigkeiten verstärkt. Sie hat vor Augen geführt, wie wenig Wert Politik und Gesellschaft auf die Bedürfnisse und Interessen armer Kinder und Jugendlicher legt und dass die Bedürfnisse und Interessen von Erwachsenen priorisiert werden. Die Vergangenheit lässt sich leider nicht ändern und geschehene Ungerechtigkeit lässt sich nicht rückgängig machen, aber man kann zweierlei tun. Man kann versuchen, aus der Vergangenheit zu lernen und für die Zukunft vorzusorgen, um künftiges Unrecht zu vermeiden. Und man kann die Opfer von Ungerechtigkeiten entschädigen und sich dafür einsetzen, dass die mittel- und langfristigen Folgen abgefedert oder bestenfalls aufgehoben werden.

Die Phase des möglichen Lernens aus der Pandemie ist durch die Ereignisse des Kriegs in der Ukraine und die mit ihm verbundenen – teils durch ihn ausgelösten – sozialen und wirtschaftlichen Einschnitte verkürzt worden. Im Hintergrund entfaltet die Klimakrise ihre Wirkung. Es gibt konkrete sozialpolitische Maßnahmen, die schon länger gefordert und gut begründet am Tisch liegen: die Erhöhung der finanziellen Leistungen für arme Familien, die Erhöhung der Löhne im unteren Segment, Ausbau der öffentlichen Infrastruktur und Dienstleistungen, unter anderem eine bessere psychotherapeutische und psychiatrische Versorgung für Kinder und Jugendliche. Die Aufnahme zehntausender Menschen aus der Ukraine und der post-pandemisch wieder stärkere Zuzug aus anderen Weltgegenden erhöhen den Druck im System und in der Gesellschaft. Es könnte in den bestehenden Bahnen einiges verbessert werden, der große Wurf wird damit aber nicht gelingen, so lange nicht über die strukturellen Ursachen der sozialen Benachteiligung von Kindern und Jugendlichen gesprochen wird und so lange deren Subjektstatus marginalisiert bleibt. Die Kinderrechtsbewegung hat viel geleistet, um den Schutz der Bedürfnisse und Interessen von Kindern als Rechtsanspruch ins Bewusstsein von Politik und Öffentlichkeit zu bringen. Der Fokus auf die Familie und die Macht der Eltern wird in den und durch die Kinderrechte jedoch keineswegs durchgängig gebrochen, obwohl sie auch anti-paternalistisch gelesen werden können (Clark 2014); das zeigt ihren Charakter als politischen Kompromiss. Dennoch sind sie ein wichtiger Anhaltspunkt für die weitere Debatte, allein schon, weil sie bereits etabliert und auch institutionell verankert sind. Was aus den Kinderrechten konkret politisch folgen soll, ist weniger klar. Die Kindergrundsicherung wäre ein mögliches sozialpolitisches Instrument (Fenninger et al. 2018), um den Fokus auf Kinder und Jugendliche als eigenständige Subjekte zu richten. Ob die Ausweitung des Wahlrechts auf Kinder unter den Bedingungen des demographischen Wandels tatsächliche und eine weitere Veränderung bewirken kann, ist zweifelhaft, würde aber eine andere Flanke aufmachen, nämlich jene der politischen Machtlosigkeit. Die Unterstützung bei sozialer Bedürftigkeit hin zu einer tatsächlichen Ermächtigung zu erweitern ist die Herausforderung.

Während die Wiedergutmachung ebenso wie die affirmative Unterstützung von Opfern vergangener Ungerechtigkeit in anderen Bereichen schon etabliert ist (Meyer 2012) – man denke zum Beispiel an die (zaghafte und viel zu wenig weitgehende) Unterstützung der schwarzen Bevölkerung in den USA oder die Entschädigung indigener Völker für Enteignungen – wird die Verarmung und Ausgrenzung eine Teils der Bevölkerung in den reichen Staaten des Westens noch immer nur achselzuckend hingenommen. Daran zu denken, dass hier eine strukturelle Ungerechtigkeit vorliegt, die aufseiten dieser Kinder und Jugendlichen – sowie bei betroffenen Erwachsenen – Ansprüche auf Entschädigung, besondere Unterstützung und Priorisierung bei der Verteilung gesellschaftlicher Ressourcen und Chancen erzeugt, ist noch nicht etabliert. Es hat lange gedauert bis die Sklaverei als Unrecht und somit historische Schuld, nicht nur einzelner Personen, sondern der sie ermöglichenden und nicht gegen sie einschreitenden Gesellschaft und ihres Staates anerkannt wurde. Ebenso ist die Armut von Kindern und Jugendlichen eine Ungerechtigkeit, deren Schwere zwar weniger wiegt als die der systematischen Sklaverei und Rassismus, aber dennoch beeinträchtigen auch Kinder- und Jugendarmut nachhaltig die Möglichkeiten, ein ausreichend gutes Leben zu führen und solch strukturelle Ungerechtigkeit bedarf nicht nur ihrer Aufhebung, sondern auch der Wiedergutmachung durch jene, die sie erzeugt oder gleichgültig hingenommen haben. Der Bystander-Effekt hebt Verantwortung nicht auf. Diese Forderung mag übertrieben klingen, da die Armut von Kindern und Jugendlichen in Österreich oder Deutschland nicht so „schlimm" ist wie die Armut Million anderer, die im sogenannten Globalen Süden leben. Der Vergleich ändert aber nichts an der Legitimität der Ansprüche der Kinder und Jugendlichen hierzulande. Natürlich haben auch die Millionen

Kinder und Jugendliche, die überall auf der Welt in Armut leben müssen, legitime Ansprüche, die noch immer ihrer Erfüllung harren. Das ist unbestritten. Dass der österreichische oder der deutsche Staat, dass die hier lebende wohlhabende Bevölkerung, insbesondere die Reichen und Superreichen, ihrer Verantwortung gegenüber den Kindern und Jugendlichen, die hier in Armut leben müssen, nicht nachkommen, ist ebenso unbestreitbar. Sie müssen mehr tun und könnten mehr tun, stattdessen lassen sie die Verarmung zu, die soziale Ausgrenzung und die vielen damit verbundenen persönlichen, sozialen, gesundheitlichen, psychischen und wirtschaftlichen Probleme, die diese Kinder und Jugendlichen treffen und ihren Lebensweg und ihre Chancen auf sozialen Aufstieg mitbestimmen. Daraus allein schon erwächst ein moralischer und politischer Anspruch dieser Kinder und Jugendlichen. Der erste Schritt wäre die Anerkennung, dass es sich hier um eine Ungerechtigkeit handelt, die man zulässt (und erzeugt). Die politischen Floskeln vom Skandal der Kinderarmut sind leer und wenn sie suggerieren, es handle sich dabei um so etwas wie tragische Krankheit, zynisch und verachtend. Wenigstens die Ehrlichkeit, dass man, aus welchen Gründen auch immer, Armut zulässt und nicht effektiv dagegen vorgehen will oder kann, kann verlangt werden. Symbolische Akte sind wichtig, auch um Opfer von Ungerechtigkeiten um Entschuldigung zu bitten. In einer Geldgesellschaft sollte aber auf das Geld als Anerkennungswährung nicht vergessen werden.

Wie sich auch aus den Beiträgen in diesem Band erschließen lässt, dreht sich die Diskussion um das Verhältnis des Staats bzw. seiner Institutionen zu „seinen" Kindern bzw. den Familien, in denen sie leben und den Eltern, die für sie sorgen. Kinderarmut während und nach der Pandemie wird als soziales Problem weniger als ein gesellschaftliches und primär als ein sozial-, schul-, jugend-, familien-politisches Problem positioniert. Das hat angesichts des zentralen Akteursstatus des Staates seine Richtigkeit, sollte jedoch nicht dazu verleiten, die Selbstständig-keit des Staates und die Abkoppelung von der Gesellschaft einseitig zu forcieren und als Entschuldigung für gesellschaftliche Untätigkeit zu nehmen. Dafür kann man das Konzept der Solidarität mobilisieren. Der Staat ist nicht solidarisch seinen Bürger:innen gegenüber, das würde das Verhältnis, in dem diese beiden zueinander stehen sollten, verkennen. Die Bürger:innen untereinander sind es, die sich Solidarität schulden, in dem Sinne, in dem die Solidarität neben der Gleichheit und der Freiheit der Modus ihres Verhältnisses zueinander ist. Die Institutionalisierung solidarischer Verhältnisse kann und soll aus moralischen wie auch rechtlichen und praktischen Gründen den Staat und seine Institutionen nutzen, aber insofern das nicht ausreichend geschieht, sind die Bürger:innen nicht aus dem Verhältnis der Solidarität entlassen. Solidarität mag sich in der Praxis wenig von Charity unterscheiden, sie ist aber gänzlich anders gegründet und sie versucht die Asymetrie von Macht und Ressourcen auszuheben. Mit Verweis auf die oben genannte Reihung, dass staatlich garantierte Rechte besser sind als private Hilfe, dass zweitere aber natürlich besser ist als keine Unterstützung, lässt sich für das Verhältnis der Solidarität der Bürger:innen und im Speziellen im Hinblick auf die Solidarität mit sozial benachteiligten Kindern und Jugendlichen zweierlei sagen. Erstens ist es eine Schuld der Solidarität, sich nicht dem Staatsversagen hinzugeben oder sich auf dieses auszureden, sondern im Gegenteil, dort, wo es festgestellt wird, an seiner Behebung mitzuwirken. Das kann man als politische Solidarität mit den von Armut und sozialer Ausgrenzung betroffenen Kindern und Jugendlichen bezeichnen – für sie eine Lobby zu bilden. Zweitens gibt es auch überall dort, wo es die persönliche Leistungsfähigkeit erlaubt, die solidarische Pflicht, zu unterstützen und zu helfen. Die soziale Spaltung führt dazu, dass beide Formen der Solidarität, immer prekärer werden, weil sowohl der politische Einfluss auf die Gestaltung des Staates und seiner Institutionen und Regeln als auch die persönlichen Ressourcen immer ungleicher verteilt sind. Solche Bedingungen zerstören über kurz oder lang die Idee einer solidarischen Gesellschaft. Unter solchen Bedingungen haben arme Kinder und Jugendliche nicht nur weniger soziale Unterstützung und politische Macht, sondern ihr Status wird tendenziell abgewertet und sie werden nicht als gleichwichtige und gleichwertige Bürger:innen anerkannt – und können sich, wenn sie aufwachsen auch selbst nicht mehr als solche anerkennen –, sondern in ein Verhältnis von Bittsteller und großzügigen Spender:innen eingeordnet. Die COVID-19 Pandemie hat die Verhältnisse weiter in diese Richtung getrieben.

Literatur

Bagattini, Alexander. 2014. "Child Well-Being: A Philosophical Perspective." In *Handbook of Child Well-Being: Theory, Indicators, Measures and Policies*, edited by Asher Ben-Arieh, Ferran Casas, Ivar Frønes, and Jill E. Korbin, 1st ed., 163–86. Dordrecht/New York, NY: Springer.

Bufacchi, Vittorio. 2015. *Social Injustice: Essays in Political Philosophy*. 1st ed. New York, NY: Palgrave Macmillan.

Clark, Zoë. 2014. "Familiarismus und Anti-Paternalismus in der UN-Kinderrechtskonvention." *Soziale Passagen* 6 (2): 237–52. https://doi.org/10.1007/s12592-014-0179-1.

Cowden, Mhairi. 2016. *Children's Rights*. 1st ed. Basingstoke/New York, NY: Palgrave Macmillan. https://doi.org/10.1057/9781137492296.

Deutschmann, Christoph. 2009. "Geld Als Universales Inklusionsmedium Moderner Gesellschaften." In *Inklusion Und Exklusion. Analysen Zur Sozialstruktur Und Sozialen Ungleichheit*, edited by Rudolf Stichweh and Paul Windolf, 1st ed., 223–39. Wiesbaden: VS Verlag für Sozialwissenschaften.

Dohmen, Dieter, and Klaus Hurrelmann, eds. 2021. *Generation Corona? Wie Jugendliche Durch Die Pandemie Benachteiligt Werden*. 1st ed. Weinheim: BeltzJuventa.

Fenninger, Erich, Judith Ranftler, and Dagmar Fenninger-Buchner. 2018. "Die Einführung Der Kindergrundsicherung in Österreich. Ein Modell Der Volkshilfe." *Soziales_kapital* 20: 49–67.

Giesinger, Johannes. 2017. "Wahlrecht Für Kinder? Politische Initiation Und Der Status Der Kindheit." *Archiv Für Rechts- Und Sozialphilosophie* 103 (4): 456–69. https://doi.org/10.25162/ARSP-2017-0247.

Hickey, Colin, Tim Meijers, Ingrid Robeyns, and Dick Timmer. 2021. "The Agents of Justice." *Philosophy Compass* 16 (10). https://doi.org/10.1111/phc3.12770.

Honneth, Axel. 1994. *Kampf Um Anerkennung. Zur Moralischen Grammatik Sozialer Konflikte*. 1st ed. Frankfurt am Main: Suhrkamp.

Hulme, David. 2004. "Thinking 'Small' and the Understanding of Poverty: Maymana and Mofizul's Story." *Journal of Human Development* 5 (2): 161–76. https://doi.org/10.1080/1464988042000225104.

Klundt, Michael. 2021. "Soziale Spaltung und Corona-Kapitalismus: Kontexte für Kinderrechte und (Kinder-)Armut." *Sozial Extra* 45 (1): 13–18. https://doi.org/10.1007/s12054-020-00343-x.

Meyer, Lukas. 2012. *Historische Gerechtigkeit*. 1st ed. Berlin: De Gruyter. https://doi.org/10.1515/9783110927498.

Neuhäuser, Christian. 2018. *Reichtum Als Moralisches Problem*. 1st ed. Suhrkamp Taschenbuch Wissenschaft 2249. Berlin: Suhrkamp.

O'Connor, Alice. 2001. *Poverty Knowledge : Social Science, Social Policy, and the Poor in Twentieth-Century U.S. History*. 1st ed. Princeton, NJ: Princeton University Press.

Pettit, Philip. 1997. *Republicanism: A Theory of Freedom and Government*. 1st ed. Oxford Political Theory. Oxford/New York, NY: Oxford University Press.

Platz, Monika. 2020. "Wohlergehensverluste Bei Kleinkindern Durch Den Coronabedingten Wegfall Der Außerhäuslichen Betreuung. Eine Kritische Kinderethische Analyse Der Betreuungsverbote Und -Einschränkungen." *Zeitschrift Für Praktische Philosophie* 7 (2): 359–84. https://doi.org/10.22613/zfpp/7.2.15.

Schweiger, Gottfried. 2022. *#Kinderarmut: ein philosophischer Essay*. 1st ed. Kritische Reflexionen, Band 5. Marburg: Büchner Verlag.

Schweiger, Gottfried. 2023. "Who cares about young people? An ethical reflection on the losses of adolescents during the COVID-19 pandemic beyond school and education." *Studies in Philosophie and Education*. (im Erscheinen)

Schweiger, Gottfried, and Gunter Graf. 2015. *A Philosophical Examination of Social Justice and Child Poverty*. 1st ed. Basingstoke: Palgrave Macmillan. http://www.palgraveconnect.com/doifinder/10.1057/9781137426024.

Sedmak, Clemens. 2013. ""Sollen Sie Doch Kuchen Essen". Wissen von Armut." In *Armut Und Wissen. Reproduktion Und Linderung von Armut in Schule Und Wissenschaft*, edited by Helmut P Gaisbauer, Elisabeth Kapferer, Andreas Koch, and Clemens Sedmak, 177–97. Wiesbaden: VS Verlag für Sozialwissenschaften. http://link.springer.com/10.1007/978-3-658-01862-7_8.

Wisor, Scott. 2012. *Measuring Global Poverty*. 1st ed. London: Palgrave Macmillan. https://doi.org/10.1057/9780230357471.

Wöhl, Stefanie, and Hanna Lichtenberger. 2021. "Die Covid-19-Pandemie Und Wirtschaftskrisen: Die Mehrfachbelastungen von Frauen in Privathaushalten." *Momentum Quarterly – Zeitschrift Für Sozialen Fortschritt* 10 (2): 119. https://doi.org/10.15203/momentumquarterly.vol10.no2.p119-129.

Young, Iris Marion. 2011. *Responsibility for Justice*. 1st ed. Oxford Political Philosophy. Oxford/New York, NY: Oxford University Press.

The manufacturer's authorised representative in the EU is Springer
Nature Customer Service Centre GmbH, Europaplatz 3, 69115 Heidelberg,
Germany. If you have any concerns regarding our products, please
contact ProductSafety@springernature.com

Printed and bound by CPI Group (UK) Ltd, Croydon, CR0 4YY
28/04/2026
02098499-0002